スポーツ障害「肩」の治療

Web動画つき

評価からリハビリテーション，競技復帰まで

【監訳】
昭和大学保健医療学部
加賀谷善教
サンノゼ州立大学大学院
鶴池 柾叡

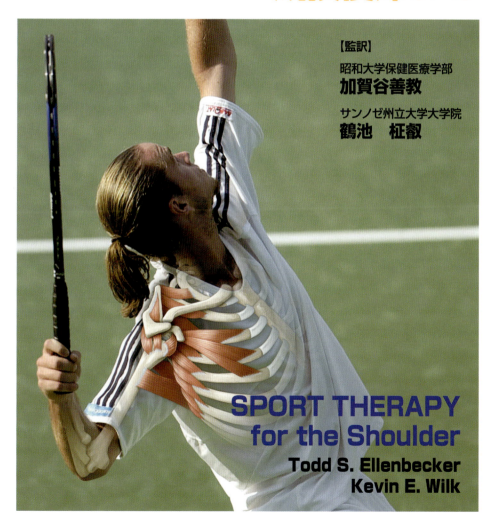

SPORT THERAPY
for the Shoulder

Todd S. Ellenbecker
Kevin E. Wilk

■訳者一覧

加賀谷善教	昭和大学保健医療学部理学療法学科
鶴池　柾叡	米国カリフォルニア・サンノゼ州立大学キネシオロジー学科大学院 アスレティックトレーニング教育プログラム
佐藤　祐輔	八王子スポーツ整形外科リハビリテーションセンター 法政大学大学院スポーツ健康学研究科
越田専太郎	了德寺大学健康科学部整復医療トレーナー学科
穐山　大輝	八王子スポーツ整形外科リハビリテーションセンター
坂内　　悠	大阪体育大学スポーツ局
坂　　雅之	八王子スポーツ整形外科リハビリテーションセンター

Authorized translation of the original English edition,
Sport therapy for the shoulder : evaluation, rehabilitation, and return to sport / Todd S. Ellenbecker, Kevin E. Wilk.

Copyright © 2017 by Todd S. Ellenbecker and Kevin E. Wilk

All rights reserved. Except for use in a review, the reproduction or utilization of this work in any form or by any electronic, mechanical, or other means, now known or hereafter invented, including xerography, photocopying, and recording, and in any information storage and retrieval system, is forbidden without the written permission of the publisher.

The web addresses cited in this text were current as of February 2016, unless otherwise noted.

Translation copyright © 2018 by NAP Limited, Tokyo
All rights reserved.

Printing and Bound in Japan

注意：すべての学問は絶え間なく進歩しています。研究や臨床的経験によって知識が広がるに従い，各種方法などについて修正が必要になります。ここで扱われているテーマに関しても同じことがいえます。本書では，発刊された時点での知識水準に対応するよう著者・訳者および出版社は十分に注意を払いましたが，過誤および医学上の変更の可能性を考慮し，本書の出版にかかわったすべての者が，本書の情報がすべての面で正確，あるいは完全であることを保証できません。また，本書の情報を使用したいかなる結果，過誤および遺漏の責任も負えません。読者が何か不確かさや誤りに気づかれたら出版社にご一報くださいますようお願いいたします。

訳者序

「Sport Therapy for the Shoulder」の著者である Todd S. Ellenbecker 氏は，アスリートに対する上肢のリハビリテーションに関して高名な理学療法士で，特にエリートテニス選手，野球選手の障害予防に深くかかわっている。忙しい臨床業務のかたわら，すべてのグランドスラム（4大）大会に帯同し，肩と肘に関する研修会を行い，出版された論文や書籍も数多い。

私が本書の原著をはじめて手にしたのは，2017年3月に Ellenbecker 氏のクリニックを訪問した時である。Ellenbecker 氏と監訳者の鶴池柾叡氏は旧知の仲で，投球肩の共同研究を行っている。私も縁あってサンノゼ州立大学に留学していた関係で鶴池氏に同行したが，その臨床には一種の衝撃を受けた。短い時間で患者を評価・診断し，一度に多くの患者を診ながらも必要なエクササイズを的確に指示していく。しかも，これらすべてが膨大なエビデンスに裏づけされていた。

肩損傷に関する書籍は数多くあるが，今まさにこの目で見ている優れた臨床家の評価・診断方法，治療・エクササイズの意義が，最新刊であるこの1冊に詰まっていた。サンノゼ州立大学にもどってすぐに，「Sport Therapy for the Shoulder」をめくりながら，2人が口にしたのは，「日本語に訳して，多くの人に読んでもらおう！」という一言だった。われわれの想いをくみ取り，翻訳を快く引き受けてくださった訳者の皆さまに本当に感謝したい。

本書は肩関節の機能解剖と投球動作のバイオメカニクス，評価や治療方法を，エビデンスに基づき視覚的にもわかりやすく説明している。特にスペシャルテストは Web 上の動画（英語音声）でみることができるため，読者の理解を助けることになるだろう。具体的な治療についても，段階的なリハビリテーションの方法について写真を用いてわかりやすく解説している。さらに本書は，競技復帰に向けたインターバルプログラムやその客観的基準を示しているのが特徴である。

翻訳に際しては可能なかぎり日本語で表記しようと心がけたが，特に第6章で解説されている手術用語は，臨床および学術論文で英語表記のままかカタカナで用いられているものが多い。また，評価やエクササイズの名称に関しても同様で，これらに関しては無理に日本語に訳すことを避けた。そのため，ふだん専門用語に触れる機会の少ない読者にとっては，読みづらいこともあるかと思うがご了承願いたい。

本書が肩損傷に携わる臨床家，ひいては肩損傷に苦しむ患者・アスリートの役に立てることを信じている。

2018年5月

加賀谷　善教

もくじ

訳者序	iii
序　文	vii
謝　辞	ix
Web 動画の視聴について	x

PART I　肩関節複合体の解剖とバイオメカニクス　　1

第 1 章　　肩関節複合体の機能解剖　　3

関節構造	3
筋の解剖	8
その他の解剖構造	11
神経・血管の解剖	16
まとめ	17

第 2 章　　肩関節のメカニクス　　19

主要なバイオメカニクスの原則	19
投球動作のメカニクス	22
テニスのサーブとスイングのメカニクス	33
バレーボールにおけるオーバーヘッド動作	42
ゴルフスイングのメカニクス	43
泳動作のメカニクス	46
まとめ	49

PART II　肩関節損傷に対する検査と病態　　51

第 3 章　　肩関節の臨床検査　　53

主観的評価（病歴）	53
姿勢評価	54
肩甲骨の評価	54
肩甲上腕関節の関節可動域評価	59
筋力評価	62
機能的評価	66
徒手による整形外科的スペシャルテスト	67
まとめ	80

第 4 章	肩関節損傷の病態	**81**
	回旋筋腱板（ローテーターカフ）損傷	81
	肩関節不安定性	85
	関節唇病変と損傷	86
	まとめ	90

PART III　肩損傷のリハビリテーション　　91

第 5 章	リハビリテーションの進め方	**93**
	関節可動域の改善	93
	肩甲骨の安定化法とその進め方	104
	回旋筋腱板エクササイズの進め方	108
	まとめ	121

第 6 章	手術治療とリハビリテーションプロトコル	**123**
	腱板修復術	123
	関節唇修復術	130
	まとめ	142

PART IV　競技への復帰　　143

第 7 章	競技復帰のための臨床的判断	**145**
	競技復帰のための重要な基準の評価	145
	インターバル投球プログラム	150
	まとめ	151

第 8 章	スポーツプログラムへの復帰インターバル	**153**
	客観的基準	153
	テニスプログラム	153
	野球とソフトボールのプログラム	156
	水泳プログラム	159
	ゴルフプログラム	164
	まとめ	164

付録 A：	Thrower's Ten エクササイズ	165
付録 B：	上級 Thrower's Ten エクササイズ	171
文　献		179
索　引		203

私の妻 Gail へ。最高の友人であり，心の友であり，そして私の人生そのもの
です。妻の継続したサポートと愛に感謝します。私の父へ。父は，指導，サポー
トそして人生のすばらしさや我慢，やさしさを教えてくれました。

——TSE

　私の妻 Debbie，娘の Summer，Brittney と息子の Justin，さらに孫の Lylah
と Addison へ。長きにわたるみんなの愛とサポート，理解に感謝します。
　肩を理解するための考え方や情熱，仕事をともにしてくれた学生，仲間，医
師，理学療法士の皆様に感謝します。

——KEW

序　文

「Sport Therapy Series」は，骨格筋を専門とする臨床家により，科学的根拠に基づき，視覚的にもわかりやすく記述した新しいシリーズである。解剖学からバイオメカニクスまで，特定の関節に焦点をあて，その評価や運動療法，競技復帰に向けた段階的プログラムを解説している。この「Sport Therapy Series」で最初に出版されたのが本書である。

肩は非常に複雑な関節で，大きな可動性をもち，そのために機能的な可動域が得られ，われわれを感動させるスポーツ特有の動作を可能にしている。しかし，究極のパフォーマンスを確立し，損傷を予防するためには，適切な動作における安定性とバランスが求められる。この複合関節は，臨床家に身体のリハビリテーションのあり方，つまり何が真に影響を与え，改善に必要な機能は何かを考えさせる。これは，エビデンスに基づく評価と治療が求められることであり，本書ではこの点について特に強調した。

われわれは，最初に臨床に関連する肩甲帯の解剖学とバイオメカニクスに関する詳細なレビューによって，最初の章で肩の評価と治療の基礎を解説した。解剖学とバイオメカニクスの総論では，オーバーヘッドアスリートでよくみられるオーバーユース損傷の原因となるスポーツ特有のメカニクスについて，適切な動きと不適切な動きの両方を説明した。第3章では，肩を評価するための包括的なアプローチ法について説明した。第3章で述べたスペシャルテストのうちの21のテストの手法と手順は，Web上で動画でみられるようにした（英語音声）。この動画をみることで，肩の機能不全

の適切な評価に必要なスキルを向上させることができるようになるだろう。これらのテストにおいて推奨される患者の姿勢，患者の触り方，動作パターンを観察することによって，患者に適切な評価手技を用いることができるようになる。

本書では，臨床評価の解説と具体的な方法の提示に続いて，肩病変に対する保存的リハビリテーションと術後療法に焦点をあてている。この章では，肩損傷を有する患者を治療するために著者が用いている段階的な運動療法と治療手技を写真で詳細に説明した。これらのプロトコルには，一般的な肩の病変に対する手術後の段階的な指針も示した。付録には，Kevin Wilk 氏が最初に発表し，肩を損傷したアスリートに効果的で広く用いられている，Thrower's Ten プログラムと上級 Thrower's Ten プログラムを示した。これらのプログラムは，写真を用いて説明しているが，上級 Thrower's Ten プログラムはコピーして，患者に渡してもよい。

最後に標準的な肩のリハビリテーションで最も見落とされがちなスポーツへの復帰時期についてである。これに対処するために，競技復帰のためのインターバルプログラムだけでなく，機能的な復帰プログラムを開始する前に患者を客観的に評価するための基準を示した。段階を追ったプログラムは，スポーツの動作パターンのバイオメカニクスについて詳述した本書の前半部分と相まって，この重要なリハビリテーションの最終段階で患者をうまく成功に導くために必要な情報を提供した。

肩の評価と治療に関する各章では，包括的な評価とその評価に基づく治療プログラムを計画できるように，エビデンスに基づく臨床的に使用可能

な情報を提供した。本書には写真，Web 動画，肩に関した膨大な先行研究からの情報が含まれ，専門家にとって肩の治療とリハビリテーションのための有益な情報源にもなりえる。

　なお，Web 動画（英語音声）の視聴に関しては x ページを参照されたい。

　本書が，臨床家が肩の病変を適切に扱い，患者が完全に競技復帰できるために高いレベルでの評価と段階的な治療に役立つことを切に願っている。

謝 辞

他の著者と同じように，本書を書き上げるにあたり，私も多くの人にお礼を申し上げたいと思います。まずはじめに理学療法士としてのよき師である George Davies，Janet Sobel，Gary Derscheid，そして Bill Norris は，私の臨床家としてのキャリアにおいて常に育んでいただき，最高の模範を示してくれました。医師で指導者である Robert Nirschl，Ben Kibler，Per Renstrom，David Dines，David Altchek，Gary Windler，Marc Safran，Giovanni DiGiacomo，Brian Hainline，Babette Pluim，David Bailie，Angelo Mattalino，そして James Andres 博士らは，私にさまざまな機会，サポート，彼らから学ぶ特権，さらに一緒に働く機会を与えていただきました。さらに尊敬する同僚たちである Rob Manske，Ann Cools，Terry Malone，Kevin Wilk，Mark Paterno，Ellen Shanley，Chuck Thigpen，Phil Page，Mark DeCarlo，Kathleen Stroia，Masa Tsuruike，Tim Tyler らは，常に挑戦と動機づけを与えてくれ，実り多い仕事，出版，友情とサポートを与えてくれました。最後に，スポーツ科学者で共同研究者でもあり，精神的にサポートしていただいた Paul Roetert，Mark Kovacs，Jack Groppel，Jim Loehr，Paul Lubbers，Dan Gould の方々です。私の人生に彼らとの特別なかかわりなしにさまざまな機会，臨床家としてのキャリアはなかったでしょう。彼らが与えてくれた献身とサポートに心から謝意を示し，これからも忘れられない恩義を感じます。本書の企画を進めるにあたり，ニューオリンズで Loarn Robertson と会い，このプロジェクトの考え方，方向性を示してくれました。偉大な Human Kinetics チームの Roger Earle，Melissa Zavala，Carly O'Connor，Neil Bernstein，Doug Fink にお礼を申し上げます。彼らの職業意識と専念こそがこの素晴らしい出版を創出してくれました。

——TSE

Web 動画の視聴について

本書の第 3 章に示した肩の評価方法のうち 21 の方法を Web 上で動画を紹介しています（英語音声）。動画を視聴するには，以下の手順でお願いいたします。

Web 動画の視聴方法

1. ナップのホームページ http://www.nap-ltd.co.jp/ にアクセスします。
2. 本書『スポーツ障害「肩」の治療』の詳細ページを開きます。
3. 詳細ページにある「動画」のボタンをクリックし，動画ページにアクセスします。
4. 動画ページにある動画から視聴したい動画を選び，パスワード（下記）を入力します。
5. 再生ボタンを押して再生します。

注意事項

- 動画の音声は英語のみになります。
- 視聴の際の通信料金は読者の方のご負担となります。
- 再生端末の動作環境によっては視聴できない場合もあることをご了承ください。
  視聴に関するお問い合わせは，下記のメールアドレスにお願いいたします。
  info@nap-ltd.co.jp
- 本動画は予告なく配信を停止する場合もあることをご了承ください。
- パスワード：nap2018Shoulder

I

肩関節複合体の
解剖とバイオメカニクス

　肩関節は人体の関節のなかで最も複雑な関節の１つであり，おそらく最大の可動域を有する関節である。臨床家が適切な評価手順とエビデンスに基づいた治療を行うには，肩関節複合体の解剖学的構造とバイオメカニクス的機能を理解する必要がある。特にオーバーヘッドアスリートの障害に関して，スポーツ活動中に肩関節が果たす役割を理解することが重要である。そこでPART I では，スポーツバイオメカニクスと病態生理の概要，さらに肩関節複合体の解剖およびバイオメカニクスに関する基本情報を取り上げた。これらの内容を理解することで PART II から PART IV の評価から治療に関する各章を深く理解することができるだろう。

1

肩関節複合体の機能解剖

肩甲上腕関節の脱臼は頻度が高く（Kazar & Relouszky 1969, Rowe & Zarins 1981, Simonet & Cofield 1981），特にコンタクトスポーツやコリジョンスポーツにおいて多く発生する（Hovelius et al. 2008, Mazocca et al. 2005）。肩関節が頻繁に脱臼し損傷することは，構造的安定性よりも可動性に有利な肩甲上腕関節の解剖学的特徴に起因している。さらに，肩関節損傷は，オーバーヘッドスポーツにおいて頻度が高い。Conte ら（2001）は，プロ野球選手における損傷の 28%が肩甲上腕関節であったことを報告した。Posner ら（2001）は，プロ野球の故障者リストにおける日数の 31%が投手の肩関節損傷であることを示した。Kovacs ら（2014）は，800 名以上のエリートテニス選手を調査し，12 歳と 14 歳において肩関節が最も損傷の多い関節であり（23〜25%），16 歳においては，腰部に次いで 2 番目の頻度（11%）であることを示した。肩甲上腕関節の解剖は他の関節とは異なり，詳細にみていく必要がある。

関節構造

肩甲上腕関節は人体で最も複雑な関節であり，肩甲胸郭関節，胸鎖関節，肩鎖関節が組み合わさり肩関節複合体を構成している。これらすべての関節は，疼痛のない正常な機能にとってきわめて重要である。肩甲上腕関節は人体の関節で最も大きな可動範囲を有する。

上肢の機能は肩関節複合体に依存し，手の位置を決定し，最大限に活用することがこのメカニズムの目的である。さらにこのメカニズムは，身体前面部の手の位置や動作を制御し，それらの機能を観察することができる（Kelley 1971）。手の運動は，肩関節複合体（上腕骨の位置を決定する），肘関節（体幹に対し手の位置を決定する），橈尺関節（手掌の位置を決定する）によりコントロールされる（Dempster 1965, DePalma 1973）。投球動作やラケット競技，水泳などには，大きな肩甲上腕関節運動が必要である。例えば，野球の投球動作に必要な動きは，肩甲上腕関節や肩甲胸郭関節をはじめ，胸腰椎など上半身のいくつかの関節が同時に統合されることによって行われる（Fleisig et al. 1995）。

肩関節複合体の貢献により，上肢は他のいかなる関節をも上まわる可動域を有する（Bateman 1971）。この関節可動域は，日常の機能的活動で必要とされるどの可動域よりも大きい。例えば，上腕骨を体側に保持して肩関節複合体を固定した場合，日常生活における手の使用は制限される。肩関節が固定された場合，脊柱，肘関節，手関節，指関節による代償運動が生じる（Bateman 1971, Bechtol 1980）。

肩関節複合体は正確かつ協調的，同期的に機能する 4 つの関節から構成される。上肢の動きには鎖骨，肩甲骨，上腕骨の運動が必要となる。これ

らの運動は胸鎖関節，肩鎖関節，肩甲上腕関節，肩甲胸郭関節の滑走機構からなる直接的，複合的なメカニズムの結果である（Bechtol 1980, Inman et al. 1944, Warwick & Williams 1973）。

胸鎖関節

　胸鎖関節は肩関節複合体を軸骨格に連結させている唯一の関節である（Moore 1980, Perry 1973）。この滑膜関節の構造は平面関節に分類されるが，その機能は球関節に類似している（Abbott & Lucas 1954, Warwick & Williams 1973）。関節面は適合性を欠いており，丸みのある鎖骨内側端の約1/2は浅い胸骨窩の上方へ突出する。この鎖骨の非関節部上方には関節円板が付着している。関節面は鞍状であり，前後方向に凹面，下方に凸面の形状をとる（Dempster 1965, Ljungren 1979, Warwick & Williams 1973）。

　鎖骨内側端は胸骨，第1肋骨，第1肋軟骨と密に接する。靱帯は前後，上下で関節包を補強している。鎖骨の内側偏位に抗して鎖骨の運動を制限する主な安定化機構は，関節円板と肋鎖靱帯である（図1.1）（Bearn 1967, Warwick & Williams 1973）。

　関節円板は強度が高く，関節腔を完全に隔てるほぼ円形の線維軟骨である（Moseley 1968）。関節円板は鎖骨上内側端の上方に付着しており，関節面から胸骨と第1肋軟骨の間を下方へ通過する（Warwick & Williams 1973）。この配列により関節円板はヒンジとして，また関節可動域全体へ貢献する機構として機能する。関節面と関節円板間の圧縮動態は鎖骨の運動に伴い変化する。挙上や下降時は，ほとんどの運動が鎖骨と関節円板の間で生じる。肩甲骨内転時と外転時には，関節円板と胸骨関節面間の運動が最も大きい（Dempster 1965）。靱帯の緊張の組み合わせや関節円板の圧，関節面は運動面上の安定性の維持に重要な役割を担う。

　関節円板は肩関節から鎖骨を介して胸骨に伝達する力に対しても安定化機構として働く。この配列がなければ鎖骨は胸骨に容易に乗り上げ，内側への脱臼が生じる。鎖骨に作用する力は烏口鎖骨靱帯付着部内側の骨折を引き起こす可能性が高いが，胸鎖関節の脱臼はほとんど生じない（Bateman 1971）。

　肋鎖靱帯は鎖骨内側端下面と第1肋骨に付着する強靱な二層構造である。前方構成体は上方および外方を，後方構成体は上方および内方を通過する。この靱帯は鎖骨内側端と第1肋骨を強固に連結する主要な安定化機構である。靱帯が緊張する肢位は上肢挙上時や肩甲骨内転時である（Warwick & Williams 1973）。

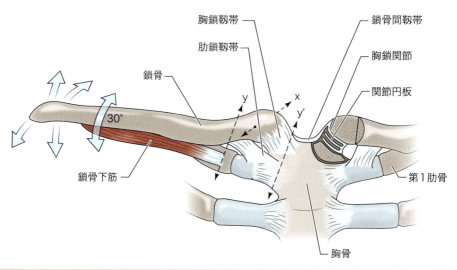

図1.1　胸鎖関節

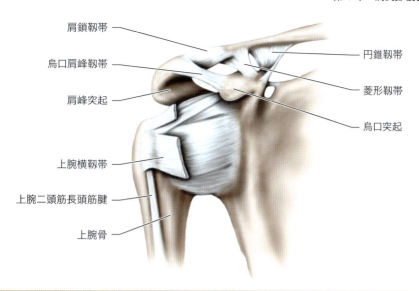

図 1.2　肩鎖関節

　関節包は前・後胸鎖靱帯によって補強される。この2つの靱帯は鎖骨の胸骨端から胸骨柄前後面へと下方および内方に通過し，鎖骨の前後方向の運動を制限する。鎖骨間靱帯は胸鎖関節上面を走行し，鎖骨内側端へ連結する。この靱帯は胸骨柄上縁に付着する深部線維であり，関節上面を安定させる（Moore 1980, Warwick & Williams 1973）。

　胸鎖関節は鎖骨の挙上と下制，肩甲骨内転と外転，長軸方向の回旋運動を有する。それぞれの運動軸は肋鎖靱帯の鎖骨付着部付近に位置する（Moore 1980）。

肩鎖関節

　肩鎖関節は小さく凸面で卵円形の鎖骨外側端と肩甲骨肩峰突起内側縁前部の凹状領域間の滑膜性平面関節である（Moore 1980, Warwick & Williams 1973）。関節面は斜めでやや曲線を描いている。この関節の弯曲により肩峰（もしくは肩甲骨）が鎖骨外側端上を前後に滑走することができる。そして，この運動によって肩甲関節窩と上腕骨頭の適合性が常に維持される。関節の傾斜は，上肢に伝わった力を鎖骨外側端下の肩峰突起を通して鎖骨へ効率的に伝達する（図1.2）。また可変的な線維軟骨性の関節円板を有するが，関節を完全には隔てていない（Moore 1980, Moseley 1968）。肩鎖関節は全般的な上肢運動に加え，鎖骨と肩峰間の力伝達に大きく貢献する役割を担う（Kent 1971, Warwick & Williams 1973）。

　肩鎖関節は関節包と関節上面を補強する上肩鎖靱帯を有する（Abbott & Lucas 1954, Warwick & Williams 1973）。肩鎖関節を安定化する主な靱帯構造および鎖骨・肩甲骨の連結は烏口鎖骨靱帯が担っている。この靱帯は内方に位置し関節から分離しているが，肩峰と鎖骨の連結を維持する最も効果的な構造である（Bateman 1971, Frankel & Nordin 1980, Inman et al. 1944, Kent 1971, Moore 1980, Warwick & Williams 1973）。

　烏口鎖骨靱帯は菱形靱帯と円錐靱帯の2つの靱帯からなる。これらの靱帯は，機能的，解剖的に区別され，それぞれの辺縁で結合する。前方では靱帯の間は脂肪組織や滑液包で満たされている。また滑液包は烏口突起内側端と鎖骨下面の間に位置する。30％の人ではこれらの骨構造が異なり，烏口鎖骨関節を形成している場合がある（Dempster 1965, Frankel & Nordin 1980）。烏口鎖骨靱帯は肩甲骨を鎖骨から吊るし，僧帽筋上部線維の力を肩甲骨へ伝達する（Dempster 1965）。

　烏口鎖骨靱帯の前外側構成体である菱形靱帯は幅広で薄く，四辺形をしており，烏口突起上面の下方から起始する。前額面に対しほぼ水平に外側

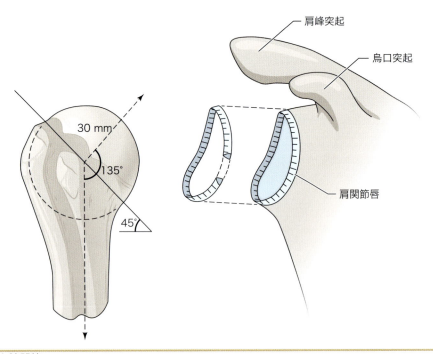

図 1.3 肩甲上腕関節

へ走行し，鎖骨下面の菱形靱帯線へ付着する（Moore 1980, Warwick & Williams 1973）。この靱帯の主な機能は肩峰上への鎖骨の乗り上げを防ぐことである（Bateman 1971, Kessler & Hertling 1983）。円錐靱帯は菱形靱帯のやや後方および内方に位置する。靱帯は厚く三角形をしており，鎖骨下面の円錐靱帯結節上方へ付着する。起始は烏口突起基部内方および後方であり，垂直方向に捻転する（Kessler & Hertling 1983, Warwick & Williams 1973）。この靱帯は肩峰から鎖骨が上方へ逸脱することを防ぐ。上肢挙上時には肩甲骨の回旋により烏口突起が動くため，鎖骨・烏口突起間の距離が拡大する。この運動は円錐靱帯の張力を増加させ，結果的に鎖骨の背側（後方）への軸回旋が生じる。鎖骨の形状は上方からみるとクランク（crank）状である。烏口鎖骨靱帯の緊張はクランク状の鎖骨に作用し，鎖骨の長軸方向への回旋に影響を与える（Abbott & Lucas 1954, Dvir & Berme 1978）。この鎖骨の回旋は肩甲骨の回旋運動を補助し上肢挙上角度を増加させる。上肢最大挙上時，鎖骨は50°軸回旋する（Abbott & Lucas 1954）が，仮に鎖骨の回旋が制限された場合には上肢は120°以上外転することができない（Inman et al. 1944, Warwick & Williams 1973）。

肩鎖関節の運動は全般的な上肢運動を行ううえで重要な役割を担う。上肢挙上において肩鎖関節が担う主な役割は，胸鎖関節靱帯により胸鎖関節の運動が制限される外転約100°以降に，肩甲骨の外旋運動を維持することである。肩鎖関節は3軸性関節であり，肩峰と鎖骨外側端の間では垂直軸，前額軸，矢状軸上での運動が生じる。しかしながら，肩鎖関節の主な2つの機能的運動は，肩関節屈曲・伸展時の挙上・下制運動であり，これにより肩関節外転時に肩甲骨と上腕骨間の位置関係を適切に保つことができる（Bateman 1971, Frankel & Nordin 1980, Moore 1980）。

肩甲上腕関節

肩甲上腕関節は多軸の球関節および滑膜関節である。この関節形状により非常に大きな可動域を有するが，構造的安定性は非常に小さい（**図 1.3**）。上腕骨頭と肩甲関節窩の関節面は相互に弯曲しているが，完全な球面ではなく楕円形をしている（Warwick & Williams 1973）。上腕骨頭が肩甲関

節窩よりも大きいために，いかなる肢位においても肩甲関節窩と上腕骨頭の接触部分は一部のみであり，その接触領域は常に上腕骨頭の25〜30%である（Bost & Inman 1942, Codman 1934, Steindler 1955）。また関節面は適合性に欠けるため，ほぼ緩んだ肢位にあり，上腕骨最大挙上時に良好な適合性と締まりの肢位が得られる（Gagey et al. 1987, Johnston 1937）。

　肩甲上腕関節の特徴的な構造は，関節適合性が不十分であることを象徴している。関節面は非対称性であり，回旋軸は可変的である。そのため，肩甲上腕関節周囲筋は，関節の安定性を維持するために必要不可欠である（Moore 1980）。上腕骨関節面は35〜55 mmの曲率半径を有する。上腕骨頭と上腕骨頸部のなす角度は130〜150°であり，肘関節の水平軸に対して20〜30°後捻している（Norkin & Levangie 1983, Sarrafian 1983）。

　上腕骨頭の後捻は肩甲上腕関節の運動に影響を与えるため着目されている。上腕骨後捻のエビデンスが最も示されている分野はオーバーヘッドアスリートに関する研究であり，外旋可動域の増加と内旋可動域の制限が示されている。Crockettら（2002）は，プロ野球投手を対象に上腕骨後捻角の左右差を報告した。彼らは投球側の肩関節外旋可動域が増大，内旋可動域が低下し，その差異は17°であったことを示した。この差異はオーバーヘッドアスリートではない対照群では認められなかった。また他の研究者たちもオーバーヘッドアスリートにの上腕骨後捻角の左右差を報告し，投球側が増大していたことを示した（Osbahr et al. 2002, Pieper 1998, Reagan et al. 2002）。

　肩甲関節窩はやや洋梨型で逆コンマ様の形状をしている（**図1.4**）。関節面は上腕骨頭関節面の25〜33%で，縦径は75%，横径は55%である（Sarrafian 1983）。75%の人で肩甲関節窩が肩甲骨面に対して平均7.4°後捻している（Saha 1971, 1973）。さらに，肩甲関節窩は肩甲骨内側縁に対して約5°程度上方回旋しており（Basmajian & Bazant 1959），これは**インクリネーションアング**

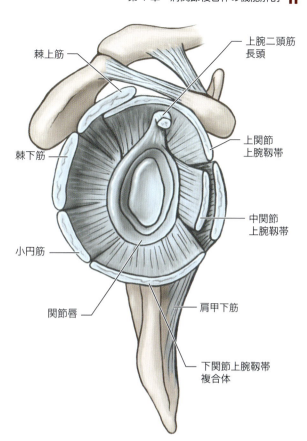

図1.4 肩甲関節窩周囲の関節唇，関節包靱帯，腱

ル（inclination angle）と呼ばれている。こうした関節の特徴は水平方向の関節安定性を向上させ，上腕骨頭に生じやすい前方脱臼を防ぐ重要な役割を担う（Saha 1971, 1973, Sarrafian 1983）。しかし，この概念はその後の研究では支持されていない（Cyprien et al. 1983, Randelli & Gambrioli 1986）。肩甲関節窩上の関節軟骨は外周が最も厚く，中心が最も薄くなっている。

　肩峰と上腕骨頭には多くの病態が存在するため，肩峰に関する研究論文の数は膨大である。Biglianiら（1986）は，肩峰の形状を3つに分類した。タイプⅠは肩峰下面が平坦でインピンジメント症候群やその後遺症のリスクが最も低い。タイプⅡは肩峰下面が弯曲しており，タイプⅢはかぎ型の肩峰下面をしている（**図1.5**）。タイプⅢの肩峰形状は，インピンジメント症候群や腱板損傷，またはその両方に最も関与する。Nicholsonら（1996）によれば，肩峰の形状は先天的なものであり，時間

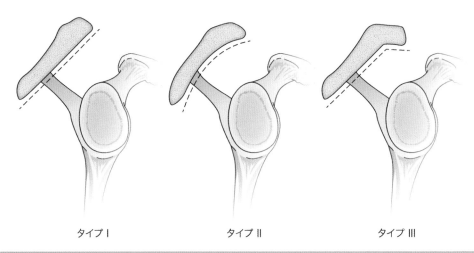

タイプ I　　　　　　タイプ II　　　　　　タイプ III

図 1.5 肩峰の骨形態

経過に伴う変化は認められなかった．肩峰は骨端線を有するが，ときに癒合せず，肩峰骨と呼ばれる奇形になる場合がある（Lieberson 1937）．

肩甲胸郭関節

体幹に対する肩甲骨の安静肢位は，上方から見ると前額面に対して約30〜40°前方に回旋した肢位であり（Laumann 1987, Saha 1983, Steindler 1955），これを肩甲骨面と呼ぶ．また肩甲骨は約3°上方回旋し，約20°前傾している（Laumann 1987, Morrey & An 1990）．肩甲骨の位置は姿勢や軟部組織のタイトネス，筋活動，疲労による影響を強く受ける．これらの概念については第2章で詳述する．ここでは上肢挙上時の理想的な肩甲骨運動は後傾，外旋，上方回旋であることをポイントとして押さえておく．

肩甲骨は正常な肩関節機能に必要不可欠であり，さまざまな筋の付着部として肩甲上腕関節と肩甲胸郭関節両者の機能を調整および決定する重要な役割を担っている．正常および異常な肩甲胸郭関節の運動とリズムに対する理解が肩関節疾患における包括的な評価のために重要であり，これらの筋に関する詳細は本章で後述する．疼痛のない正常な肩関節機能を獲得するためには正常な肩甲胸郭関節の運動とリズムが必要である．

筋の解剖

肩関節の特徴として，筋や動的な関節安定化機構への依存が大きいことがあげられる．重要な筋組織や筋機能，肩甲上腕関節や肩甲胸郭関節のフォースカップル機構における役割の理解を深めることが重要である．

回旋筋腱板

回旋筋腱板は上方の棘上筋，前方の肩甲下筋，後方の棘下筋と小円筋の付着部によって形成される筋腱複合体である．これらの腱は線維性の関節包や隣接する回旋筋腱板と複雑に一体化する（Clark & Harryman 1992）．そして関節を補強し，動的安定性を与える動的な靱帯として捉えられている（Inman et al. 1944）．上腕三頭筋長頭腱が腋窩神経と後上腕回旋動脈により関節包から隔てられているため，関節包下方の強度は低い（Warwick & Williams 1973）．

回旋筋腱板の付着部は，かつて考えられていたほど小さな領域ではなく，上腕骨大結節・小結節に広く付着している．Dugasら（2002）は，回旋筋腱板は関節縁から1 mm未満に付着していることを示した．その後Curtisら（2006）は，屍体肩における付着部の解剖が一定の様式を示したと述べ，特に棘上筋と棘下筋の間における筋の嵌合に

ついて言及した。回旋筋腱板の付着部の長さと幅の平均値は，棘上筋で 23 ± 16 mm，肩甲下筋で 40 ± 20 mm，棘下筋で 29 ± 19 mm，小円筋で 29 ± 11 mm であった。Bassett ら（1990）は，回旋筋腱板が肩甲上腕関節包と交わる部分の横断面積を検証し，横断面積の増大に伴い肩関節安定性への貢献が増大したことを示した。Miller ら（2003）は，後方の腱板疎部と呼ばれる棘上筋と棘下筋間のスペースについて述べた。彼らは棘上筋の引き込みと瘢痕化を有する患者に対して腱板修復術を施行する際に，この領域をリリースする重要性について論じ続けた。

三角筋と回旋筋腱板が肩甲上腕関節外転の主動作筋であることにはコンセンサスが得られている（Comtet et al. 1989, DeLuca & Forrest 1973, Howell et al. 1986）。これらの筋は機能的な運動面においてトルク産生の一因となることが示唆されている（Howell et al. 1986）。上肢下垂時，三角筋はおおよそ垂直方向に運動を誘導する（Lucas 1973, Sarrafian 1983）。このように三角筋が産生する力の大部分は上腕骨頭の上方剪断力を生じさせるため，それを抑制する力が働かない場合，上腕骨頭と烏口肩峰アーチを衝突させ，軟部組織のインピンジメントを引き起こす（Poppen & Walker 1978）。棘下筋，肩甲下筋，小円筋の力のベクトルは，それぞれが圧縮成分および回旋力を有し（Morrey & An 1990, Poppen & Walker 1978），それぞれの筋の圧縮力によって三角筋の上方剪断力を相殺する（Morrey & An 1990）。このように棘下筋と小円筋，肩甲下筋は三角筋とフォースカップルを形成し，肩甲関節窩に上腕骨頭を安定化させることで，三角筋と棘上筋を上腕骨外転筋として作用させる（Saha 1983）（**図 1.6**）。以上のことから回旋筋腱板はしばしば**コンプレッシブカフ**（**compressive cuff**）と呼ばれる。Comtet ら（1989）は，力学モデル研究において，上腕骨頭を下制させる力は 60〜80°挙上位で最大となり，120°以上で消失すると結論づけた。棘上筋は小さな上方剪断要素を有するが，主な機能は筋線維の

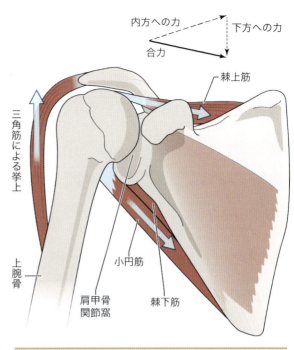

図 1.6 回旋筋腱板と三角筋のフォースカップル

水平方向への誘導による圧縮作用である（Morrey & An 1990）。このように棘上筋は三角筋の上方剪断力に拮抗している。

回旋筋腱板機構の病変は，長期間の繰り返し活動や自然発生的な病変を引き起こす過負荷の活動によって生じる（Brewer 1979）。過去に生じた回旋筋腱板の変性がもたらすストレスは腱板損傷の原因になりうる。さらに，このストレスはしばしば関節包を破断し，関節腔と肩峰下滑液包を交通させる。回旋筋腱板損傷は肩甲上腕関節を挙上させる力を大幅に減少させるため，肩をすくめるなどの代償動作が生じることが多い。他動的に上肢を 90°外転させた場合，患者はその位置を保持できる能力が必要である（Moore 1980）。

棘上筋と肩甲下筋上縁の間隙は**腱板疎部**（**rotator interval**）と呼ばれる。この間隙は三角形で，烏口突起の内側に位置する。腱板疎部は烏口上腕靱帯，上関節上腕靱帯，肩甲上腕関節包，上腕二頭筋長頭腱から構成される（Fitzpatrick et al. 2003, Harryman et al. 1992, Hunt et al. 2007, Nobuhara & Ikeda 1987）。内側面は 2 層構造，

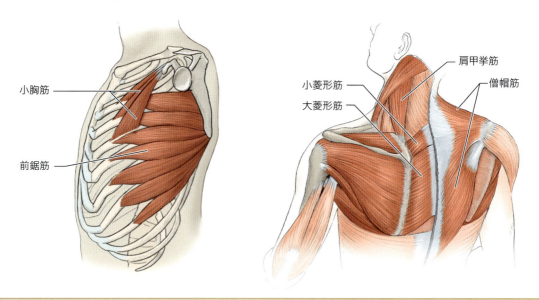

図 1.7 肩甲骨周囲筋

外側部は4層構造からなる。内側腱板疎部の表層部は烏口上腕靭帯で構成されており，深層部は上関節上腕靭帯と関節包からなる。また烏口上腕靭帯は腱板疎部外側の表層部にも広がっている。外側部の第2層は棘上筋，肩甲下筋線維から構成されており，第3層は烏口上腕靭帯の深層，第4層は上関節上腕靭帯と関節包外側からなる（Hunt et al. 2007, Jost et al. 2000）。腱板疎部の大きさは変動的で，拡大するにつれて下方・後方の弛緩性が増大する（Harryman et al. 1992）。

上腕二頭筋長頭腱の機能に関してはまだ議論の余地があり，いくつかの意見が存在するが，そのうちの1つとして，負荷の強い肘関節屈曲や前腕回外時に上腕骨頭の前方変位を制御することで，肩甲上腕関節の安定性に貢献することがあげられる。それゆえ，上腕二頭筋長頭腱の病変は不安定性と肩関節機能不全をきたす可能性がある（Kumar et al. 1989）。一方で，他の研究者（Boileau et al. 2007, Kelly et al. 2005, Walch et al. 2005）は，上腕二頭筋に疼痛を訴える難治例に対する腱切除術の施行を報告しており，切除後すぐに70％以上の患者で疼痛が消失し，機能制限や不安定性，筋力低下などは生じなかったことを示した。このように上腕二頭筋長頭腱近位の機能はまだ議論の的となっている。

肩甲骨安定化機構

肩甲骨に関連する多くの筋は，その安定化に重要な役割を担っている（**図 1.7**）。僧帽筋は最も大きく，最表面に位置する肩甲骨周囲筋である。この筋は上項線内側，外後頭隆起，項靭帯およびC7-T12椎体棘突起から起始し，上部・中部・下部線維に分かれる。上部線維の付着部は鎖骨遠位1/3上である。下位頸椎と上位胸椎からの線維は，肩峰および肩甲棘上に付着する。僧帽筋下部線維は肩甲棘基部に付着する。

菱形筋の機能は僧帽筋中部線維と類似している（Inman et al. 1944）。起始は項靭帯下部，および小菱形筋ではC7-T1，大菱形筋ではT2-T5である。小菱形筋は肩甲棘基部内側後部，大菱形筋は肩甲骨内側縁に付着する。肩甲挙筋はC1-C3（時にC4）横突起から肩甲骨上角に付着する。

前鋸筋は胸郭外側壁の肋骨から起始し，上部・中部・下部に分かれる。上部線維は第1・第2肋骨，中部線維は第2から第4肋骨，下部線維は第5から第9肋骨より起始する。前鋸筋の配列はそれぞれの肋骨から起始する個々の線維で異なる。停止部は上部・中部・下部でそれぞれ肩甲骨上角，

内側縁，下角である。

小胸筋は第2から第5肋骨上部から烏口突起基部に付着する。約15%の人には上腕骨や肩甲関節窩，鎖骨や肩甲骨に付着する異常な線維が存在する（Lambert 1925, Vare & Indurak 1965）。鎖骨下筋は第1肋骨から鎖骨内側1/3の下面に付着する小さい筋で，胸鎖関節を安定させる。

その他の解剖構造

異常および病的な肩関節において，肩関節の機能や構造に不可欠ないくつかの解剖構造が果たす役割をより深く理解するために，今もなお議論が続いている。

関節唇

上腕骨頭の全表面は肩甲関節窩の約4倍の広さがあり，肩甲上腕関節の大きな関節可動域に寄与している。関節包，靱帯，筋，腱，骨構造，そして関節唇を含む多数の解剖構造が相互に作用することで肩甲上腕関節は安定する。これらの要因のそれぞれが，人体で最も可動する関節として肩関節を機能させる高度な生体力学的システムによって，肩関節における並進運動の制御に貢献する。関節唇は，この過程において重要な役割を担う（O'Brien et al. 1998, Resch et al. 1993, Wilk & Arrigo 1993）。Perry（1973）は，肩甲関節窩中心の深さが，関節唇によって2.5 mmから5 mmへと2倍になったことを示した。

関節唇は肩甲関節窩縁に強固に付着し，肩甲関節窩と上腕骨頭間の接触面を増加させる役割を担う線維性構造である（Cooper et al. 1992）。また，一般的に関節唇は主に線維性軟骨により形成されるが（Bost & Inman 1942, Codman 1934, DePalma et al. 1949），高密度線維コラーゲン組織から構成されるとする研究もある（Cooper et al. 1992, Moseley & Overgaard 1962）。またMoselyとOvergaard（1962）は，上・下方関節唇が異なった解剖を有し，上腕骨回旋角の変動に

伴い形態が変化することを示した。上方関節唇はむしろ不安定で可動的な"半月板様"の側面を有する。一方，下方関節唇は丸みを帯びており，より強固に肩甲関節窩縁に付着する。組織学的には関節唇から肩甲関節窩縁への付着部は上部では緩みのある結合線維からなり，下部では非伸縮線維組織により固定されている（Cooper et al. 1992）。関節唇は上腕二頭筋長頭腱付着部上方の外側部に付着する。さらに，上腕二頭筋長頭腱線維の約50%が上方関節唇から生じ，残りの線維は関節上結節から生じる（Cooper et al. 1992）。上腕二頭筋長頭腱線維は後方に連続する上方関節唇と結合して関節周囲の線維束となり，関節唇の大部分を形成する（Huber & Putz 1997）。直接的に関節唇へ付着する前上方関節唇線維は少なく，ほとんどが中・下関節上腕靱帯に付着する。

関節唇への血液供給は大部分が関節包への付着部周辺から生じ，肩甲上動脈，肩甲下動脈の肩甲回旋動脈および後上腕回旋動脈の組み合わせにより行われている（Cooper et al. 1992）。前上方関節唇は一般的に血液供給が乏しいが，下方関節唇は血流に富む（Cooper et al. 1992）。関節唇の血管分布は加齢とともに減少する（Cooper et al. 1992）。

関節唇が肩関節の安定性を向上させる要因は以下の通りである。

- 上腕骨頭の偏位を抑制するために，肩甲関節窩と上腕骨頭間の「輪止め」効果をもたらすこと（Cooper et al. 1992, O'Brien et al. 1998, Wilk 1999, Wilk & Arrigo 1993）
- 上腕骨頭と肩甲関節窩間の「凹面圧縮（concavity–compression）」効果を増加させること（Cooper et al. 1992, Mileski & Snyder 1998, O'Brien et al. 1998, Wilk 1999, Wilk & Arrigo 1993）
- 上腕二頭筋長頭腱付着部の安定化効果を促進すること（Resch et al. 1993, Wilk 1999, Wilk & Arrigo 1993）

- 肩甲関節窩全体の深さを増加させること（Cooper et al. 1992, Wilk 1999, Wilk & Arrigo 1993）

関節唇の内面は滑膜で覆われ，外面は関節包に付着し肩甲骨頸部の骨膜と連続している。関節唇の形状は上腕骨頭の回旋に適合し，肩甲関節窩縁に柔軟性を与える。上腕二頭筋長頭腱は関節唇の構造と補強に貢献する。関節唇の幅と厚さは可変的であり，前方関節唇は後方関節唇に比して厚く，大きい場合もある。

関節唇が肩甲関節窩縁を保護し，関節の滑動性を高め，関節窩をより深くすることで（Moseley & Overgaard 1962）関節は安定する（Bateman 1971, Moore 1980, Perry 1983, Warwick & Williams 1973）。他方，関節唇は実質的な凹面の深さを増加させず，上腕骨外旋時に前方を，内旋時に後方を拡大する高密度の線維組織からなる関節包のひだにすぎないとする報告もある（Moseley & Overgaard 1962）。関節唇は主に関節上腕靱帯の付着部として機能する（Moseley & Overgaard 1962, Warwick & Williams 1973）。関節唇付着部が欠損した場合をBankart損傷と呼び，関節包−関節唇複合体が肩甲関節窩縁より分離する（第4章 図4.6参照）。

烏口上腕靱帯

烏口上腕靱帯は，肩関節複合体において重要な靱帯性構造である（Basmajian & Bazant 1959）。烏口突起基部および外側縁から上腕骨まで下外方へ斜めに走行し，棘上筋と関節包に広がる。靱帯の外側は大結節と小結節に刺入する際，2つに分かれ，上腕二頭筋長頭腱が通過するトンネルを形成する（Ferrari 1990）。下方では烏口上腕靱帯が上関節上腕靱帯と結合する。靱帯前縁において内側は明瞭に区別でき，外側は関節包と結合する。後縁は境界が不明瞭で関節包と結合する（Moore 1980, Warwick & Williams 1973）。

下垂位において上肢に加わる重力の下方牽引力は上方関節包，烏口上腕靱帯および下上腕関節靱帯により弱まる（Ferrari 1990, Turkel et al. 1981）。上肢の外転に伴い抑制力は下方構成体へ依存し，主な抑制力は下関節上腕靱帯によって賄われる（Brown & Warren 1991）。烏口上腕靱帯は上腕骨軸回旋の垂直軸より前方に位置するため，肩関節0〜60°屈曲位では外旋を制限する。上腕骨回旋中間位で矢状面上に挙上する際，烏口上腕靱帯によって約75°に制限される。さらに挙上すると，烏口上腕靱帯の緊張により上腕骨は内旋し肩甲骨面に向かって動く（Gagey et al. 1987）。

関節上腕靱帯

肩関節の上・下方には3つの関節上腕靱帯が存在し，それらは関節包の肥厚部として言い表される（図1.8）。上関節上腕靱帯は関節上結節，関節唇上部，烏口突起基部より上腕骨の小結節上部から解剖頸の間まで外側へ走行し（Ferrari 1990,

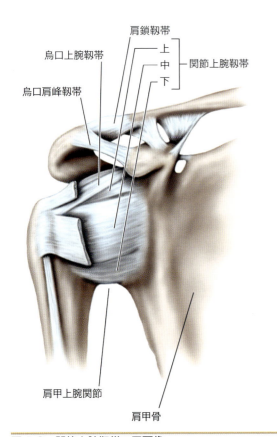

図1.8　関節上腕靱帯の正面像

Turkel et al. 1981)，烏口上腕靱帯の前方および一部裏側を通る。上関節上腕靱帯は上方関節包および回旋筋腱板とともに上腕骨頭の下方偏位を制限する（Schwartz et al. 1987, Turkel et al. 1981）。

中関節上腕靱帯は幅広く起始しており，上関節上腕靱帯から関節窩前縁に沿って下降し，関節窩縁の中部および下部1/3の接合部にまでいたる（Turkel et al. 1981）。起始部から外側へかけて徐々に幅が広がり，上腕骨解剖頸および小結節の前面に付着する。また肩甲下筋腱の裏側を走行し密に接する（Ferrari 1990, Sarrafian 1983）。中関節上腕靱帯の幅は2 cmある場合もあれば存在しない場合もあり，関節上腕靱帯の中で最もバリエーションの多い構造である。中関節上腕靱帯と肩甲下筋腱は肩関節45〜75°外転位にて外旋を制限し，特に低から中外転域における肩甲上腕関節の前方安定性に重要な役割を担う。

下関節上腕靱帯は肩甲上腕関節構造の中で最も厚く，特にオーバーヘッドアスリートにおいて最も重要な肩関節安定化機構である。関節唇前縁，下縁，後縁から起始し，外方に走行して上腕骨解剖頸および外科頸に付着する（Sarrafian 1983, Warwick & Williams 1973）。この靱帯は前束部，腋窩嚢部，後束部の3つに区分できる（**図1.9**）

（O'Brien et al. 1990）。下部がより厚く幅広で**腋窩嚢（axillary pouch）**と呼ばれる。前束部は関節包前方を補強し外転75°以上の角度で最も効果的に関節を安定させる（O'Brien et al. 1990）。この部分は関節の前面および下面を幅広なバットレス（buttress）様に支持し，挙上位での亜脱臼を防ぐ（Turkel et al. 1981）。

O'Brienら（1990）は，肩関節90°外転外旋位で下関節上腕靱帯複合体の前束が上腕骨頭の前方偏位を防ぐためにハンモック様に上腕骨頭のまわりを包んでいることを示した。この構造は投球時，テニスのサーブ動作，自由形のストロークなどあらゆるオーバーヘッド肢位での安定性に貢献する。

前額面上の肩関節外転時における下関節上腕靱帯の緊張は挙上角度を平均90°に制限する。さらに挙上すると，上腕骨頭は肩甲骨面上に誘導されるとともに外旋を強いられる。Gageyら（1987）は，これら両者の運動は下関節上腕靱帯の動的張力によるものであること示した。

烏口上腕靱帯と関節上腕靱帯は前方からZ字様にみえる。この配列が影響して中関節上腕靱帯の上下に潜在的な関節包の脆弱な部分が存在する。肩甲下滑液包は，上開口部もしくは上・中関節上腕靱帯間のヴァイトブレヒト（Weitbrecht）孔を

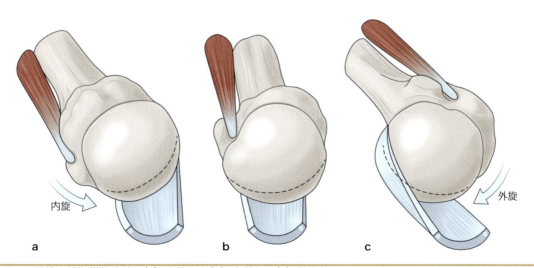

図1.9 下関節上腕靱帯複合体：(a) 内旋位，(b) 中間位，(c) 外旋位。

O'Brien, S. J., Neves, M. C., Arnoczky, S. P., Rozbruck, S. R., Dicarlo, E. F., Warren, R. F., Schwartz, R., Wickiewica, T. L. (1990). The anatomy and histology of the inferior glenohumeral ligament complex of the shoulder. The American Journal of Sports Medicine Vol. 18(5) pp. 449-456. Copyright © 1990 by American Orthopaedic Society for Sports Medicine より SAGE Publications, Inc.の許可を得て引用。

経由して関節腔と交通する。Ferrari（1990）は，中・下関節上腕靱帯間の肩甲下滑液包の存在について報告した。この滑液包は55歳以下の標本14例すべてに存在し，75歳まで観察された。中関節上腕靱帯が菲薄化したり欠如した場合，この前部の欠損は拡大し，肩関節前方不安定性を助長する可能性がある（Ferrari 1990）。

肩甲上腕関節の関節包内は関節包外に比して陰圧である。これは関節内陰圧と呼ばれており，肩関節を安定させる（Hurchler et al. 2000）。Wulker ら（1995）は，関節包に穴を開け関節内陰圧を除去した状態では，肩甲関節窩に対して上腕骨頭の偏位量が19〜50％増加したことを示した。

関節包

関節包自体は関節周囲を囲んでおり，内側は関節唇をまたいで肩甲関節窩縁に付着する。外側では上腕骨解剖頸に付着し，上腕骨骨幹部を約1.3 cm下降する。関節包はある程度余裕があり，牽引力によって関節面から2〜3 mm程度離開できる（Warwick & Williams 1973）。Matsen ら（1991）は，健常肩において下方に22 mm，前方に6 mm，後方に7 mm偏位することを示した。関節包は比較的薄く，関節安定性への貢献は少ない。健常な関節包と正常な肩甲上腕関節との関係は，靱帯や回旋筋腱板機構の筋腱付着部による関節包の補強に依存する（Frankel & Nordin 1980, Moore 1980, Warwick & Williams 1973）。

関節包上部は上関節上腕靱帯とともに関節上面の補強や上肢に加わる重力への抵抗に重要な役割を担う（Basmajian & Bazant 1959, Warwick & Williams 1973）。前方では関節包は前方の関節上腕靱帯や肩甲下筋腱付着部により補強される（Ovesen & Nielsen 1986a）。後方では小円筋腱および棘下筋腱付着部により補強される（Ovesen & Nielsen 1986b）。下方では関節包は比較的薄く脆弱なため，関節安定性にはあまり寄与しない。関節包下部は上肢挙上時に上腕骨頭に引き伸ばされ

緊張するため，非常に大きな負荷がかかる。

脆弱性のある部分が存在する関節包下部は上肢内転時には弛緩しており，ひだ状である。Kaltsas（1983）は，肩関節と肘関節および股関節の関節包におけるコラーゲン構造を比較し，関節包が機械的負荷にさらされた場合，肩関節では断裂せずに伸縮性が増大したことを示した。さらなる負荷により関節包を断裂させた場合は，前下方より断裂した（Kaltsas 1983, Reeves 1968）。また Reeves（1968）は，肩甲上腕関節は20歳以下では小さな力で脱臼するが，50歳以上では大きな力を要したことを示した。

Fealy ら（2000）は，胎児（妊娠9〜40週）の屍体肩51例の肩甲上腕関節を対象に，特に下関節上腕靱帯複合体と区別される関節包の存在を示した。また烏口上腕靱帯と腱板疎部は存在していた。

Johnston（1937）は，上肢下垂時，関節包線維は前方および内方へ歪んでいることを示した。この歪みは肩関節外転に伴い増加し，屈曲に伴い減少する。外転時における関節包の緊張により上腕骨頭は肩甲関節窩に圧迫される。外転角度の増加に伴い，関節包の緊張は外旋モーメントとして働くようになる。この外旋により関節包の歪みが軽減され，外転角度をさらに増大させることができる。それゆえ，前額面における外転時に生じる上腕骨外旋は関節包の形状によって補助されているといえる（Johnston 1937）。

関節包は付着部内部の肩甲関節窩縁および解剖頸に接する滑膜によって内側が覆われている（Warwick & Williams 1973）。上腕二頭筋長頭腱は関節上結節から上腕骨頭上面を通り，関節包内を走行し，結節間溝で関節外に現われる。腱の滑走性を促進するため，滑液鞘によって覆われている。上腕骨頭上のアーチ部および滑走面が骨皮質から関節軟骨に変化するところで，上腕二頭筋長頭腱は損傷を受けやすい（Bateman 1971）。

烏口肩峰アーチ

烏口肩峰靱帯は三角形で，烏口突起外側面基部

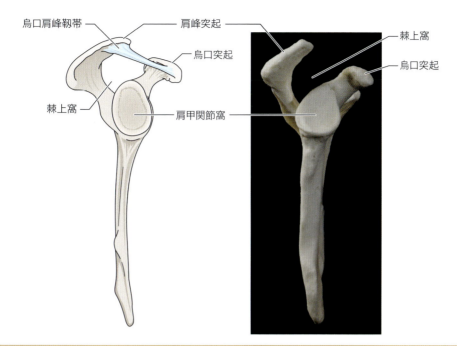

図 1.10 烏口肩峰アーチ

に付着し（**図 1.10**），肩峰突起上面に向かって上方，外側およびやや後方へ走行する（Rothman et al. 1975, Warwick & Williams 1973）。上部は三角筋に覆われており，後方は棘上筋を覆う筋膜と連結する。前方では鋭く，明瞭な自由縁を有する。烏口肩峰靱帯は肩峰と烏口突起とともに，肩甲上腕関節を保護する重要なアーチを形成する（Moore 1980）。このアーチは上腕骨頭を二次的に制御する窩として，上方からの外傷に対する保護および上腕骨頭の上方への逸脱を制御する役割を担う。棘上筋はこのアーチの下を通り，三角筋と関節包の間に入り，関節包と結合する。棘上筋腱は肩峰下滑液包により烏口肩峰アーチと隔てられる（Moore 1980）。

肩峰下部と上腕骨頭の間隙（肩峰－骨頭間距離）はX線で計測され，上腕骨近位の亜脱臼を表わす指標として用いられる（Petersson & Redlund–Johnell 1984, Weiner & Macnab 1970）。この距離は無症候性の175肩において9〜10 mmであり，女性より男性で増大していた（Petersson & Redlund–Johnell 1984）。6 mm以下の場合は病的と捉えられ，棘上筋腱の菲薄化や断裂が示唆される（Petersson & Redlund–Johnell 1984）。

上肢挙上時に肩関節内旋を伴った場合，上腕骨大結節（棘上筋腱）は肩峰前縁および前部1/3の下面と烏口肩峰靱帯に対して圧力を加える可能性がある。この要因の1つとして，棘上筋腱が前方へ走行していることがあげられる。また肩鎖関節に対してもインピンジメントが起こりうる。これは肩鎖関節に退行変性や骨棘が存在する場合に生じやすい。ほとんどの上肢機能は，身体の側面ではなく，前面に手を置いて行われる。上肢前方挙上時，棘上筋腱は肩峰前縁下と肩鎖関節を通過する。この際，棘上筋腱または上腕二頭筋長頭腱が摩耗しやすい。

Flatowら（1994）は，棘上筋と肩峰間のインピンジメントおよび圧迫の概念を検証した。彼らはさまざまな外転角度で肩峰下面と上腕骨頭間の距離を測定した。肩峰－骨頭間距離は0°外転位（上肢下垂位）では約11 mm，90°外転位では5.7 mm，120°外転位では5 mm以下（4.8 mm）であった。さらに彼らは平方面積あたりの圧力を計測する感圧紙（富士フィルム社製）を肩峰と上腕骨頭に設置し，外転60°から最大挙上時に肩峰と上腕骨頭が

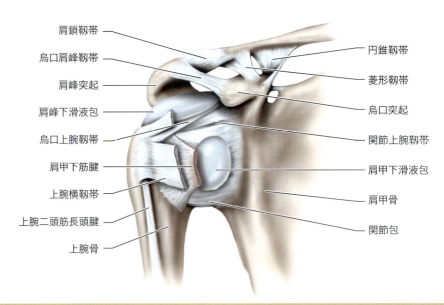

図 1.11 肩関節複合体の滑液包と靱帯

接触することを明らかにした。それゆえ，Flatowら（1994）は，上腕骨頭と肩峰の接触は正常であると報告した。

滑液包

　肩関節周辺にはいくつかの滑液包が存在する（Warwick & Williams 1973）。特に重要な2つの滑液包は，肩峰下滑液包と肩甲下滑液包である（Kent 1971）。その他の滑液包は棘下筋と関節包間，肩峰上面，烏口突起と関節包間，烏口腕筋下，大円筋と上腕三頭筋長頭間，広背筋腱の前方および背側に存在する。滑液包は運動が必要とされる隣接構造の間に存在するため，肩関節機構において重要な機能を有する。肩峰下滑液包（図1.11）は三角筋と関節包の間に位置しており，肩峰下と烏口肩峰靱帯およびそれらと棘上筋の間に広がる。そして，烏口肩峰靱帯や肩峰上部，回旋筋腱板下に付着する。肩峰下滑液包は関節と頻繁には連絡していないが，回旋筋腱板が損傷した場合は連絡が活発になる（Rothman et al. 1975）。肩峰と三角筋，回旋筋腱板間での滑走性に対して重要な役割を担っており，棘上筋が烏口肩峰アーチ下を通過する際にも摩擦を軽減する働きがある（Moore 1980, Rothman et al. 1975）。オーバーヘッド動作の繰り返しにより肩峰下滑液包に炎症や肥厚が生じると，肩峰下間隙が狭小化する。

　肩甲下滑液包は肩甲下筋腱と肩甲骨頸部の間に位置し，肩甲下筋腱が烏口突起下と肩甲骨頸部上を通過する際の保護に役立つ。また上・中関節上腕靱帯間（Moore 1980, Turkel et al. 1981）や中・下関節上腕靱帯間（Ferrari 1990, Moseley & Overgaard 1962）の肩甲関節窩と連絡している。

神経・血管の解剖

　回旋筋腱板は退行変性や疲労ストレス反応など病的な状態となりやすい（Kessler & Hertling 1983）。退行変性は日常生活レベルでも生じるため，肩甲上腕関節構造の栄養状態は非常に重要である。

血液供給

　回旋筋腱板の部分的な血液供給は，肩甲回旋動脈および肩甲上動脈から行われる（Warwick & Williams 1973）。これらの血管は回旋筋腱板の中でも主に棘下筋と小円筋へ栄養供給する。前方の関節包・靱帯・腱板は前上腕回旋動脈，時に胸肩峰動脈，上上腕動脈，肩甲下動脈により栄養供給

される。上方では棘上筋が胸肩峰動脈により栄養供給される。棘上筋腱は上腕骨付着部近位1cmに無血管領域を有する（Rathbun & Macnab 1970, Rothman & Parke 1965）。RothmanとParke（1965）は，対象とした72肩のうち63％で血管が減少していたことを示した。RathbunとMacnab（1970）の報告では，すべての標本で年齢とは無関係に無血管領域が認められ，上肢の外転は棘上筋の緊張緩和と腱全体の血管充足をもたらすことが示された。さらに，年齢の増加とともに無血管領域が増加する（Brewer 1979）ため，潜在的な治癒能力は年齢とともに減少する。棘下筋腱の付着部上部における過少血管領域を除き，その他の腱板は通常，血流に富んでいる（Rathbun & Macnab 1970, Rothman & Parke 1965）。

関節神経学

肩関節の神経支配領域はC5，C6，C7であり，C4も軽度ではあるが影響を与える。靱帯や関節包，滑膜の支配神経は腋窩神経，肩甲上神経，肩甲下神経，筋皮神経であり，腕神経叢の後方帯からの分岐も関節構成体を支配する。時に筋皮神経よりも腋窩神経による支配が増大することがあるが，その逆もまたしかりである。複雑に重なり合う神経パターンは関節の脱神経を困難にする。神経分布は関節周囲構造の小血管に伴う（Bateman 1971, Warwick & Williams 1973）。

肩関節複合体の前方領域の皮膚はC3，C4の鎖骨上神経と腋窩神経の感覚神経終末枝に支配される。肩甲上腕関節前方の関節構造は腋窩神経と，程度は低いが肩甲上神経にも支配される。肩甲下神経と腕神経叢の後方帯は肩甲下筋を貫通した後，関節前方へも神経分布する可能性がある（Bateman 1971, Moore 1980, Warwick & Williams 1973）。

鎖骨上神経は肩関節の上部および後上部の皮膚を支配する。肩関節下方，後方，外方は腋窩神経の後枝に支配される。上方の関節周囲構造は肩甲上神経支配である。腋窩神経と筋皮神経，外側胸筋神経も関節上方の神経分布に寄与する可能性がある。後方における主な神経支配は近位部を支配する肩甲上神経と遠位部を支配する腋窩神経である（Bateman 1971, DePalma 1973, Moore 1980, Warwick & Williams 1973）。肩鎖関節は頸神経叢からの外側鎖骨上神経（C4）と腕神経叢からの外側胸筋神経と肩甲上神経（C5，C6）に支配される。胸鎖関節は頸神経叢からの内側鎖骨上神経（C3，C4）と腕神経叢からの鎖骨下神経（C5，C6）に支配される（Moore 1980, Warwick & Williams 1973）。

まとめ

肩関節複合体は肩甲上腕関節，肩甲胸郭関節の複合運動により，他のどの関節よりも広い可動性を有する。この広い関節可動域により手を幅広く動かすことができ，非常に多数の動作と巧緻機能を可能にする。また特に上肢遠位に抵抗がかかるなどの動的な活動時，肩関節複合体には安定性が要求される。肩甲上腕関節は，肩甲関節窩が浅く不均衡で関節面の適合性が不十分であるため，本質的に不安定である。動的な活動時，肩甲関節窩上の上腕骨頭安定性は，正常な関節包と関節上腕靱帯，ならびに三角筋と回旋筋腱板の協調的かつ同期的な活動に依存する。肩関節構造のあらゆる損傷や疾患は，肩峰下における不安定性およびインピンジメントの原因となり，結果的に肩関節の疼痛や機能不全につながる。

（佐藤　祐輔）

肩関節のメカニクス

ヒトの肩関節機能は複雑なため，正常な肩関節と損傷した肩関節双方のバイオメカニクスを適切に理解することが必要である。本章では，肩関節を理解するうえで重要なバイオメカニクスの知識を提供し，損傷が多くみられる主な上肢スポーツ動作の肩関節バイオメカニクスについて解説する。これらのバイオメカニクスの原則は，肩関節疾患を治療する者にとって重要な知識である。

主要なバイオメカニクスの原則

肩関節に関連する主要なバイオメカニクスの原則を理解することは，本書で解説する評価および治療の内容を深く理解するために役立つ。これらの原則には，肩甲骨面の概念，フォースカップル，肩甲上腕リズム，および運動連鎖が含まれる。

肩甲骨面の概念

肩甲骨面の概念は，上肢リハビリテーションにおける重要な概念の1つであり，治療，評価，およびスポーツにおける機能的動作に影響している。Saha（1983）によれば，**肩甲骨面（scapular plane）**は，身体の前額面（または，前頭面ともいう）より30°前方にあると定義されている。この平面は，上腕骨の軸に対して平均30°である上腕骨頭の後捻角と，同じく30°である関節窩の前傾角の組み合わせによって形成される（Kapandji 1985,

Neumann 2002）。この上腕骨と肩甲骨の位置関係が有する利点を考えれば，上腕骨頭の移動量の検査および運動位置を決定する際，この関係性を認識することが重要である。肩甲骨面に肩甲上腕関節を位置させた場合，上腕骨大結節と肩峰との位置関係から肩峰に対する大結節の骨性インピンジメントは生じない（Saha 1983）。肩甲上腕関節の前方関節包の構成要素のストレスが減少し，前額面での動作と比較した場合，筋の長さ-張力関係が改善し，回旋筋腱板後部の活動が高まる（Neumann 2002, Saha 1983）。肩甲上腕関節を肩甲骨面に位置させることは，骨適合が至適化するだけでなく，本書で紹介するさまざまな評価技術や多くのリハビリテーションエクササイズを実施する際の至適な肢位としても広く推奨されている（Ellenbecker 2006, Saha 1983）。

フォースカップル

本章で説明するもう1つの重要な概念に，フォースカップルの概念がある。肩関節機能に関連した最も重要なバイオメカニクスの原則の1つは，三角筋-回旋筋腱板フォースカップルである（Inman et al. 1944）（前章の**図 1.6** を参照）。**フォースカップル（force couple）**として知られているこの現象は，特定の動作を可能にするために互いに作用する，2つの相反する筋力（ここには共同筋または主働筋-拮抗筋の関係が含まれる）と定義

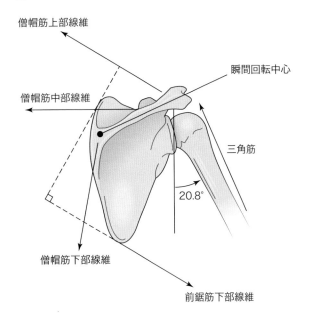

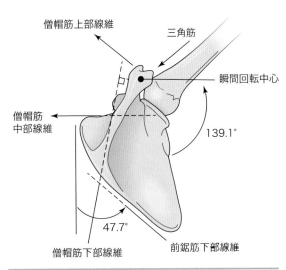

図 2.1 僧帽筋と前鋸筋のフォースカップル

することができる (Inman et al. 1944)。三角筋は，抵抗がない状態で上腕を挙上した場合，主に上方向に力を生じさせる (Weiner & MacNab 1970)。回旋筋腱板は圧縮応力および下方向への力を発揮して，上腕骨頭の上方移動を抑え，回旋筋腱板腱上の肩峰への接触または衝突（インピンジメント）のリスクを最小限にしている (Inman et al. 1944)。回旋筋腱板が機能せず，上腕骨頭の適合性を維持できない場合，肩関節の不安定性，回旋筋腱板の腱損傷および関節唇の損傷が生じる

(Burkhart et al. 2003)。三角筋-回旋筋腱板フォースカップルの不均衡が生じるのは，主に不適切かつバランスの悪い筋力トレーニングや，スポーツ活動時のオーバーヘッド動作の反復による三角筋の発達に回旋筋腱板筋力の増加が伴わない場合であり，三角筋による上腕骨頭の上方移動が増大した結果，回旋筋腱板のインピンジメントが生じる。

また，前鋸筋および僧帽筋のフォースカップルは，肩甲骨の主要な安定構造であり，挙上中の肩甲骨上方回旋の主動筋となる（**図 2.1**）。Baggと Forrest (1988) は，肩挙上時の最初の 0〜80°の間で僧帽筋上部線維と前鋸筋がどのように機能し，肩甲骨の上方回旋と安定化をもたらすかを示した。肩挙上とともに肩甲胸郭関節における瞬間回転中心が側方に移動し，僧帽筋下部線維のレバーアームが変化するため，僧帽筋下部と前鋸筋は第 II 相および第 III 相（80〜140°）では肩甲骨の主要な安定筋群として機能する (Bagg & Forrest 1988)。この挙上位（90°）における前鋸筋および僧帽筋下部のフォースカップルは，オーバーヘッドアスリートにおける投球動作やテニスのサーブ動作において肩甲骨周囲に特異的に要求される機能を果たし，かつ安定させるためには特に重要である。本書では，前鋸筋および僧帽筋下部を対象とした特異的エクササイズを用いて，肩甲骨の安定化を向上させることに重点を置いている。これらは肩関節のリハビリテーションにおいて必要な考え方であり，肩関節における主要なフォースカップルについての確実な知識と理解が前提となる。

肩甲上腕リズム

Inman ら (1944) は，肩甲上腕リズムについて，複数の関節（肩甲上腕関節および肩甲胸郭関節）が肩挙上に貢献していると述べた。彼らが当初提唱した，肩甲胸郭関節が 1°移動するごとに 2°の肩甲上腕関節の運動が生じるという肩甲上腕リズム「2：1」は古典的な理論として知られているが，他の研究者は，対象となる運動の範囲，およ

び運動を定量化する手法によって，肩甲上腕リズムを 1.25：1 から 4：1 の範囲で報告している。Inman らの肩甲上腕リズムの理論に基づけば，通常 180°の肩関節外転のうち，120°は肩甲上腕関節による上腕骨の外転が貢献し，残りの 60°は肩甲骨の上方回旋が貢献している。

運動連鎖

運動連鎖（kinetic chain）という用語は，より大きな身体セグメント（体節）と筋群によってエネルギーが生み出され，そのエネルギーが下肢，体幹を介して投球側の腕，手関節，そして最終的にはボールに伝達されることを指している（Fleisig et al. 1993）。運動連鎖における各セグメントの運動は，伝達されるエネルギーの維持だけでなく，エネルギーの積み重ねにも貢献している（Dillman 1990, Feltner & Dapena 1989a, 1989b）。総筋出力に対して，連続的に関与する身体セグメントが多いほど，対象物が放出される遠位端の速度が潜在的に大きくなる。オーバーヘッド動作において，運動連鎖が適切に機能すると，運動効率が高まり，必要なエネルギー量は減少する。さらに，投球動作やテニスのサーブ動作のパフォーマンス，すなわち球速や遠投距離も向上することになる。投球動作では土台となる身体セグメントに付着する大筋群から動作が開始し，コア（体幹）に伝達された後，より小さな遠位セグメントで終了する。オーバースロー動作においては，主に以下の 7 つの身体セグメントで並進および回転運動が生じる。すなわち，①下肢，②骨盤，③脊柱，④肩甲帯，⑤上肢，⑥前腕，⑦手部である（Atwater 1979, Dillman 1990, Dillman et al. 1993, Feltner & Dapena 1989a, 1989b）。多くの野球の指導者は，投球動作における下肢と体幹の重要性を示すために，以下のような実践的な練習法を実施している。まず，地面にひざまずいてできるだけボールを遠くに投げる。次に，立位から身体全体を使って投げる。ボールは，少なくとも 2 倍の距離は届くことになるだろう。つまり，肩関

節複合体の筋群のみでは，このような投球を生み出すのに十分なエネルギーを生み出すことができず，動作が完了した後にエネルギーが消失することもない。

ある 1 つの身体セグメントの運動は，近位および遠位セグメント双方に影響を及ぼす。身体をどのようにして相互に関連した一連のリンクまたはセグメントとして捉えるかというものが，運動連鎖の概念である。Kibler（1998）は，身体セグメントが連続して活性化され，そのつながりを通して運動連鎖の構造を説明している。上肢の運動連鎖の理解には，リハビリテーション，スポーツおよび機能的運動様式において，肩関節と体幹，肩甲胸郭関節，遠位の腕セグメントとの直接的な関係性，およびそれらの機能に関する知識をもつことが前提となる（Davies, 1992）。運動連鎖の概念において，連続的なセグメントの回転運動が身体の広い範囲にわたってみられることを理解することも重要である。実際にこれはすべてのヒトの動き，特にオーバースロー動作とテニスのサーブ動作に適用される。Groppel（1992）は，至適な上肢のスポーツバイオメカニクスを分析し，説明するために運動連鎖の概念を用いた（**図 2.2**）。**図2.2a** に示した至適な運動連鎖は，地面反力によって開始された身体リンクの連続的な起動からはじまり，股関節，体幹，肩，そして最終的に手部・ラケット面においてボールが接触するまで継続することを説明している。この例はテニス選手に当てはまる。**図 2.2b** は，股関節に損傷がある場合など，運動連鎖におけるリンク（つながり）が欠落している場合の影響を示す。下肢から体幹への力の伝達がスムーズでない場合，最終的に肩および上肢の機能が影響を受ける。さらに，連続的なセグメント活動（活性化）のタイミングが至適でない場合を**図 2.2c** に示したが，これも運動連鎖に影響を及ぼす。これらの理論的概念は，本章の投球動作および他の上肢動作について，より具体的に考察する際の基礎となる。

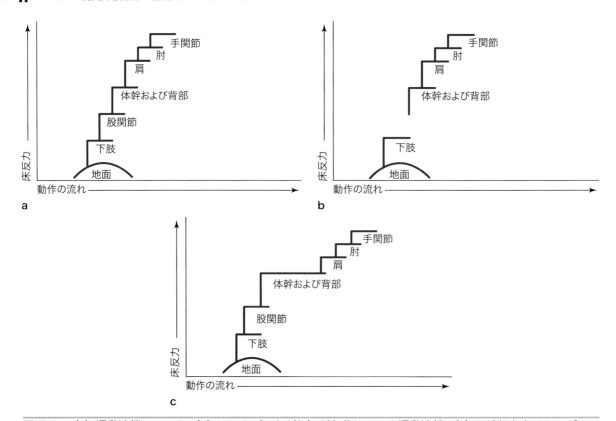

図 2.2 （a）運動連鎖システム，（b）リンク（つながり）が欠落している運動連鎖，（c）不適切なタイミングでの運動連鎖

T.S. Ellenbecker and G. Davies, 2001, Closed kinetic chain exercise (Champaign, IL: Human Kinetics), 21; Groppel 1992 より許可を得て転載。

投球動作のメカニクス

オーバーヘッド動作を繰り返した際に肩に加わる負荷を真に理解するためには，投球動作のメカニクスを徹底的に見直す必要がある。これにより，この後の章で説明する評価と治療の概念に関する基礎知識を得ることができるようになる。

野球の投球と投動作

野球の投球動作は，柔軟性，筋力，協調性，筋発火の同期性および神経筋の効率性を必要とする複雑な動作様式である。オーバースローの投手は，バランスのとれた状態にあり熟練度は高い。投手の肩関節は，投球動作に必要な非常に大きい外旋運動が可能であるほどに柔軟でなければならないが，有痛性の肩関節の亜脱臼が生じない程度の安定性も必要である。投手の肩関節は，本書に記載したように顕著な適応を示しており，それらの情報は肩関節を評価するうえで役に立つ。具体的には，どの適応が正常で，どの適応が動作の反復によって生じた異常と考えるか，または損傷のリスクを増加させる可能性があるのかを知る必要がある。投手の肩関節は投球ができる程度の柔軟性は必要であるが，投球動作全体（加速期および減速期）において上腕骨頭の脱臼を防ぎ，コントロールを維持するために十分な安定性がなければならない。つまり，投手の肩関節は，可動性と安定性との間で繊細なバランスを保っているといえる。オーバースロー動作は，機能的安定性をもたらすために肩関節複合体の筋群に大きな負担を強いる。これらの周囲筋群は，腕の加速を助けるために十分な強さが必要で，肩関節が動的かつ機能的な安定性を得るためには，神経筋系の効率もよくなければならない。投球動作時の肩関節の角速度は

7,000°/秒を超え，これはヒトの動作では最も速いものであるとされている（Fleisig et al. 1993, 2011b）。さらに，肩関節には時に体重と同程度の大きな力が加わる。非常に速い角速度と大きい負荷によって，さまざまな損傷が生じる可能性がある。リハビリテーションまたは予防を目的とした回旋筋腱板または肩甲骨エクササイズは，オーバースローの選手が外傷を予防するうえで重要な役割を果たしており，パフォーマンス向上および損傷予防のために必要不可欠である。

投球動作を詳細に分析するために，ほとんどの研究ではこの複雑な動作を一連の位相に区分している。文献で用いる用語と位相の区分に統一性がないために，投球動作における位相の説明が複雑になっている（Blackburn 1991, Fleisig et al. 1995, 2011b, McLeod 1985, Michaud 1990, Perry & Gousman 1990, Tullos & King 1972, Werner et al. 1993）。本書では，投球動作に関してワインドアップ期，ストライド期，コッキング期，加速期，減速期，およびフォロースルー期の6つの位相に区分した。図2.3に投球動作の後期コッキング期と早期加速期の間でみられる腕と体幹の肢位を示した。以下の各項では，各位相における関節位置や筋活動を理解するための情報について詳細に解説する（Dillman et al. 1993, Fleisig et al. 1995, 2000）。

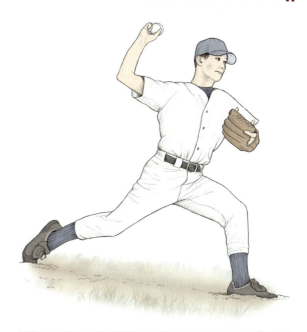

図2.3 投球動作の早期加速期における腕と体幹の肢位

ワインドアップ期

ワインドアップ期は投球動作の初期段階である。この位相は，股関節が最大屈曲位をとるまでであり，必要とされる筋力および身体への負荷は最小限である。ワインドアップ期から，次の位相への移行に際しては，十分にバランスのとれた姿勢がとれているかに注意することが重要である。不十分な姿勢はその後のパフォーマンスに悪影響を及ぼし，損傷や代償動作につながる可能性がある（Fleisig et al. 2011a, 2011b）。この位相は，比較的短時間（通常0.5～1秒）である。荷重が両足に均等に配分され，支持側の足部をピッチングプレートと平行となる位置へ軸回旋（ピボット）する動作から開始する。ステップ側の脚は，股関節屈筋の求心性筋活動によって挙上する。体重を支える支持脚はわずかに屈曲し，大腿四頭筋の遠心性筋活動によって制御される。投球動作のパフォーマンスには体幹の安定が大きく関与し，支持側の股関節の中殿筋，小殿筋，および大腿筋膜張筋は等尺性筋収縮を介してその安定機構として機能している（Jacobs 1987）。肩関節はわずかに屈曲・外転し，三角筋前部および中部線維，棘上筋，大胸筋鎖骨部によってこの位置を保持している（Jobe et al. 1983, 1984）。ワインドアップ期では筋出力，トルク，筋活動はいずれも低いのが特徴である。

ストライド期

ワインドアップ期に引き続き，ステップ側の下肢が下降してホームベースの方向に移動した時点からストライド期がはじまる。これと同時に，手部がグローブから離れる（ボールがグローブを離れる）動作を伴う。ストライド期は，ステップ側の足部（ステップ足）が接地して体重を支持した

時点で終了する。ストライド期は 0.5～0.75 秒間継続する。早期ストライド期では，股関節屈筋の遠心性筋活動により，ステップ足を制御して下降させる。支持脚では，股関節外転筋群が実質的に求心性筋活動を行い，目標に向けてストライドを伸ばす。股関節外旋はステップ足の降下運動においては重要な要素であり，これは大殿筋，縫工筋，および深部回旋筋の収縮から生じる。支持脚側の股関節では内旋が生じる。股関節回旋の可動範囲に関する詳細な研究が Ellenbecker ら（2007）や McCulloch ら（2014）によって実施されており，股関節の内旋，外旋，総回旋可動域のパターンの特徴が報告されている。

　ストライド長は，個人間で異なるが，平均すると投手の身長の 70～80％である。このストライド長は，ストライド期の最終段階であるステップ足接地の時点での，足関節から反対側の足関節までの距離を測定する。投球動作のストライド長と比較すると，クォーターバックのストライド長は身長の 55～65％にすぎない。ストライド期の間，体幹はわずかに側屈が保持される。ステップ足の接地時には，クローズドスタンスがとられる。すなわち，左側に向かって（三塁ベースに向かって）わずかに内側に向けることになる。このクローズドスタンスの角度は，通常ホームベースに対して 5～25°はずれる程度となる。この踏み込み位置は，足部が他の部位を回旋させるための安定した土台として機能することを補助する。極端に内側方向に踏み込むと，ステップ足を軸に回旋する能力が低下し，パフォーマンスを低下させる可能性がある（Fleisig et al. 2011b）。ステップ側の膝関節は，足部接地時に約 45～55°屈曲する。ステップ側の下肢の肢位と関節位置は投球動作において重要な要素である。ステップ足は，投球方向に向かって支持側の足部の前方，または数センチの幅でクローズドスタンス側に〔右利きの投手では支持側より右側（三塁側）〕またはオープンスタンス側〔右投げでは支持側足の左側（一塁側）〕に接地すべきである。しかし，ステップ足が過度にクローズドス

タンスにあると，骨盤の回旋がブロックされたり妨げられることがあり，その代償として，「身体を横切って投げる」動作につながる。これにより，投球動作で生み出される力と速度に対する下半身の貢献が減少する。反対に，足部が過度に「開いた」位置にあると，骨盤回旋が早すぎるタイミングで生じる（Fleisig et al. 2011b）。さらにこのオープンスタンスでは，骨盤回旋によるエネルギーが体幹上部に早すぎるタイミングで伝達される。これにより，骨盤の回旋から発生したエネルギーが腕に伝達されないまま消散してしまうため，「腕投げ」の投球動作につながることが多い（Fleisig et al. 2011b）。ストライド期の間に下肢，体幹，および腕に生じる弾性エネルギーは，後続の位相に伝達される。このことは，運動連鎖の原理が投球動作のメカニクスに強く関連していることを示している。

　ストライド期の上肢をみてみると，両側の肩関節では，回旋筋腱板，三角筋および肩甲骨安定筋群の求心性筋活動により，外転，外旋，および水平外転が起こる。ステップ足の接地時，投球側肩の外転角度は 80～100°の範囲にある。三角筋および棘上筋は，関節窩に対して上腕骨頭を維持しながら外転させ，その位置を維持する機能を担う（DiGiovine 1992）。僧帽筋上部および前鋸筋は，フォースカップルとして機能し，上腕骨頭のための肩甲骨（関節窩）を上方回旋させる。この時の肩甲骨位置は非常に重要であり，肩甲骨が不適切に位置している場合，インピンジメントおよび肩関節機能の制御において問題を引き起こす可能性がある（Bradley 1991）。ストライド期の間，投球側の腕は水平外転位（体幹のわずかに後方）をとる。これは，アメリカンフットボールのパス動作でみられるような，肩が水平面上で体幹のやや前方に位置する肢位とは異なる。肩を水平外転させる三角筋後部，広背筋，大円筋および回旋筋腱板後部，肩甲骨を後退させる菱形筋と僧帽筋中部線維により至適な関節運動が確保されている（DiGiovine 1992）。足部接地の時点で，投球側では約 80～100°の肘関節屈曲がみられなければならない。遠位において前腕は回転し，

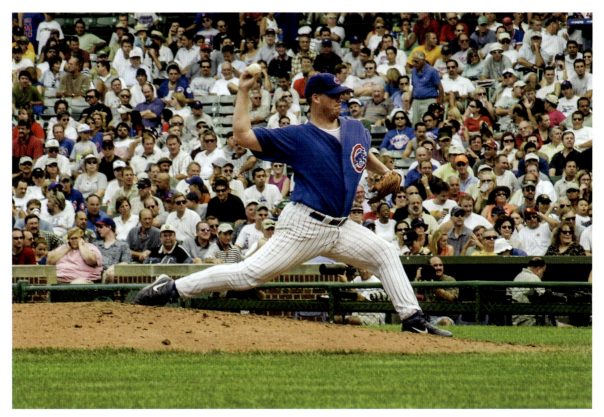

図 2.4 投球動作のコッキング期における投球側の肩外旋および水平外転位

垂直に近づく。投手と比較して，クォーターバックではステップ足の接地時点で肘関節屈曲はわずかに大きくなる（Fleisig et al. 2011b）。

コッキング期

　コッキング期と呼ばれる位相は，ステップ足が接地した時点からはじまり，肩関節の最大外旋位で終了する。コッキング期も非常に短時間であり，継続時間は 0.1～0.15 秒である（**図 2.4** 参照）。ステップ側の大腿四頭筋は，最初は遠心性収縮し，膝関節の屈曲を制御する。さらに大腿四頭筋は等尺性筋活動によって，コッキング期全体を通して踏み込み側の下肢を安定させる（Fleisig et al. 2011b）。支持脚側の足関節はピッチングプレート上で底屈し，その後，プレートを離れる。この足関節の底屈運動と骨盤の回旋は，ステップ足の接地直後に同時に生じる。左右の股関節内旋によって水平面上での骨盤回旋が継続する。骨盤では最大で約 400～700°/秒の回旋運動が生じる。したがって，最高のパフォーマンスを達成するためには，正確かつ爆発的な体幹の安定化が必要である。最大の骨盤回旋（角速度）は，足部接地から約 0.03～0.05 秒後に生じることが報告されており，これはコッキング期の約 30％の時点にあたる（Fleisig et al. 2011b）。

　後期コッキング期では，骨盤がホームベースと正対するまで回旋することで体幹回旋筋群が伸張する。これが，後に生じる肩回旋の反動動作となっている。骨盤回旋がはじまった直後に，体幹上部は脊柱に対して水平回旋する（Fleisig et al. 2011b）。体幹上部の最大角速度は非常に速く，約 900～1,300°/秒（骨盤角速度の約 2 倍）にもなることが報告されている。この動作は，コッキング期の約 50％の時点で生じる。骨盤および体幹上部といったより大きいセグメントが脊柱の鉛直軸上で回旋するとき，運動連鎖の特徴であるセグメン

ト回旋を介して，大きなエネルギーが運動系に与えられる。最大体幹上部回旋以前に最大骨盤回旋がみられるというこの運動連鎖の連続性は，引き続いてみられる投球動作の適切なタイミングおよび連動性を確立するうえで重要であり，このことが球速の至適化，最終的には最高の投球パフォーマンスを生み出す。

体幹がホームベースと正対するまで回旋すると，投球側の肩関節は，ステップ足の接地時の水平内転20〜30°から，肩が最大外旋位に達した時点では水平内転15〜20°の位置をとる。Mihataら（2015）は，コッキング期における水平外転と外旋時に棘上筋腱と後上部関節窩との間での下面衝突（インピンジメント）が増加することを示した。肩関節の点からみると，この時点での"hyperangulation（過剰な水平外転）"と呼ばれる水平外転角度の増大は，インピンジメントのリスクを増大させる。肩の水平外転–内転肢位に対する下肢および体幹の回旋のタイミングは，肩関節の損傷，特にhyperangulationによる回旋筋腱板および関節唇損傷のリスクを最小限にするためにきわめて重要である。さらに，Douoguhiら（2015）の研究によると，プロ野球投手の体幹の早期回旋と重度の肩関節および肘関節損傷には相関関係が認められた一方，逆"W"肢位との相関は認められなかった。同様に，Davisら（2009）は，二次元動作解析によって，投球動作のコッキング期の過剰な水平外転を特徴とする腕の遅れ，いわゆるhyperangulationの存在を確認している。

肩の最大水平内転速度は，体幹に対して500〜650°/秒にもなり，それが大胸部および三角筋前部の筋活動によって誘導されることに留意が必要である。

コッキング期においては，回旋筋腱板に加えて，肩甲挙筋，前鋸筋，僧帽筋，菱形筋，小胸筋を含む肩甲帯周囲筋群も重要である。前鋸筋は肩甲骨を安定させ前進させるうえで非常に重要であり，最も高い筋活動を示す（DiGiovine 1992）。僧帽筋と前鋸筋のフォースカップルは肩甲骨を安定させ，

引き続き生じる関節運動のために上腕骨頭を関節窩に対して適切な位置に配置する。Kibler（1991, 1998）が提案したように，これらの肩甲骨周囲筋群の機能不全は，肩関節の前方安定機構にさらなるストレスを誘発する可能性がある。さらに前鋸筋は，肩甲骨を上方回旋および外転させるうえで重要であり，肩甲骨が上腕骨の水平内転に伴って運動することを可能にしている。

臨床の観点からみると，コッキング期では，肩関節は約80〜100°外転位置を保持する必要がある。前腕および手部のセグメントは，急速に回旋する体幹および肩から遅れて動き，結果として肩の最大外旋角度は約165〜180°になる。この動作は肩の外旋，肩甲骨運動および体幹伸展の複合運動である（Bradley 1991）。簡易的な観察や詳細なバイオメカニクス分析によると，前腕はステップ足接地時またはその直後に垂直位置から約90°後方に移動し，ほぼ水平位をとる（Fleisig et al. 2011b）。

また，バイオメカニクスの手法で測定した肩外旋には，肩甲骨運動だけでなく，体幹伸展運動も含まれ，コッキング終期でみられる165〜180°の肩外旋角度や，おおよそ水平位置をとる前腕の肢位は，体幹，肩甲骨，および肩甲上腕関節という複数の関節がかかわる複合運動の結果であり，肩甲上腕関節単独で得られるものではないことを理解する必要がある（Fleisig et al. 2011b）。

肩の柔軟性が不十分な投手は，関節の可動性と安定性を至適化して損傷を防ぐために，さまざまな肩のストレッチングやエクササイズを行う必要がある。先行研究によると，投球動作の反復は，肩関節包の弛緩性および肩の柔軟性を増加させる傾向があることが示されている。投手では投球側の肩関節外旋角度は125〜145°を示し，非投球側に比べ外旋角度が10〜15°大きいことは珍しくはない（Bigliani et al. 1997, Brown et al. 1988, Ellenbecker et al. 2002）。この余剰な可動域により，力が発揮される範囲が大きくなることで，パフォーマンスが最大となり，肩関節損傷の可能性を最

小にすることができる。肩可動域が大きすぎる（肩の柔軟性があまりにも高い）ことが，投手に悪影響を与える可能性もある。次章以降では評価と治療について述べ，肩関節可動域の測定方法および損傷予防とパフォーマンスの向上にとって至適な肩関節の可動域を特定する方法について説明する。

肩甲上腕関節トルクと力に関する主要な変数を学ぶことで，高いレベルの投球動作の際に肩に加わる負荷について理解することができる。急速な骨盤と上半身の回旋によって生じる遠心力による牽引に抵抗するために，肩関節には最大で約550〜770 N（体重の約80％）の圧縮応力が生じる（Fleisig et al. 2011b, Michaud 1990）。DiGiovine（1992）は，この圧縮応力が主に回旋筋腱板（棘上筋，棘下筋，小円筋，肩甲下筋）の高い筋活動によって生み出されることを示した。この圧縮応力は，上腕骨頭を関節窩の中心に保持させ，関節を至適に適合させるために必要不可欠である。回旋筋腱板筋後部により上腕骨頭を後方に引き出す力は，肩外旋時に生じる上腕骨頭の前方移動に抵抗することから，圧縮応力と同様に重要である（Cain 1987, Jobe et al. 1983）。肩甲下筋の収縮を介して，遠心性の内旋トルクは肩関節の外旋運動を減速させる（DiGiovine 1992）。投球時には，肩の内旋筋群（大胸筋，広背筋，三角筋前部，大円筋，肩甲下筋）による強い遠心性収縮のために，最大肩外旋がみられる直前に55〜80 Nmの最大肩内旋トルクが生じる（Fleisig et al. 1995, 2011b）。最後に，肩関節での上腕骨頭の後方移動に抵抗するために290〜470 Nの前方剪断応力および80〜120 Nmの水平内転トルクが生じる（Fleisig et al. 1995, 2011b）。

加速期

加速期と呼ばれる位相は，最大肩外旋位からはじまり，ボールリリースの時点で終了する。この位相は非常に短時間であり，0.03〜0.04秒である（Escamilla et al. 2002, Fleisig et al. 1999）。腕には並進および回転運動により加速が生じるので，

肩関節複合体では中程度から高い筋活動が生じている（DiGiovine 1992, Jobe et al. 1983, 1984）。筋電図によるデータでは，加速期において肩甲下筋が肩関節の内旋筋のうち最も活動的であり，広背筋および大胸筋がそれに続いて高い筋活動を示している（DiGiovine 1992, Gowan et al. 1987, Moynes et al. 1986）。

肩関節が最大外旋位に到達すると肘関節の伸展がはじまり，直後に肩関節の内旋がはじまる（Escamilla et al. 1998）。肩関節の内旋がはじまる前に肘関節の伸展が生じると，慣性モーメントが減少するため，より大きな内旋速度を得ることができる。肩関節内旋筋群には求心性筋活動が生じ，角速度は7,000°/秒を超える（Escamilla et al. 2002, Fleisig et al. 1999）。

肘関節が伸展し，肩関節が内旋すると，体幹はボールリリース時の過伸展の位置からより中間位まで前方に屈曲する（Escamilla et al. 2002, Fleisig et al. 1999）。体幹が前屈するにしたがって，腹直筋および腹斜筋には高い筋活動が生じる（Watkins et al. 1989）。この時，踏み込み脚側の膝関節伸展は体幹の前屈を強め，さらに体幹回旋の中心軸となる（Escamilla et al. 2002）。踏み出し脚側の膝関節は，ステップ足接地から加速期のボールリリース間で約15〜20°伸展する。体幹屈曲の減少により適切な膝関節伸展がみられない場合，投球速度は減少する（Matsuo et al. 2000a, 2000b）。ボールをリリースする時点で，体幹は理想的には垂直位置から30〜40°前屈位であるべきである（Escamilla et al. 2002）。

加速期では，回旋筋腱板，僧帽筋，前鋸筋，菱形筋および肩甲下筋のすべてが高い筋活動を示す（DiGiovine 1992）。プロとアマチュアレベルの投手を比較した場合，回旋筋腱板の活動において異なる点が報告されている。アマチュアの投手では棘下筋，小円筋，棘上筋および上腕二頭筋の筋活動が，プロ野球選手より3倍もの高い値を示している。一方，プロ野球の投手では肩甲下筋，前鋸筋，広背筋の活動が高くなった（Gowan et al.

1987)。いずれにせよこの結果は，上腕骨の制御と肩甲骨の安定化が加速期において重要であることを示唆している。これらの知見は，プロ野球投手が投球時の肩甲上腕関節の安定化のために回旋筋腱板の効率を高め，各セグメントの動作をよりよく連動させていることを示している可能性がある。

　加速期には強い遠心力が生じ，肘関節は急速に伸展する。加速期の中間付近では，肘伸展の際に約2,400°/秒もの大きい角速度が生じる（Escamilla et al. 2002, Werner et al. 1993）。この力のほとんどは，股関節，体幹および肩の回旋運動によって生じる（Toyoshima et al. 1974）。この位相では，上腕三頭筋および肘筋の求心性活動が高くなることが報告されている。しかし，先行研究の結果は，これらの筋群が加速を生み出すというよりは，腕の安定化を補助していることを示唆している（DiGiovine 1992, Feltner & Dapena 1986, Jobe et al. 1984, Sisto et al. 1987, Werner et al. 1993）。また，ボールリリースの時点で肘は完全伸展しており，体幹の少し前方に位置している。

　上腕が前方に回旋し加速期を経て速度が生じはじめると，肩内旋と肘内反トルクは減少する（Fleisig et al. 1995）。早期加速期での肘伸展に伴う高い外反ストレスの結果として，しばしば肘頭窩と滑車溝の内側で肘頭の挟み込み（wedging）が生じる。この機械的な挟み込み（wedging）によってインピンジメントが生じる。これは，肘頭の後部内側に骨棘を生じさせる可能性があり，さらに軟骨軟化症や遊離軟骨の発生を引き起こす場合もある（Wilson et al. 1983）。コッキング期と加速期を通して，肘関節は屈曲角度約85°から20°まで伸展する（Fleisig et al. 1995）。Wilsonら（1983）は，肘関節の速い伸展と外反ストレスの組み合わせについて，「外反伸展過負荷（valgus extension overload）」という用語を生み出した。Campbellら（1994）の研究では，若年の野球投手ではプロ野球の投手と比較してボールのリリース時点での外反トルクの値が高いことを報告しており，これが骨格的に未熟な投手におけるいわゆ

る「リトルリーグ肘症候群」の一因である可能性が指摘されている。

　加速期では肘関節屈筋の活動は低から中程度である（DiGiovine 1992, Sisto et al. 1987）。肘関節屈曲筋の収縮は，前腕に作用する遠心力に起因する肘牽引に抵抗すると同時に，肘関節の安定性を高め，肘関節伸展の速度を遠心性筋活動により制御する。

　手部は最後の身体セグメントであり，ボールリリース時に手関節が過伸展から中間位に移動する際にボールに対して加わる力に影響を及ぼす（Barrentine et al. 1998b）。加速開始時には，手関節屈筋の遠心性筋活動により過伸展を減速させる。しかし，加速が進むにつれて，手関節屈筋は求心性に収縮し，ボールリリース時点で手関節を屈曲させる（Barrentine et al. 1998a）。また，加速期では円回内筋も前腕の回内を補助する目的で活動を高める（DiGiovine 1992）。

減速期

　減速期はボールリリース時点からはじまり，肩最大内旋位まで約0.03〜0.05秒続く。この位相では肩内旋角度が0°，ステップ側の膝関節および肘関節の両方がほぼ完全に伸展位になる。体幹と股関節の屈曲は継続する。この漸進的な屈曲によって，支持脚は上方向に移動しはじめる。この位相では中程度から高レベルの腰部傍脊柱筋，腹直筋，腹斜筋および大殿筋の活動が生じる（Watkins et al. 1989）。

　減速期では肩関節への引張応力および亜脱臼を生じさせる前方剪断応力に抵抗するために，肩の後部筋群（棘下筋，棘上筋，大円筋，小円筋，広背筋，三角筋後部）の筋活動が非常に高くなる（Escamilla et al. 2002, Fleisig et al. 1995, Jobe et al. 1983, 1984）。特に小円筋はすべての肩関節周囲筋群のなかで最も高い筋活動を示し，上腕骨頭の過剰な前方移動を抑制する（DiGiovine 1992, Jobe et al. 1983）。僧帽筋下部，菱形筋，および前鋸筋も高い筋活動を示し，肩甲骨の安定性を高

めている（DiGiovine 1992）。

Gowan ら（1987）は，アマチュア投手ではプロ野球投手と比較して，上腕二頭筋および三角筋後部線維が 2 倍以上の筋活動を示したことを報告した。これは，アマチュア選手の投球様式は効率が悪く，肩後部に大きいストレスが加わっていることを意味している。上腕二頭筋および上腕筋は，減速期を通して活動し，肘関節伸展を減速させる（DiGiovine 1992）。減速するためには，肩・肘関節は大きな力およびトルクを発揮する必要がある（Escamilla et al. 2002, Fleisig et al. 1995）。損傷を防ぐためには，肩・肘関節の両方におおよそ体重くらいの最大求心力が必要となる（Fleisig et al. 1995, Werner et al. 1993）。

急激な肘関節の回内運動は，減速期に橈尺関節において生じ，円回内筋は中程度の求心性筋活動を示す。対照的に，上腕二頭筋および回外筋群は遠心性筋活動によりこの関節運動の減速を制御する（DiGiovine 1992）。手関節および指屈筋群は，減速期に高い筋活動を示し，手関節を屈曲させる。手関節および指の伸筋群は中程度の筋活動を示し，遠心性筋活動により，手関節および指屈曲を減速させている（DiGiovine 1992）。

フォロースルー期

投球動作の最終の位相は，最大肩内旋位からはじまり，腕が身体を横切って水平内転を終え，バランスのとれた最終姿勢を得た時点で終了する。フォロースルー期は 1 秒間継続する。体幹の前傾を伴って腕が大きく弧を描いて減速することで，エネルギーは体幹および下肢において消散する。運動連鎖を介して生じるこのエネルギーの吸収は，投球側の肩に加わる負荷を軽減するのに役立つ。（フォロースルー期の）この時点で，ステップ側の脚は直線であり，ほぼ全体重を支え，支持脚側は引き続き上方向に移動する。

減速期と同様に，肩の後部筋群が遠心性活動を続け，肩水平内転運動を減速させる。フォロースルー期での肩関節トルクは，減速期に生じるトル

クよりもはるかに低くなる（Fleisig et al. 1995）。さらにフォロースルー期では，前鋸筋の筋活動が高く，求心性活動によって肩甲骨を上方回旋させる（DiGiovine 1992）。僧帽筋中部線維と菱形筋は協働し，遠心性筋活動によって肩甲骨の外転を減速させる（DiGiovine 1992）。最後に，フォロースルー期では，手関節屈曲運動を減速させるために，手関節および指伸筋群に低い筋活動がみられる（DiGiovine 1992）。

異なる球種間の比較

医師やコーチ，保護者からはカーブやスライダーなどのブレーキングボールを投げることによって肩・肘関節に大きなストレスが生じるかという質問が多く寄せられる。Escamilla ら（1998）やFleisig ら（2006）は一連の研究で，最も一般的に用いられる 4 つの球種（ストレート，チェンジアップ，カーブ，スライダー）のバイオメカニクスを比較し，異なる球種の影響を検証した。これらの研究は 18 人の大学野球投手を対象に，本章の前半で説明した動作分析の手法と同様の方法を用いて実施された。その結果，ストレートとスライダーの投球動作は類似していた。一方で，チェンジアップとカーブでは可動域の減少と関節速度の低下がみられた。キネティクス分析によると，ストレート，カーブ，およびスライダーではチェンジアップよりも肩・肘関節に加わる負荷が高くなった。

これらの研究結果から，ストレートとスライダーの投球動作が最も類似しており，肩・肘関節に最大のセグメント角速度が生じ，全体的に最大の力とトルクが加わることが示唆される。事実，肩・肘関節には体重を超える圧縮応力が加わる。スピード測定器を用いた測定によると，カーブの球速が最も遅かったが，セグメント角速度は大きく，力およびトルクも高値であった。重要かつ興味深いことに，カーブでは，肘関節内側への力および肘内反トルクが 4 つの球種で最大値を示した。これは指導者が長い間信じてきた，カーブは他の球

種と比較して，肘内側により強い圧縮応力が加わるという考えと一致した結果である。一方で，チェンジアップにおけるセグメント角速度は一貫して最低値を示し，肩と肘への負荷は最も低くなった。さらに多くの研究が必要であるが，これらのデータは，チェンジアップは緩急をつける球種としてカーブよりも安全であり，おそらくは同様に有効であることを示唆している。チェンジアップは，カーブよりも指導が容易な球種であるが，まちがって教えられていることが多い。実際に，投球動作が適切でない場合は，適切な技術をもった投手で実施した研究の値と比較して，肘や肩関節に大きな力およびトルクが生じる可能性がある。したがって，投球障害を有する患者における投球動作のバイオメカニクスを分析することが必要である。

成人投手と若年投手の比較

成人の野球選手の投球バイオメカニクスについては多くの研究者により分析されているものの，若年の投手に関する科学的な情報は少ない。若年層の投手については，成人を対象とした研究から推測することはできるものの，その正確性は不確かである。アメリカスポーツ医学研究所で実施された13人の高校生投手と13人の大学生投手を対象とした比較研究によれば，両群間のキネマティクスおよびキネティクスに統計的な差異は示されなかった（Fleisig et al. 1996）。Cosgarea ら（1993）は，同様の動作分析の手法を用いて，青少年と成人の投球動作のバイオメカニクスを定量化して比較する研究を実施した。

これらの研究によると，さまざまな競技レベルと年齢層（9〜12歳，13〜16歳，大学生およびプロフェッショナル）間でステップ足の踏み込み位置に有意な違いが認められた（Cosgarea et al. 1993）ことを除いては，下肢および体幹のキネマティクスに有意差はみられなかった。若年層の投手では足部の位置によりオープン（右投手の左足は1塁ベースに近くなる）であり，足先はよりク

ローズドの方向（右投手の左足先はより3塁方向）に向けていた。若年層の投手では球速が遅いだけではなく，体幹上部，肘関節伸展，肩関節内旋の角速度が有意に低い値を示した。

2つ目の研究では，10人の若年層の投手と10人のプロ野球投手の，肩・肘関節のキネティクスを比較した（Campbell et al. 1994）。身体の大きさの差異を補正するために，すべての力の値を体重の相対値（%）として，さらにすべてのトルク値を体重と身長の積の相対値（%）として表わした。その結果，全体的に力とトルクは成人の投手においてより大きい値を示した。コッキング期では，成人の投手でより大きな肩前方剪断応力，肩内旋トルク，および肘内反トルクが生じていた。成人の投手では，さらにフォロースルー期においてより大きな後方剪断応力が肩に生じていた。反対に若年層の投手では，加速期とボールリリース時に，成人投手よりも大きな肘内反トルクが生じていた。Campbell ら（1994）は，この肘内反トルクの増大が，リトルリーグ肘症候群として知られる肘関節疾患に関連すると結論づけた。

サイドスローとオーバースローの比較

野球の投球動作に関するスポーツ医学の文献では，オーバースローに焦点があてられているものが多い（Matsuo et al. 2000a, 2000b）。オーバースローという用語は，真上またはスリークォーターの位置から投球することを指す。この投法は，技能レベルにかかわらず，ほとんどの投手に好まれている。その理由としては，球速が最大であり，肩または肘関節の損傷リスクが最も低いと考えられている点にある（Fleisig et al. 1995）。しかしながら，サイドスローとして知られる投法を用いている投手もいる。

オーバースローとサイドスローの技術は，コッキング期および加速期における体幹位置を基準とした肩の外転角度により区別される。オーバースローの投手は90°以上の肩の外転角度から，サイドスローの投手は90°未満の肩の外転角度から投球す

る（Matsuo et al. 2000a, 2000b）。これらの対照
的な2つの技術を比較すると，バイオメカニクス
においてはいくつかの違いが示されている。

2つの投球スタイルを比較すると，運動学的には
体幹角度または傾きが大きく異なることが示され
ている。体幹角度は，ボールリリース時における
鉛直方向y軸に対する体幹の傾斜角度を基準とす
る。オーバースローでは，投球側と反対方向に体
幹を側屈させるが，サイドスローでは体幹を垂直
姿勢で維持，または投球側に側屈させる傾向があ
る。

2つの技術の比較で最も興味深い運動学的変数
は，ボールリリース時の肘の位置である。肩関節
の外転角度が小さいこと，さらに同側への体幹傾
斜のために，サイドスローの投手はオーバースロ
ーの投手と比較して肘が低い位置で投げる。この
低い肘の位置は肩の水平内転角の増大をもたらし，
「肘を突き出した投球動作」として知られる誤った
メカニクスの原因となる（Fleisig et al. 1995）。さ
まざまな研究によって，これらの要因がサイドス
ロー動作に誤ったメカニクスを生じさせ，肩・肘
関節に重大な損傷を引き起こす可能性があること
が示唆されている（Fleisig et al. 1995）。

ウインドミル（ソフトボール）の投球動作

スポーツ医学文献の多くは野球のオーバースロ
ー動作に着目しており，ソフトボールの投球動作
のメカニクスはほとんど研究されていない。その
ため，誤解されていることも多い。ソフトボール
の投球動作には多くのバリエーションがあるが，
最も一般的なものはウインドミル投法である。ウ
インドミル投法は，上肢と下肢の両方を連動させ
てソフトボールを投げる複雑な一連の動作である。
この動作は，4つの異なる位相（ワインドアップ
期，ストライド期，デリバリー期，フォロースル
ー期）に分けられる（Barrentine et al. 1998a）。

ワインドアップ期

投球の初期段階であるワインドアップ期には，

運動量を生み出す動作が含まれている。このワイ
ンドアップ期は，準備としてセットポジションか
らはじまる。次に投球側の肩関節を内旋させ，体
重を同側の脚に移す。さらに，肘関節を伸展しな
がら肩関節も伸展する。反対側の脚は，ストライ
ド期への準備として，股関節屈曲をはじめる。ワ
インドアップ期は，ストライド側の足が離地する，
いわゆる足尖離地の段階で終了する。

ストライド期

ストライド期では，ステップ側（ストライド側）
の足が離地し，投球側の肩関節は伸展した位置か
ら，前方に屈曲してオーバーヘッド位置（時計の
12時の位置）をとる。このオーバーヘッド動作は，
top of backswing（TOB）と呼ばれる。TOBで
は，肩関節外旋筋群（棘下筋，小円筋，三角筋後
部）の活動が高まり，上腕骨は外旋する（Maffet
et al. 1994）。後方の足部は身体を前方に押し出し，
ステップ脚側は股関節屈曲と膝関節の伸展により，
身体をホームベース方向に前進させる。ストライ
ド長は，投手の身長の60〜70％である（Werner
et al. 2006）。

デリバリー期

次の位相は，デリバリー期と呼ばれる。この位
相では，ストライド側の足部（ステップ足）が再
び接地し，肩がTOBから前方に移動することから
はじまる。この時，肩甲骨および肩後部の安定筋
群とともに，上腕二頭筋の活動が高まる。投球側
の肩が前方に移動し，股関節がホームベースに向
かって回旋し，ボールがリリースされ，ホームベ
ースの方向を向く。ステップ側の足が接地すると，
投手の体重が後方の足部からストライド側（ステ
ップ足）に移動する。肘関節はボールリリースま
で伸展を維持する。

フォロースルー期

最後の位相はフォロースルー期である。フォロ
ースルー期は，ボールのリリースから投球側の肩

関節が前進動作を完了するまで続く。野球と比較して、ソフトボールのフォロースルー期はかなり短時間で終了する。この位相では、後方の足部からステップ脚側の足部に向けて荷重が完全に移動する。投球側の肩は完全に減速するまで前進し続ける。減速は、前腕および肘の屈曲をもたらす上腕二頭筋の活動が高まることによって得られる。野球での投球動作とは異なり、ソフトボール投手の身体は通常、投球とは反対に後ろ方向に進むが、これは後方の足部からステップ足側へ体重が移動するためである。フォロースルー期後は、ボールを打たれた場合に備えて、守備姿勢をとることが多い。

野球とアメリカンフットボールにおける投球動作の比較

才能のある学生アスリートは、アメリカンフットボールのクォーターバックと、野球の投手を兼ねることも多い。しかし、両方の活動への参加がアスリートのパフォーマンスや障害の発生に対して、どのような影響を与えるかは明らかにされていない。より負荷の大きいボールを投げるトレーニングを行うことで、通常の重量のボールでの投球を再開したとき、球速が向上することが示されており、理論的には、野球投手を強化するためのトレーニング用器具としてアメリカンフットボールのボールを使用することは可能である（Brose & Hanson 1967, DeRenne & House 1993, Fleisig et al. 2009, 2011b, Litwhiler & Hamm 1973）。Fleisig ら（1996）は、野球の投球動作とアメリカンフットボールのパス動作を比較するため、動作解析の手法を用いて 26 人の野球投手と 26 人のクォーターバックの動作を測定した。26 人の高校生と大学生の投手は、マウンドから 20 m 離れたストライクゾーンにボールを投げ込み、26 人の高校生および大学生のクォーターバックは約 20 ヤード（18.2 m）離れた投球ネットに向かってドロップバックからのパス動作を行った。アメリカンフットボールのパス動作は、野球のピッチング動作にかなり類似しているため、野球の投球動作の説明で用いた 6 つの位相に分割したうえで、2 つの動作を分析・比較することが可能であった。クォーターバックでは、最大外旋角度が早い時期に生じていたが、骨盤回旋、体幹上部の回旋、肘関節伸展、および肩内旋の最大角速度は、投手のほうがより早く生じ、相対的に大きな値を示した。クォーターバックはストライドが短く、ボールリリース時にはより直立した姿勢を示した。コッキング期において、クォーターバックはより大きな肘関節屈曲および肩の水平内転（アメリカンフットボールでは 55°、野球では 49°）を示し、肩の前方剪断応力および肘内側への力が大きくなった。腕を減速させるために、投手では肘関節には大きな屈曲トルクと圧縮応力が、肩には圧縮応力と内転トルクおよび後方剪断応力が生じていた。

投手の肩の前方剪断応力は、速球を投げる際に最大となる。フットボールのパス動作では、野球の投球と比較して、肩関節に加わる力およびトルクが著しく小さくなる（Fleisig et al. 1996）。

投球動作と損傷リスクの関係性

野球の投球動作および損傷のリスクは、長年にわたって研究および関心の対象となっている。オーバースローの投手に肩・肘関節の損傷を引き起こす特定の要因は何だろうか。研究者らが多くの損傷リスク要因を分析している。Fleisig ら（2011a）は、若年投手の肩関節または肘関節（またはその両方）の重大な損傷につながる最大の要因は、投球回数が 1 年で 100 イニング以上であることを報告した。投球回数 100 イニング未満の投手と比較した場合、損傷リスクは 3.5 倍にもなる可能性がある。また、投手が捕手のポジションを兼任している場合でも損傷リスクが高くなる。さらに先行研究では、疲労時に投球動作を行うことで、損傷発生率が高まることが報告された（Fleisig et al. 2009, Lyman et al. 2002）。Davis ら（2009）は、若年層の投手が、よりよい投球動作のメカニクスを有している場合、肩・肘関節に加わる力が低下したことを報告した。

第 2 章　肩関節のメカニクス　**33**

3 つの位相		8 段階	
		1.　スタート	
準備期	動作開始のサインから肩関節最大外旋位までであり，これはラケットの先端が地面に向けられる時点と一致する	2.　リリース	開始姿勢（ボールとラケットは静止している）からボールが非利き手側の手から離れるまで
		3.　ローディング（ため）	リリース段階から下肢に完全にためをつくるまで。この時点で肘の位置は鉛直軸上で最も低く，膝関節は最大屈曲する
		4.　コッキング	ローディング段階の最後から肩関節最大外旋位までであり，これはラケットの先端が地面に向けられる時点と一致する
加速期	肩関節最大外旋位からボールコンタクトの最後まで	5.　加速	コッキングの最終段階からボールコンタクトまで
		6.　コンタクト	ボールとラケットが接触する非常に短い時間
フォロースルー期	ボールコンタクトの直後からサーブ動作の最後まで継続する	7.　減速	ボールコンタクトに続き，サーブ動作時の上肢および下肢の減速の最後まで
		8.　フィニッシュ	減速後，次のストロークのための準備動作開始までの非常に短い時間

図 2.5　ハイパフォーマンスのテニスサーブにおける 8 段階モデル

M. Kovacs and T.S. Ellenbecker, 2011, "An 8-stage model for evaluating the tennis serve: Implications for performance enhancement and injury prevention," Sports Health 3(6): 504-513 より許可を得て転載。写真は USTA のご厚意による。

つまり，適切なメカニクスによって若年投手の損傷が予防できる可能性がある。カーブやスライダーを投げて損傷が生じるかどうかは，まだ議論の余地がある。カーブなどの投球は，損傷を引き起こす要因と考えている研究者もいるが（Lyman et al. 2002），それを否定する研究者も存在する（Fleisig et al. 2006, 2011a, 2011b, Nissen et al. 2009）。この結論を出すためには，今後さらに多くの研究が必要である。

テニスのサーブとスイングのメカニクス

ここでは投球動作に加えて，その他のオーバーヘッドスポーツの動作様式のメカニクスについて議論し，それらの動作で肩関節に加わる負荷の概要を示す。本章では，テニスのサーブとグラウンドストローク動作，バレーボールでのオーバーヘッド動作，ゴルフスイングおよび水泳のストローク動作について解説する。

テニスのサーブ動作

テニスのサーブ動作は，テニスにおいて最も複雑なストローク動作である（Girard et al. 2005）。この動作は非常に複雑であり，地面から運動連鎖を介して力を加算させ，ボールに伝達するために必要な四肢の関節運動が組み合わさっている。効果的なサーブ動作では，筋の選択的な同時収縮，セグメントの回転，および下肢筋活動の協調（大腿四頭筋，ハムストリング，股関節内旋・外旋筋群）を介して，運動連鎖全体が最大限に利用される。この下肢–体幹による力発揮は，次いで上体に伝達され，ラケットを介してボールに伝わる。運動連鎖において 1 つでもリンクが効果的に協調してない場合，至適の結果とはならない（Kibler 2009）。

サーブ動作は投球動作と同じように研究されているが，両動作間には大きな違いがある。これらの違いには，用いられる運動平面，ボールをトスする非利き手側の腕の動き，力が発揮される軌道，テニスラケット（レバーアームを変化させる），サーブ動作の技術的要素，さらに動作の位置および

動作目標の多様性（回転，速度，角度，方向など）が含まれる。

これまでの投球動作の分析（Fleisig et al. 1995, Jobe et al. 1983）で用いられる方法を改良し，テニスに特異的な8段階のサーブ動作の運動学的モデルが提案されている（**図2.5**）（Kovacs & Ellenbecker 2011）。この8段階モデルには，準備期，加速期，フォロースルー期という3つの異なる位相がある。各位相は，前の位相における筋発揮および動作の連動から直接影響を受ける。サーブ動作を評価するときは，個々のセグメントではなく，身体全体を捉える視点が最も重要である。しかし，全身を観察するという視点と，各位相における関節位置，筋活動，および動きの様式に関する知識は，ストローク動作で肩に加わる負荷について深く理解するために必要である。

運動連鎖に関する最初の研究は，25年以上前にテニスの国内ランキング選手を対象に実施された（Elliott et al. 1986）。Elliottら（1986）は，選手が膝からラケットまでの最大並進速度を増大させることを見出した。運動連鎖が効率的に機能するために，下肢および体幹セグメントが力発揮のための動力源および安定した土台となり，遠位端は高い可動性を実現している（Elliott et al. 1995, Kibler 1995, Zatarra & Bouisset 1988）。この運動連鎖では，手に伝達する運動エネルギーと力の51～55%を生み出す（Kibler 1995）。さらに，腕を上前方に動かすための後脚–前脚角運動量も生み出す（Groppel 1984, Van Gheluwe & Hebbelinck 1986）。下肢と体幹の筋横断面積は大きいため，その大きな質量と高い慣性モーメントが求心運動を生じさせるための支えとなる（Cordo & Nasher 1982, Zattara & Bouisset 1988）。数学的モデリングを用いた運動連鎖の解析によると，身体の運動エネルギーが20%減少すると，同じ運動エネルギーを得るために速度を34%増加させるか，質量を70%増加させる必要がある（Kibler 1995）。これらのデータは，下肢での効果的な力発揮と運動連鎖を介して効率的なエネルギー伝達を向上させ

ることの重要性を強く示唆している。

8段階モデルには，準備期，加速期，フォロースルー期という3つの明確に異なる位相がある。これらの位相は，エネルギーの貯蔵（準備期），エネルギーの解放（加速期），減速（フォロースルー期）といったサーブ動作における明確な（動的な）機能を反映している。

準備期

サーブの開始動作は，決まった型があるというよりは，むしろ個々のスタイルや傾向が反映される。投球動作のワインドアップ期と同様に，この位相では肩関節や肩甲骨周辺に加わる負荷が小さいため，筋活動は非常に低くなる（Ryu et al. 1988）。サーブ動作の開始時の目標は，サーブ動作全体を通して，地面を利用して力（パワー）発揮できるように身体を直線化させることである。

リリースの段階はボールが非利き手（右腕でサーブを打つ選手の場合は左手）を離れてトスした時点からはじまる。選手の位置に対してどこにトスを上げるかによって，肩関節の外転角度および上腕骨の肩峰下での位置が変わる。トスを頭上よりやや側方の位置に上げることで，肩関節外転約100°の位置でボールが打ちやすくなる（Fleisig et al. 2003）。トスが頭上の位置に近すぎる（12時の位置）など適切でない場合，肩関節外転角度が増大し，肩峰下インピンジメントを引き起こす可能性がある（Flatow et al. 1994）。体幹の姿勢とトスの位置は，テニスサーブ動作の加速期およびボールコンタクトでの肩痛の要因となる（Ellenbecker 1995）。

ローディング段階において，身体は位置エネルギーを蓄積する（**図2.6**）。大きく分類すると，下肢へのローディング（足部の位置）にはフットアップ（ピンポイント）（**図2.7a**）とフットバック（**図2.7b**）の2種類の様式がある。フットアップ（ピンポイント）テクニックを使用している選手はフットバックテクニックよりも大きい垂直抗力を発揮し，（ラケットを）より高い位置に届かせるこ

とができる．一方，フットバックテクニックを使用している選手はより強く水平面上の力が発揮できる（Elliott & Wood 1983）．フットアップテクニックとフットバックテクニックの間における球速の差はみられなかった（Elliott & Wood 1983）．後側の下肢によって上方および前方向の押し動作のほとんどが生み出され，前側の下肢によって安定した軸が提供されることで，回転運動が可能になる（Bahamonde & Knudson 2001）．

ローディングには，下肢からの前方へのドライブ動作を効果的に発揮するために，前脚側の膝屈曲角度が15°以上であることがすすめられる（Elliott et al. 2003）．至適なドライブ動作を行うエリートテニス選手では，肩前方剪断応力および肘内側へ加わる力は小さくなる．運動連鎖が効果的に機能する利点として，競技力の高い選手におけるサーブ動作での損傷発生の可能性を減少させることがあげられる．

ローディングとコッキング期では脊柱は過伸展，同側側屈および同側回旋する．これは脊柱の関節面に対して負荷を加え，発育期のエリート選手における脊柱分離症の潜在的な発生要因となる（Alyas et al. 2007）．筋電図を用いた研究によれば，この位相では，脊柱を保護し適切に位置させ，身体を安定させるために体幹筋群の活動は高くなり，運動連鎖を介した運動エネルギーの伝達を高める（Chow et al. 2009）．

コッキング期の姿勢（**図2.8**）は効率的なローディングに依存する（段階3）．ラケットが効率的に体幹の後方に押し下げられることで，ボールに向かうラケットの軌道が大きくなる（Elliott 2002）．この位置では，より大きな位置エネルギーを得ることができるが，肩関節周辺の至適な可動域，位置および安定性を必要とする．

加速期

準備期の後半（バックスイング）には，肩内旋方向に強い遠心性負荷が加わり，その後，インパクト直前に加速段階（段階5）に移行する

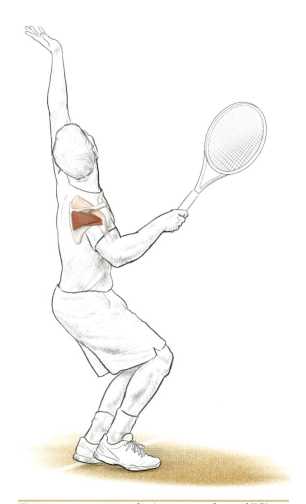

図2.6 テニスのサーブにおけるローディング段階

（Bahamonde 1997）．脚からの効果的なドライブ動作により，ラケットは背中から後方に離れるよう下方に移動する．このエネルギーは，加速期にラケット速度を生み出すために回復する（Elliott et al. 2003）．

最大外旋位の時点で，肩関節は外転101 ± 13°，水平内転7 ± 13°，外旋172 ± 12°，肘関節屈曲104 ± 12°，手関節伸展66 ± 19°となることが示されている（Fleisig et al. 2003）．この結果，ラケットと体幹との位置関係は，ほぼ平行となる．肩外旋角度は，エリートレベルの投手（175〜185°）とほぼ同様である（Dillman et al. 1993, Fleisig et al. 1999）．この肩外旋角度は，肩甲上腕関節，肩甲胸郭，および体幹伸展運動の組み合わせにより

36　PART I　肩関節複合体の解剖とバイオメカニクス

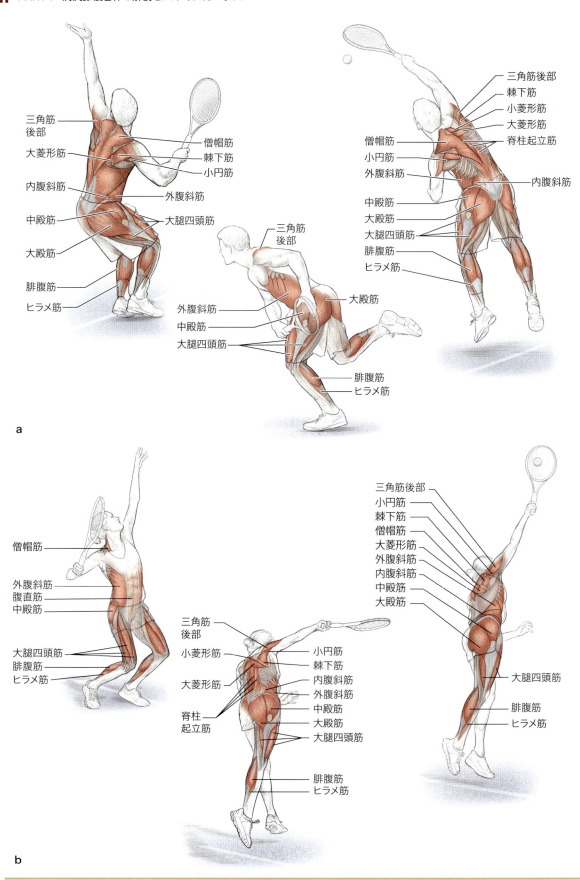

図 2.7　フットアップテクニック（a）とフットバックテクニック（b）

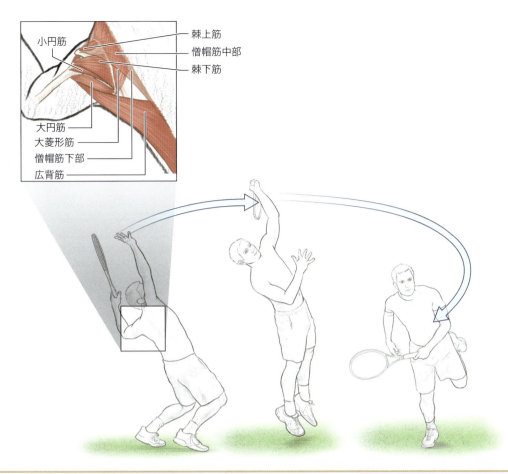

図 2.8 テニスのサーブ動作におけるコッキング段階

得られる（Dillman et al. 1993）。

テニスサーブでの外旋運動の反復により，内旋可動域を犠牲にして利き腕の肩の外旋可動域が増加する可能性がある（Ellenbecker 1992, Ellenbecker et al. 2002）。この外旋可動域の増加は，プロ野球投手の投球側で報告された増加量とは一致していない（Ellenbecker et al. 2002, Wilk et al. 2009a）。エリートレベルのテニス選手では，肩外転90°の位置で10°程度の肩内旋可動域および全回旋可動域（第3章参照）の低下がみられる（Ellenbecker 1992, Ellenbecker et al. 2002, Kibler et al. 1996, Roetert et al. 2000）。肩後部のストレッチング（スリーパーストレッチやクロスアームストレッチング）（Kibler et al. 2003, Manske et al. 2010, McClure et al. 2007）は，エリートレベルのテニス選手に生じる肩関節内旋可動域低下を防ぐ効果がある（Ellenbecker & Cools 2010, Ellenbecker et al. 2010, Harryman et al. 1990, Kibler et al. 1996, Manske et al. 2010）。

コッキング段階では，外転，外旋位での肩への負荷が損傷を引き起こす可能性がある（Burkhart et al. 2003）。コッキングでの筋活動〔％最大随意性筋収縮（％MVC）〕はやや高くなり，棘上筋（53％），棘下筋（41％），肩甲下筋（25％），上腕二頭筋（39％），前鋸筋（70％）により安定化がもたらされる（Ryu et al. 1988）。この段階でみられる中程度の筋活動は，コッキングを適切に行うためには前部・後部回旋筋腱板および肩甲骨安定化がともに重要であることを示唆している。

テニスのサーブ動作は，コッキング段階における肩関節の位置に強く影響を受ける。肩甲上腕関節は前額面から7°の水平内転位置，つまり前額面

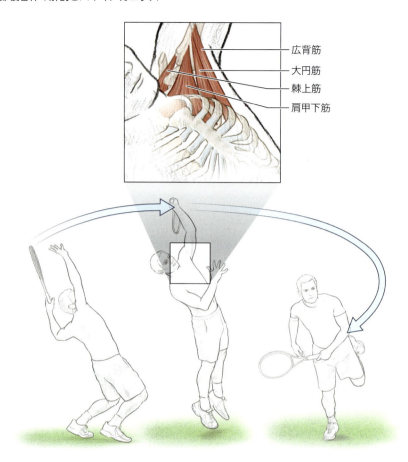

図 2.9　テニスのサーブ動作時におけるボールコンタクトの段階

の前方に位置する（Fleisig et al. 2003）。屍体を用いた研究では，肩甲上腕関節が外転・外旋位をとると，棘上筋，棘下筋，および関節窩後部間の接触圧が増加する（インターナルインピンジメント）ことが示されている（Mihata et al. 2010）。過剰な水平外転位は投球障害肩の危険因子である（Fleisig et al. 1995）。トスする側の腕を早い段階で下げることは，早期の股関節および体幹の前方向への回旋と相まって，サーブ側の肩関節に過剰な水平外転，いわゆる「腕の遅れ（arm lag）」を生じさせ，肩関節後部のインピンジメント，さらには前方の関節包への負荷の増大につながる（Burkhart et al. 2003, Mihata et al. 2010）。

　コッキング期における最大外旋位は，高い外転角〔83°（Elliott et al. 1986）および101°（Fleisig et al. 2003）〕を示し，肩関節をインピンジメントの危険にさらしている（Wuelker et al. 1998）。エリートレベルのテニス選手の利き手にみられる内旋/外旋比の低下は，外旋筋群に対する内旋筋群が選択的に発達することを示している（Ellenbecker 1991, 1992, Ellenbecker & Roetert 2003）。エリートレベルのジュニア選手を対象に，サーブの位置をシミュレーションした肩甲上腕関節外転90°の位置で等速性筋力を測定したところ，正常な内外旋比〔内外旋比が66〜75％（利き手）と80〜85％（非利き手）〕を示すことが報告された（Ellenbecker & Roetert 2003）。

　加速段階は，前の4段階の位相で決定される。エリートレベルの選手では，段階3から段階6までの強い膝伸展動作の結果として，初心者よりも加速期（段階5および6）が早くなる（Girard et al. 2005）。レベルの高い選手では，最大肩関節外

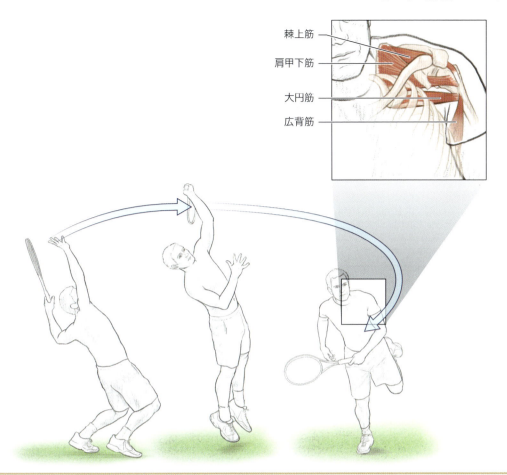

図 2.10　テニスのサーブ動作時におけるフォロースルー期

旋から 1/100 秒未満でボールコンタクトに移行する（Fleisig et al. 2003）。サーブ中の肩内旋角速度は，女子選手では 1,371°/秒，男子選手では 2,420°/秒程度であると報告された（Fleisig et al. 2003）。

　肩甲上腕関節の内旋時には，大胸筋（115％），肩甲下筋（113％），広背筋（57％），前鋸筋（74％）は高い筋活動量〔％最大随意等尺性収縮（％MVIC）〕を示し，これは投球動作における加速期での筋電図活動で常に観察される（Fleisig et al. 1995, Ryu et al. 1988）。大胸筋，三角筋，僧帽筋および上腕三頭筋は，サーブ動作の加速期において活発な筋活動を示すことが報告されている（Miyashita et al. 1980, Van Gheluwe & Hebbelinck 1986）。

　加速段階（求心性収縮）におけるパワー発揮は，筋力と神経筋の協調に依存する（Nagano & Gerritsen 2001）。サーブ動作における鉛直方向の力発揮は，体重の約 1.68〜2.12 倍に達する（Elliott & Wood 1983, Girard et al. 2005）。

　オリンピック選手では，ボールコンタクト時には，体幹傾斜角度は水平から平均約 48°を示し，腕は 101°外転し，肘関節，手関節および膝関節はわずかに屈曲している（Fleisig et al. 2003）（**図 2.9**）。エリートレベルのテニス選手のラケット速度は約 38〜47 m/秒（時速 137〜163 km）である（Chow 2003, Reid et al. 2008）。ボールコンタクト直前の平均肩外転角度は約 100°であり（Fleisig et al. 2003），これは投球動作では外転角度 100 ± 10°で球速が最大となり，肩関節負荷が最小となることと類似している（Matsuo et al. 2000a, 2000b, Reid et al. 2008）。このことから，サーブ

動作のボールコンタクトは肩外転角度約 110 ± 15°
が至適であることが示唆される。

ボールコンタクト時の球速は，肩関節内旋と手
関節屈曲運動によって決定される（Elliott et al.
1986, 1995）。コンタクト時に肘屈曲（20 ± 4°），
手関節伸展（15 ± 8°），および前方の膝屈曲
（24 ± 14°）は最小である（Fleisig et al. 2003）。
オリンピックのプロのテニス選手では，体幹が水
平面から 48 ± 7°傾いている（Fleisig et al. 2003）。

フォロースルー期

フォロースルー期（段階 7 と段階 8）は，サー
ブ動作において最も力強いものであり，大きく減
速するために，上半身と下半身の両方に遠心性負
荷が加わる（図 2.10）。継続的な肩甲骨内旋および
前腕回内が加速期中に生じ，これはボール接触後
の減速中においても継続する。この複合運動は，
長軸回旋（long axis rotation）と呼ばれている
（Elliott et al. 1995, 2003）。

減速期に体幹と腕との間に生じる減速の力は，
300 Nm にも及ぶことがある（Ellenbecker et al.
2010）。この力は，体重の 0.5～0.75 倍に及ぶ牽引
力に抗して肩部を安定させる（Ellenbecker et al.
2010）。回旋筋腱板の後部，前鋸筋，上腕二頭筋，
三角筋および広背筋の筋活動はやや高くなる（Ryu
et al. 1988）。コンタクト後の減速によって上腕骨
に生じる引張応力に抵抗し，肩関節の適合を維持
するために，回旋筋腱板後部が 30～35％の範囲で
活動する。前鋸筋の MVIC（53％）は，肩甲骨安
定化の継続的な必要性を示している（Ryu et al.
1988）。

サーブ動作の最終段階では下肢が接地し，遠心
性の力が生じる。フットアップテクニック（対フ
ットバックテクニック）では重心が前方に移動す
るため，前方の足部に大きな水平方向の制動力が
生じる（段階 8 の接地段階）。これは，サーブアン
ドボレーを得意とする選手にとっては動作の妨げ
になる（Bahamonde & Knudson 2001）。

テニスのグラウンドストローク

フォアハンドとバックハンドのストローク動作
は，上肢スポーツにおけるスイングメカニクスの
非常によい例である。フォアハンドとバックハン
ドは，準備期，加速期，フォロースルー期の 3 つ
の位相に区分できる。フォアハンドとバックハン
ドともに準備期の筋電図活動は非常に低く，議論
に値するものではない（Ryu et al. 1988）。近代的
テニスにおいては，一般的にフォアハンドはオー
プンスタンスポジションから開始して，パワー発
揮のために角運動量を用いる能力を高める
（Roetert & Groppel 2001）。フォアハンドの準備
期においては，オープンスタンスでの下肢の位置
にかかわらず，上半身を横向きにして，肩−股関節
の分離角度を至適化して，体幹および下肢の運動
連鎖からの影響を利用することが必要である
（Roetert & Kovacs 2011, Segal 2002）（図
2.11a）。オープンスタンスによって生じるセグメ
ント回旋の増大が誤った動作で生じた場合には，
身体に負担となる。骨盤の開き（回旋）と肩回旋
が早期に生じた場合，肩関節の遅れと肩の過水平
外転につながるので，損傷リスクが高まる可能性
がある（Ellenbecker 2006, Roetert & Groppel
2001, Segal 2002）。

フォアハンド動作における加速期では，肩甲下
筋，上腕二頭筋，大胸筋および前鋸筋の筋活動は
非常に高い（MVIC はそれぞれ 102％，86％，
85％，76％である）。バックハンドストロークにお
ける加速期では，三角筋中部（118％），棘上筋
（73％），棘下筋（78％）においても高いレベルの
筋活動を伴う（Ryu et al. 1988）。現代のテニス選
手では片手バックハンド（図 2.11c）よりも両手
バックハンド（図 2.11b）が頻繁に用いられてい
るが，いまでも両方のタイプのバックハンドスト
ロークがレクリエーションレベルおよびエリート
レベルの選手両方で用いられている。従来のクロ
ーズドスタンスまたはスクエアスタンスは，片手
および両手のバックハンドで用いられ，前方の脚
は身体の中央線を越えより大きな体幹および下肢

第 2 章 肩関節のメカニクス　41

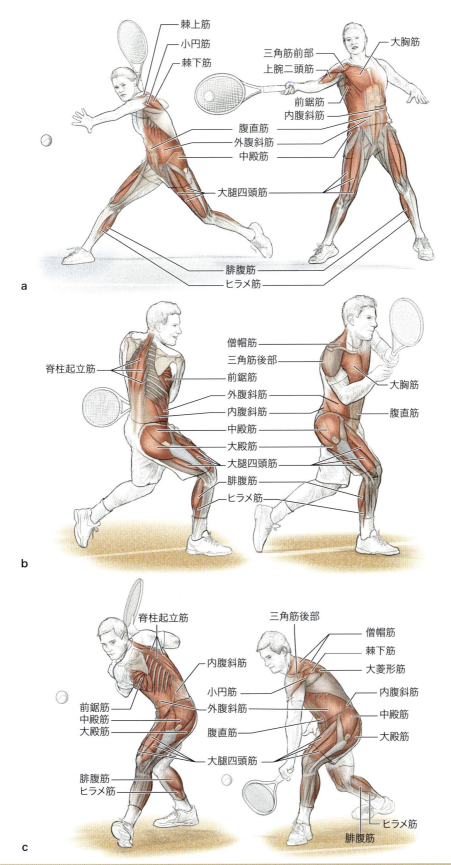

図 2.11　テニスのグラウンドストローク動作における 3 種類のバックスイングとフォアハンドスイング：(a) フォアハンド，(b) 両手バックハンド，(c) 片手バックハンド。

回旋を可能にする。加速期と比較して，バックハンドのフォロースルー期では，全体的な筋活動は全体的に低いことが報告されている。前鋸筋の筋活動は，フォアハンドとバックハンドのグラウンドストロークのすべての位相で非常に高いままであるが，この筋活動は不安定性を有する選手（McMahon et al. 1996）や，インピンジメント患者で低下していることが頻繁にみられる（Cools et al. 2005, Ludewig & Cook 2000）ため，リハビリテーションにおいて考慮に入れるべきである。

テニスストロークと損傷リスクの関係

米国テニス協会（USTA）のスポーツ科学委員会による研究は（Kovacs et al. 2014），エリートジュニアテニス選手の損傷およびトレーニングに関する貴重な疫学情報を提供している。Reese ら（1986）や他の先行研究（Pluim et al. 2006）では，エリートジュニアテニス選手の肩の障害率は8〜24％であると報告されている。Kovacs ら（2014）の USTA 調査では，10〜17歳の861人のエリートレベルの選手が調査された。それによると，全選手の41％が少なくとも1回の（慢性）オーバーユース損傷により，過去1年間のテニスの練習や試合参加が制限されていた。エリートジュニア選手の間で報告された外傷の3％が肘損傷であった。さらに，筋骨格系の障害を報告した選手（41％）のうち33％がその期間に2回目の受傷をしていた。競技で要求される負荷に加えて，高いレベルのスキルを獲得するために必要となる動作の反復によるオーバーユースによって，筋のアンバランスや可動域の変化が生じ，エリート選手を損傷の危険にさらす可能性がある。テニス競技における具体的なリスク要因を特定するためには，さらなる研究が必要である。

バレーボールにおける オーバーヘッド動作

バレーボールもまた，オーバーヘッドでのスパイク，サーブ，およびブロック動作を反復するという特性から，肩の損傷が多い。研究によると，バレーボールで報告されたすべての損傷のうち，肩関節の外傷は8〜20％に及ぶことが示されている（Briner & Kaemar 1997）。バレーボール選手は，試合や練習中で数種類のオーバーヘッド動作を行う。スパイクまたはアタック動作は最も爆発的であり，ポイントを獲得するために用いられ，エリート選手では速度が最大28 m/秒に達する（Reeser et al. 2010）。エリートレベルのバレーボール選手は，1シーズンで最大4万回のスパイクを行う。さらに，従来のフローターサーブと，より爆発的なジャンプサーブの2種類のサーブ動作を行う。これらのオーバーヘッド動作は，投球動作やテニスのようにワインドアップ期，コッキング期，加速期，減速期，フォロースルー期の5つの位相に分けることができる（Rokito et al. 1998）。

Reeser ら（2010）は，エリートバレーボール選手でのクロススパイクとストレートスパイクのバイオメカニクスを研究した。彼らは，スパイクのコッキング中に肩関節外旋角度は約160〜163°を示し，ボールコンタクトでは肩外転角度は130〜133°であったことを見出した。このボールコンタクト時の外転角度は，投球動作（Fleisig et al. 1995）やテニスのサーブ動作（Elliott et al. 1986, Fleisig et al. 2003）で報告された値よりも大きい。ボールコンタクト時の肩関節水平内転角度は平均29〜33°であった。この角度は肩甲骨面に位置しており，他のオーバーヘッドスポーツ（Saha 1983）で報告された値に近い。Reeser ら（2010）は，エリートレベルのバレーボール選手におけるジャンプサーブと伝統的なフローターサーブでは，ボールコンタクト時の肩外旋（158〜164°），外転（129〜133°），水平外転（23〜30°）角度において同様の値を示したことを報告した。

1つの研究の結果であるが，肩内旋角速度はボールコンタクト直前の加速期において2,444〜2,594°/秒の範囲であったことが報告されている

（Reeser et al. 2010）。ジャンプサーブも同様の内旋角速度であったが，フローターサーブでは角速度は有意に低値（1,859°／秒）を示した。回旋筋腱板の筋活動様式は他のオーバーヘッド動作と類似しており，スパイク動作の加速期における爆発的な肩関節内旋運動において，肩甲下筋（65％MVIC），大胸筋（59％MVIC），および広背筋（59％MVIC）の活動が最も高くなった。興味深いことに，小円筋の活動量のピークは51％MVICであり，上腕骨を加速させるために肩関節後部の安定化をもたらしていた（Rokito et al. 1998）。減速期では，棘上筋，棘下筋，小円筋は34〜37％MVICの筋活動を示しており，これは肩関節に生じる引張応力に抵抗するため，遠心性筋活動によって肩関節を安定させ，関節の適合性を維持することが重要であることを示している（Escamilla 2009, Rokito et al. 1998）。

ゴルフスイングのメカニクス

　本章で検討した他のスポーツと同様に，ゴルフスイング中の各身体セグメントを制御するそれぞれの筋機能を特定するために，筋電図および高速動作分析を用いることで，肩関節複合体に対するゴルフの負荷（要求）をより深く理解することができる。ゴルフスイングは分析のために，以下の5つの位相に分けられている（Pink et al. 1993）（**図2.12**）。

● テイクバック：ボールのアドレスからバックスイングの最後まで
● フォワードスイング：バックスイングの最終局面からクラブが水平位置となるまで
● 加速期：クラブが水平位置となった時点からボールコンタクトまで
● 早期フォロースルー：ボールコンタクトからクラブが水平位置となるまで
● 後期フォロースルー：クラブが水平位置となった時点からスイングの最終局面まで

　本項では，主要な肩と肩甲骨周囲筋群の筋活動様式について説明し，比較するが，ゴルフスイング中には他の身体セグメントからも重要な貢献があることに注意する必要がある。

テイクバック

　バックスイングの開始前には，適切にセットアップし，アドレス姿勢をとることになる。この動作初期の姿勢は，ゴルフスイング全体の力のバランスに大きく影響するため，適切なスイング面を達成するうえで重要である。テイクバック期は，クラブヘッドの速度および運動エネルギーを高めるための身体の「ため」または「ローディング」として説明されている（Pink et al. 1990）。筋電図分析によると，この位相における体幹筋の活動は比較的低く，体幹がスイング動作に際して，まだ準備段階であることが明らかにされている（Pink et al. 1990）。（右打ちの場合）右側の肩甲骨周辺筋群の筋電図解析によると，テイクバック期において肩甲骨を後退させ，上方回旋を助けるために，僧帽筋上部，中部および下部は相対的に高い筋活動を示す（Kao et al. 1995）。同様に，（右打ちの場合）右側の肩甲挙筋および菱形筋は，このような肩甲骨の動きを助けるために活動を高める（Kao et al. 1995）。テイクバック期の左側（右打ちの場合）では，肩甲骨の安定化筋群の活動は比較的低くなり，肩甲骨の外転を可能にしている。

　回旋筋腱板の筋電図解析によれば，右側の棘上筋と棘下筋は肩関節における求心力を高め，安定させるように作用している（Jobe et al. 1986, Pink et al. 1990）。左側の回旋筋腱板のうち，肩甲下筋のみがテイクバック期で顕著な活動を示す。また，バックスイングでは両側の大胸筋，大腿筋，三角筋で比較的低い筋活動を示すことに留意すべきである（Jobe et al. 1986, Pink et al. 1990）。

フォワードスイング

　フォワードスイング期において，体幹の回旋が

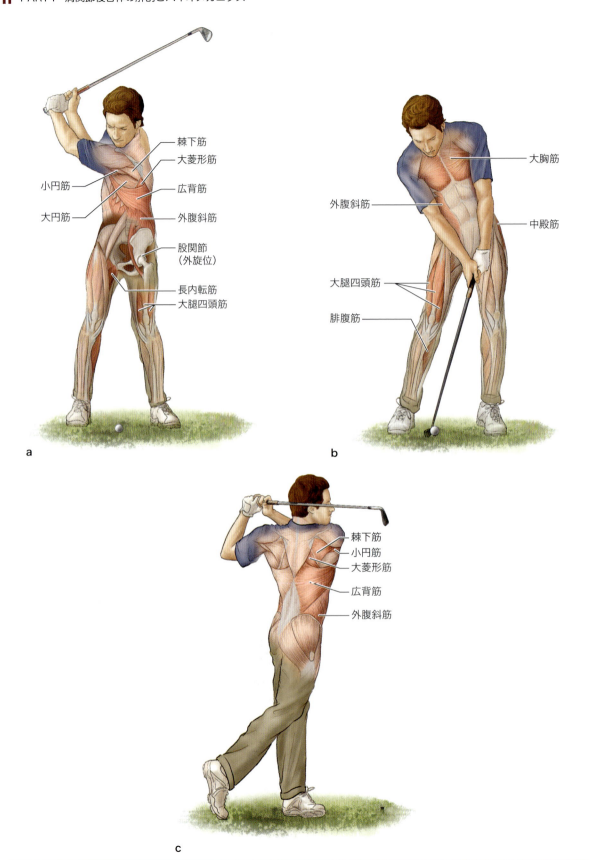

図 2.12　ゴルフスイング動作の 5 つの位相のうちの 3 つの位相で用いられる筋群：(a) テイクバック，(b) 加速，(c) フォロースルー。

開始される。（右打ちの場合の）右側の肩甲骨周囲筋の分析によると，僧帽筋（上部・中部・下部）が肩甲骨の外転を可能にするように筋活動が低くなることが示されている（Kao et al. 1995）。一方で，肩甲挙筋および菱形筋は，肩甲骨の外転および回旋を制御するために顕著な筋活動を示す。さらに，（右打ちの場合の）右側の前鋸筋は，肩甲骨の外転および安定化を助けるために筋活動が増大する（Kao et al. 1995）。また，（右打ちの場合の）左側の筋電図研究によれば，腕がボールに向かって移動するにつれて僧帽筋，肩甲挙筋，菱形筋，前鋸筋は高い筋活動を示し，肩甲骨動作および安定化に貢献する（Kao et al. 1995）。

肩甲骨周囲筋群のうち，右側の肩甲下筋，大胸筋，広背筋は，同側の肩関節水平内転および内旋運動が加速するにつれて，高い筋活動を示す。一方で，左側の肩甲下筋および広背筋はともにフォワードスイング期を通して，中程度の活動を示す。

加速期

加速期では，ボールコンタクト時のクラブヘッドのスピードを最大化するために，身体のセグメントが協調した動作を行う。（右打ちの場合の）右側の前鋸筋は，加速期において主要な肩甲骨安定筋である（Kao et al. 1995）。前鋸筋は強い肩甲骨の外転を可能にし，ヘッドスピードの最大化に大きく貢献する。反対に，筋電図分析によると，加速期では左側の肩甲骨周囲筋群の活動が高まることが示されている（Kao et al. 1995）。僧帽筋，肩甲挙筋および菱形筋は，肩甲骨の内転，上方回旋，および挙上を助けるために活動する。（右打ちの場合の）左側の前鋸筋は，加速期全体にわたって高い筋活動を継続する。この前鋸筋は，本章の前項で説明した投球動作やテニスのサーブ動作と同様に重要であり，ゴルフスイングにおいても非常に貢献している。

筋電図を用いた研究によれば，肩甲下筋，大胸筋，広背筋が高い筋活動を示し，加速期において（右打ちの場合の）右側の上肢筋パワー発揮のため

に貢献している（Jobe et al. 1986）。これらの重要な筋群は，フォーワードスイングから加速期においてさらに活動を増大させ，肩関節の内旋および力強い内転運動を助ける。フォワードスイングでは広背筋が発揮されるパワーに最も貢献し，加速期においては大胸筋が発揮されるパワーの大部分に貢献している（Pink et al. 1990）。同様に，（右打ちの場合の）左側の肩甲下筋，大胸筋，広背筋では，筋の発火頻度が高くなる（Jobe et al. 1986, Pink et al. 1990）。

早期フォロースルー期

ボールコンタクトの後，フォロースルー期がはじまる。早期フォロースルー期では，ほとんどすべての身体部分が遠心性筋活動によって回旋運動を減速させる（Jobe et al. 1986, Pink et al. 1993）。左右両側の肩甲骨周囲筋は，肩甲骨の外転運動を協調させるために，フォロースルー期全体にわたって筋活動を減少させる（Kao et al. 1995）。この肩甲骨周囲筋群の活動が減少するにもかかわらず，両腕の前鋸筋はほとんど同じ筋発揮様式を示し，フォロースルー期全体を通して重要な肩甲骨の安定化をもたらす（Kao et al. 1995）。

（右打ちの場合の）右側では，肩甲下筋，大胸筋および広背筋の顕著な活動が早期フォロースルー期を通して継続する（Jobe et al. 1986）。（右打ちの場合の）左側では，肩甲下筋は高い筋活動を継続するが，大胸筋および広背筋の関与は減少する（Jobe et al. 1986, Pink et al. 1990）。

後期フォロースルー期

両腕の肩甲骨周囲筋群の活動は，スイング動作が終わりに近づくにつれて低下する（Kao et al. 1995）。（右打ちの場合の）右側の肩甲下筋は，この位相で非常に活動する唯一の筋である（Jobe et al. 1986, Pink et al. 1990）。（右打ちの場合の）左側上肢の分析により，肩甲上腕関節の安定のために棘下筋および棘上筋の顕著な活動が示されている（Pink et al. 1990）。

PART I 肩関節複合体の解剖とバイオメカニクス

ゴルフスイングに関する最後の議論は，多くの
ゴルフ選手でみられる肩甲上腕関節の損傷リスク
につながる典型的なメカニクス不良についてであ
る。テイクバック期には，（右打ちの場合の）左側
で肩関節内旋および水平内転角度が大きくなる。
この肢位は，回旋筋腱板および滑液包が肩関節内
で圧迫されるので，インピンジメント型の問題が
生じやすくなる（Mallon 1996）。さらに，バック
スイング（テイクバック期）の終わりには，（右打
ちの場合の）左側の肩鎖関節への負荷が大きくな
り，これがゴルフ選手にしばしばみられる肩関節
の痛みの発生にかかわる。（右打ちの場合の）左側
の後部回旋筋腱板および肩甲骨周囲筋群も，この
姿勢をとることで伸張負荷にさらされるため，top
of backswing（TOB）では損傷のリスクがある
（Mallon 1996）。

泳動作のメカニクス

泳動作のメカニクスは，肩の損傷や肩に痛みを
もつ水泳選手を評価し，治療する医師にとって重
要である。ここでは肩の関節機能に関連する泳動
作のメカニクスをすべて網羅できないため，簡単
な説明にとどめる。

水泳選手において肩関節の損傷は非常に一般的
である。McMaster と Troup（1993）は，すべて
のジュニアおよびエリートレベルの学生水泳選手
における発生率を 47～73% と報告しており，さら
にマスターレベルの選手における損傷発生率は
50% と報告されている（Stocker et al. 1995）。水
泳選手は 1 年間で約 100 万～130 万回も腕を回転
させ，肩関節には反復的なストレスを加えている
（Johnson et al. 1987, Richardson et al. 1980）。
水泳の練習は週 5～7 日で，1 日 7,300～18,300
m の範囲で行われる。したがって，水泳選手には
肩関節後部筋群に対する高回数の予防エクササイ
ズの実施に加えて，一度損傷を経験した選手に対
するリハビリテーションでも筋持久力向上を目的
としたアプローチが必要である（Davies et al.

2009）。

自由形（フリースタイル）

自由形のストロークは，一般的にいくつかの位
相に区分されており，多数の区分方法が存在する。
区分システムの 1 つに，①水上の位相（早期リカ
バリー期および後期リカバリー期，～35%）およ
び②水中の位相（早期プル期および後期プル期，
約 65%）に分けるものがある。水上の位相は，リ
カバリー期と記載されることが多く，エルボーリ
フト，ミッドリカバリー，ハンドエントリーの 3
つに分かれる。この段階での腕の運動は，肩関節
外転および外旋動作ならびに肘関節屈曲位からの
伸展動作で構成される（図 2.13）（Pink et al.
1991）。

水中での位相は，プル期と呼ばれることが多く，
さらにハンドエントリー，ミッドプル（ダウンス
イープとスイープ），エンドプル（上向きスイープ）
の 3 つに細分される（図 2.13）。腕が水の抵抗を
利用して身体を前進させる際，肩甲上腕関節は内
転，内旋，伸展位にあり，肘は屈曲位から伸展位
に移行する。

Counsilman（1994）や Costill ら（1992）は，
頭部位置および呼吸パターンの重要性について述
べている。ヘッドダウンを誇張した肢位は，プル
期およびリカバリー期における誤った姿勢や，よ
り深い位置でのプル動作の実施につながる。また，
ヘッドアップを誇張した肢位は，それに伴う水中
の殿部位置の低下および過度の抗力および抵抗を
もたらす。痛みがある側と呼吸側との関係性につ
いては一貫性が認められないことが多くの研究で
報告されており（McMaster 1993），最終的な結論
は得られていない。

Counsilman（1994）と Costill ら（1992）は，
リカバリー期の体幹回旋は 40～60° であり，リカ
バリー期を開始するために必要な水平外転を最小
限に抑え，オーバーヘッド動作による機械的，ま
たは血管のインピンジメントを避けるために必要
な肩関節の外旋運動を生じさせるとしている。体

幹回旋が過度になると，推進する段階でクロスオーバー・エントリーやクロスオーバー，またはその両方が生じる．リカバリー期における体幹回旋の欠如は，肩関節の完全外旋を制限し，機械的ストレスを増大させ，さらにエントリー時に手部が不適切な位置で入水することにつながる．

泳動作時の筋活動

他項でも示したように，筋電図を用いて筋動員と発揮様式を調べることで，スポーツ活動で要求される筋活動について多くを学ぶことができる．痛みのある水泳選手および症状のない水泳選手について2つの研究が行われた．Pinkら（1991）は，現在損傷がなく，痛みのない水泳選手の自由形のストロークにおける筋電図について研究を行った．そのなかで彼らは，自由形ストローク中の各回旋筋腱板における個別の役割を報告している．肩甲下筋は，回旋筋腱板のなかで唯一，自由形のストロークサイクル全体にわたって活発な活動を示した．ストローク中の肩甲下筋の筋活動の最低レベルは26％MVCであった．前鋸筋の筋活動は，自由形ストローク中の全位相で一定レベル（20％MVIC）以上を示しており，この点では投球動作やテニスのサーブの場合と同様であった．

Monad（1985）は，15〜20％MVCの範囲であれば，疲労せずに持続的に活動できることを報告した．興味深いことに，肩甲下筋と前鋸筋はともに自由形のストローク動作中，20％MVCを超える活動を示していた．したがって，この2つの筋は疲労の影響を受けやすいことが考えられる．この情報はリハビリテーションにおいて重要な意味がある．

Scovazzoら（1991）は，自由形の泳動作中に肩関節に痛みをもつ者を対象に筋電図の研究を行った．痛みのない選手の正常な筋電図と比較して，痛みをもつ選手の三角筋では前・中・後部線維のいずれも筋電図活動が低下していた．また，棘下筋では有意に高い筋活動を示したのに対して，肩甲下筋では有意に低値を示した．このような外傷

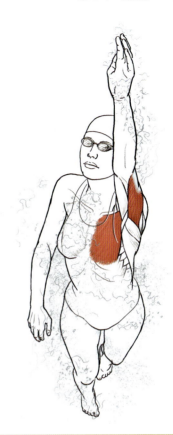

図2.13 自由形のストローク動作における水中の位相

を有する選手における筋活動の変化は，防御反応であると考えられる．棘下筋の筋活動の増大（外旋）は肩峰下の負荷を減少させる役割を果たし，通常は過剰に発達する強力な肩関節内旋筋群によって肩甲上腕関節が不安定になることを防いでいる．

さらに，肩甲胸郭関節の周囲筋群すべてにおいて，筋活動が著しく異なっていた．菱形筋および僧帽筋上部線維はともにエントリー期において筋活動は低くなった．一方，菱形筋がプル期の中間で有意に高い活動を示したのに対して，前鋸筋はこの重要な位相において有意に低い筋活動を示した．これも水泳選手が肩の痛みを最小限に抑えようとして生じる代償的な防御反応と考えられる．

損傷をもつ水泳選手と痛みのない水泳選手との比較では，2つの肩甲上腕関節の内旋筋群（大胸筋および広背筋，自由形のプル期において，水中での主要なパワーを生み出す筋でもある）の筋活

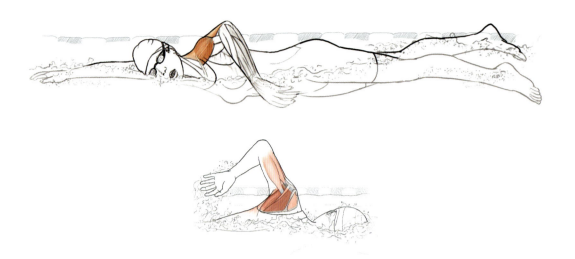

図 2.14　自由形のストローク動作におけるリカバリー期

動に有意な差はみられなかった（Scovazzo et al. 1991）。

　損傷をもつ選手と損傷のない選手を対象とした筋電図研究をまとめると，胸筋群，広背筋，小円筋，三角筋後部線維，棘上筋の筋活動に有意差は認められなかった。一般的には，棘上筋はインピンジメント症候群に最も関与する筋であり，異なる筋活動を示すと考えることができる。しかし，これらの研究では棘上筋の筋活動に有意な違いはみられなかった。損傷をもつ選手と痛みのない選手の間には三角筋前部，中部線維，棘下筋，肩甲下筋，僧帽筋上部，菱形筋，前鋸筋の筋活動に有意な差が認められた。3つの主要な肩甲骨安定筋群（菱形筋，僧帽筋，前鋸筋）は痛みのある肩関節において有意な活動低下を示した。これらの結果は，肩に痛みのある選手に対するリハビリテーションにおいて重要な意味がある。

水泳のストローク動作と損傷リスクの関係

　Counsilman（1994）や他の研究者ら（Bak 1996, Costill et al. 1992）は，すべての水泳のトレーニングの60〜80%が自由形（クロール動作）により行われると報告している。この高い割合を考えて，ここでは自由形（クロール動作）のメカニクスに焦点をあてる。水泳肩（swimmer's shoulder）は，烏口肩峰アーチに対する軟部組織の衝突によって引き起こされる炎症と特徴づけられている（Bak 1996, Davies et al. 2009, McMaster & Troup 1993）。回旋筋腱板の衝突が起こると，棘上筋腱に「wringing out」効果が生じる（Penny & Smith 1980）。この状態は，クロール動作によるオーバーヘッド動作の反復によって最も頻繁に引き起こされる。水泳肩に伴う痛みは，一般的に知られる2つのインピンジメントによる可能性がある。1つ目は自由形ストロークのプル期（pull-through phase）中に生じる。プル期は，手が入水した時点からはじまり，水中でのプル動作が完了し，水上に手が出た際に終了する。ハンドエントリーと呼ばれるプル期の開始時に，選手の手が身体の中心線を越えて水中に入った場合，肩関節は水平内転位をとり，烏口肩峰アーチの前方部分で上腕二頭筋長頭筋腱が衝突する。

　2つ目のインピンジメントはリカバリー期に生じると考えられる。リカバリー期は腕が水を出て，再び入水するまでの期間である。選手が疲労すると，水中から腕を引き上げることが難しくなり，回旋筋腱板（肩関節外旋動作および関節窩に対する上腕骨頭の押し下げに貢献する）の効率が低下する（図2.14）。これらの筋が適切に機能していない場合，棘上筋は上腕骨大結節と烏口肩峰アーチ

中央後部との間で衝突する。

まとめ

　テニスのサーブ動作，バレーボールのスパイク動作，ゴルフスイング，水泳のクロール動作のキネマティクスおよびキネティクスに基づいて，競技シーズンの前，中，後に種目特異的なコンディショニングを実施することが，オーバーヘッドアスリートにとって不可欠である。運動連鎖の概念に基づいて，コンディショニングプログラムには，下肢から上肢および手部までの身体全体を含める必要がある。エクササイズは，スポーツ特異的（例えば，野球やテニス，またはその両方に特異的）であり，適切な投球動作および上肢メカニクスで運動するために必要不可欠な筋群を標的としたものでなければならない。本書で重点を置いた肩関節の特異的エクササイズおよび予防エクササイズに加えて，この種のコンディショニングを実施する必要がある。さらに，エクササイズプログラムはピリオダイゼーションの原則にしたがって，年間の時期に応じて変更する必要がある。1年を通したコンディショニングプログラムについてより深く理解するために，これまでに発表されたプログラムを再考することをすすめる（Ellenbecker & Cools 2010, Roetert & Ellenbecker 2007, Wilk 1996, 2000, Wilk et al. 2002, 2007, 2009a, 2011）。オーバースロー，テニスのサーブ動作，および他の多くのオーバーヘッド動作は，身体のセグメントが驚くほど高速で大きな運動の弧を描き，肩関節に大きな関節力およびトルクを発生させる動的な活動（特にオーバースロー動作）である。ここで生じる大きな力によって，しばしば肩関節損傷が発生する。医師がオーバーヘッド動作系の競技を行うアスリートを適切に診断し，最良かつ効率的な治療プログラムを確立するためには，投球動作および他の上肢スポーツ動作のメカニクスを徹底的に理解することが求められる。

（越田専太郎）

II

肩関節損傷に対する
検査と病態

　筋骨格損傷を治療するにあたって最も重要なことは，まず損傷した組織を特定するために損傷部位とその周辺を評価することであり，最終的には損傷の原因を理解することである。PART IIでは，肩関節複合体の包括的な評価について詳細に述べる。重要な筋骨格検査について詳細に見直し，検査を適切に行えるだけでなく，検査結果や障害のある患者の反応を正しく解釈できるようになることを目標にする。また，一般的な肩関節疾患や障害を特定し，診断に導いた検査についても解説し，肩関節複合体を高いレベルで評価するための根拠となる情報を提供する。肩関節複合体の検査は，肩関節に障害をもつ患者を治療するためのプログラムの展開に必要な準備である。

3

肩関節の臨床検査

肩関節損傷の治療で最も重要な要素は，包括的な臨床検査を効果的に適用し実施することである。肩関節検査を詳しく説明することに焦点を置いているテキストもあるが（Ellenbecker 2004a, Magee 1997, McFarland 2006），本章では肩関節検査における重要な要素の概要を示すことで臨床検査に対する理解を深め，本書の後半で述べる肩関節疾患の治療に正確に活用できるようにする。また本章では，整形外科的徒手検査の診断精度に対して，近年推奨されているものまでを分析したシステマティックレビューについても言及する。

主観的評価（病歴）

肩関節の評価において，詳細な主観的検査は非常に重要である。主観的検査を有効に活用し，患者の話を聞くことで，多くの疾患が診断できることが，熟練した整形外科医や医療専門家によって明らかにされている。主観的検査の方法論に関する重要な2つの要素は，スポーツ活動から損傷メカニズムを推察することのほかに，症状を局在化し他の可能性を除外する質問である（Ellenbecker 2004a）。

症状の局在化と他の可能性を除外するための質問には，全身または関連部位からの影響による肩関節症状に対する治療を行っているかどうかを確認することも含まれる。例えば，頭からベースにすべり込み，頸部屈曲と側屈による圧迫型損傷に

起因する肩の痛みを呈しているアスリートがいる可能性がある。また，頸部側屈に伴って肩に痛みが生じるという訴えの場合，疼痛の原因が肩だけではない可能性があり，より広い視点での臨床検査の必要性が示唆される。一方，肩関節や肩周囲の症状を特定するための詳細な問診は，肩関節損傷に対する主観的検査の早期の段階で重要となる。

次に，受傷した活動だけでなく，痛みを誘発する特定の段階やタイミングについても患者に問診することができるよう，臨床家は鍵となる損傷メカニズムとスポーツバイオメカニクスを理解しておく必要がある。例えば，エリートレベルのテニス選手においては，サーブによって肩の痛みや損傷が引き起こされたという情報では足りない。むしろサーブのコッキング期または減速期の間に疼痛が引き起こされるといった動作の特定のステージについての情報が必要である（Elliott et al. 1986, Fleisig et al. 2003）。さらに，テニス選手の場合，ラケットの種類やストリングの張り，グリップサイズなどの道具に関する問診も重要である。また，力学やスポーツのメカニクスを変化させることに対する詳細な問診もきわめて重要となる（片側の肩の痛みを有する発達段階にある高いレベルの水泳選手における片側だけでの息つぎなど）。スポーツのメカニクスやスポーツ特有の筋骨格系に対する要求およびその後の適応について，十分な知識を有することは不可能であるが，エリート

53

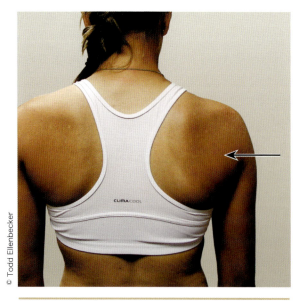 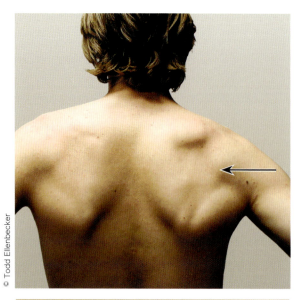

図 3.1　オーバーヘッドアスリートの立位姿勢でみられる利き手側肩の下制と棘下窩での棘下筋の萎縮

図 3.2　骨盤に両手を置いた姿勢でみられる肩甲骨下角の突出と棘下窩での棘下筋の萎縮

スポーツに特有な多くの問題を整理したテキスト（Magee et al. 2011など）がその一助となる。さらに，高いレベルでの治療を提供するために，各臨床家がスポーツバイオメカニクスの専門家とのネットワークを確立していくことも重要である。

姿勢評価

肩の機能不全患者に対する姿勢の評価は，立位姿勢で肩の高さを評価することからはじめる。また，骨盤に手を置き，背部から肩関節の浮き上がりも評価する。特に野球選手やテニス選手のような利き手を主に用いるアスリートでは，静止した立位姿勢での利き手側の肩の高さは，非利き手側と比較して有意に低くなる（Priest & Nagel 1976）（図 3.1）。このような現象が起こる原因は明らかではないが，利き手側上肢の重量の増加や，遠心性収縮に起因して肩甲骨周囲筋が発達することが影響すると考えられる。

立位姿勢にて対称的な筋の発達度合いを，より具体的には病巣部分の筋萎縮を観察することができる。観察に推奨される姿勢は，腕を体側に下ろした楽な姿勢に加えて，骨盤に手を置いた立位姿勢である。この姿勢は母指が後方を指すようにして腸骨稜に当て，肩関節は約45～50°外転位で，やや内旋位となる（図 3.2）。骨盤部に手を当てることで上肢をリラックスさせることができ，しばしば肩甲骨棘下窩や肩甲骨辺縁に沿って，筋萎縮による限局的なくぼみを観察することができる。この姿勢を用いた視覚的検査では，肩甲上神経が関与した筋萎縮はもちろん，腱板機能不全患者に観察されることがある過剰な陥凹（scalloping）を確認することができる（Safran 2004）。肩甲上神経のインピンジメントは，肩甲上切痕と肩甲棘下切痕で生じ，さらには上方関節唇損傷に付随する傍関節唇囊胞形成から生じることもありうる（Piatt et al. 2002）。棘下筋を過度に使用する患者の検査では，この肩甲上神経の関与を除外することが必要となる。

肩甲骨の評価

肩関節に障害を有する患者に対する客観的検査では，肩甲骨の評価と観察を行わなければならない（Ellenbecker 1995）。肩甲骨評価の検査では，肩甲骨後方偏位（翼状肩甲と呼ばれる）を診断す

るために，腕に軸方向の荷重を加えた複数の姿勢（腕が腰の高さにある状態と，90°以上屈曲させた状態）を用いる。肩甲骨の位置を評価する検査は，上肢基本肢位と90°挙上肢位で，Kiblerの肩甲骨スライドテスト（scapular slide test）を行う（Kibler 1991）。巻き尺で胸椎棘突起から肩甲骨下角までの距離を測定し，1〜1.5 cm以上の左右差があれば異常であり，肩甲骨周囲筋の筋力低下と肩甲胸郭関節の全体的な安定性の低下が示唆される（Kibler 1991）。

　肩甲胸郭関節での肩甲骨機能不全は重要な問題であるとされ，その重要性からより詳細な分類体系が考案されてきた。上肢挙上運動において，いくつかの肩甲骨の動きや偏位が生じる点に注意することが重要である。ここで生じる肩甲骨運動とは，上方回旋と下方回旋，内旋と外旋，矢状面での前傾と後傾である。これら3つの回転運動に加え，内転と外転，上方偏位と下方偏位の2つの偏位が生じる（Kibler 1991）。健常者の上肢挙上では，肩甲骨の上方回旋と後傾，外旋が生じる（Bourne et al. 2007）。肩甲骨の運動やバイオメカニクスは非常に特殊で複雑であるが，肩機能不全患者の評価において肩甲胸郭関節の臨床評価は必要不可欠である。Kiblerら（2002）は，3つの主要な肩甲骨機能不全について概説した。この分類は，肩甲骨病変の形態異常をより明確に評価するための一助となる。翼状肩甲は，肩機能不全患者やアスリートにしばしば認められる（Ellenbecker 1995, 2004a, Kawasaki et al. 2012）。

　Kiblerら（2002）が提唱した肩甲骨機能不全の分類体系は，臨床検査にて最も顕著にみられる主な肩甲骨の状態から3つに分類された。これらの3つの肩甲骨機能不全は，タイプI（下角型），タイプII（内側縁型），タイプIII（上方型）と呼ばれる（Kibler et al. 2002）。また，肩甲骨運動や位置が正常な肩甲上腕リズムを有するものをタイプIVと分類した（Kibler et al. 2002）。肩甲骨の評価では，安静立位姿勢（骨盤部に手を当て母指を腸骨稜に当てた状態）で後面から観察し，両側上肢の矢状面，

前額面，肩甲骨面での反復自動運動を確認することが推奨される（Kibler et al. 2002）。

　タイプIでは，肩甲骨の下角の突出が顕著に観察される（**図3.3a**）。これは，矢状面での肩甲骨前傾から生じ，肩峰が上腕骨の挙上に対してインピンジメントを起こしやすい位置となることから，回旋筋腱板インピンジメント患者に認められる（Kibler et al. 2002）。次に，内側縁型のタイプIIでは，胸壁から内側縁が後方に浮き上がっている状態が観察される（**図3.3b**）。これは水平面での肩甲骨内旋が生じているため，肩甲上腕関節不安定性を示す患者に多く認められる。肩甲骨内旋は，**前方傾斜**（antetilting）と呼ばれる関節窩の変位が生じ，肩甲上腕関節の前半分が開いたような状態となる（Kibler 1991, 1998）。肩甲骨の前方傾斜は，Saha（1983）によって，軽微な外傷によって誘発された肩甲上腕関節の不安定性を有する患者における亜脱臼−脱臼複合の構成要素であることが示された。最後に上方型のタイプIIIは，上肢挙上運動時における早期の過度な肩甲骨挙上が観察される（**図3.3c**）。これは，回旋筋腱板の弱化とフォースカップルの破綻から生じる（Kibler 1991, 1998）。

　Kiblerら（2002）は，健常者と肩甲骨機能不全者26名を対象にビデオ分析を行い，肩甲骨の分類に関する検証を行った。4名の検者（各検者の所見は盲検化）が，正常，あるいはKiblerの3つの肩甲骨機能不全のいずれかに分類した。その結果，肩甲骨分類に対するκ係数を用いた検者間信頼性（κ係数＝0.4）は，検者内信頼性（κ係数＝0.5）よりわずかに低かった。この結果は，静止立位姿勢での観察から，自動運動における肩甲骨機能不全を分類する方法として，この分類体系が有用であることを支持している。

　Kiblerらの分類に加えて，肩甲骨運動の視診による評価が研究された。McClureら（2009）は，3〜5ポンド（1.4〜2.3 kg）のおもりを用いた屈曲と外転運動にてアスリートの肩甲骨機能の評価を行った。彼らは，この研究で肩甲骨病態を，著明

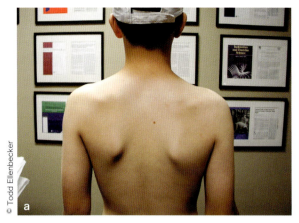
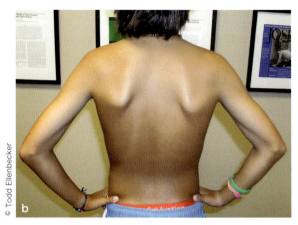
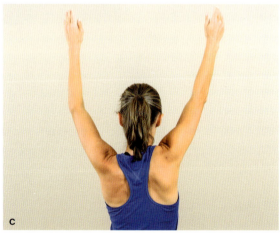

図 3.3 肩甲骨機能不全：(a) 下角型（Kibler のタイプ I），(b) 内側縁型（Kibler のタイプ II），(c) 上方型（Kibler のタイプ III）。

(obvious)，わずかな（subtle），正常（normal）の 3 つにグレード分けした。複数の検者による検者間信頼性は 75〜80％であった（κ 係数 0.48〜0.61）。この結果は，肩甲骨動態の視診の有効性を支持している。また，肩甲骨に対する臨床評価を検証した研究が，Uhl ら（2009b）によって報告された。Uhl らは，56 名（肩障害患者は 35 名）を対象に，肩甲骨面および矢状面挙上における肩甲骨運動異常を評価した。その結果，肩甲骨運動異常を陽性（Kibler のタイプ I，タイプ II，タイプ III）と陰性（Kibler のタイプ IV）で評価した場合の検者間信頼性は 79％（κ 係数 0.40）であり，Kibler 分類の 4 つのタイプ（タイプ I，タイプ II，タイプ III，タイプ IV）で評価した場合は 61％（κ 係数 0.44）であった（Uhl et al. 2009b）。

最後に，Ellenbecker ら（2012）は，プロ野球選手を対象に，4 名の評価者にて肩甲骨面での上肢挙上運動における肩甲骨の運動異常評価の検者間信頼性を調査した。Kibler 分類の 4 つのタイプで評価した場合，投手と捕手においては信頼性が低いことを示した（κ 係数 0.157〜0.264）。この研究における対象者は障害がなく，肩甲骨機能不全がわずかであったために，肩甲骨分類および観察の精度と有効性に限界があった可能性があるとした。またこの研究では，プロ野球投手を対象に Kibler 分類を 4 つのタイプに分類した際と，肩甲骨運動異常の陽性・陰性で分類した際の検者間信頼性の比較も行った。

視診による肩甲骨評価の方法では，いくつかの重要な問題に留意する。肩甲骨の動的制御や安定化機能を評価するにあたって，疲労による影響やいくつかの挙上面による影響を考慮する必要があ

り，動作の反復や複数の挙上面を用いることが重要である（Ellenbecker 2004a, Ellenbecker et al. 2012, Kibler et al. 2002）。さらに，特に肩の病態が微妙に表出されるアスリートの肩甲骨機能不全を誘発するために，おもりなどの負荷が必要になることがある（Ellenbecker et al. 2012, McClure et al. 2009, Tate et al. 2009）。また，胸郭からの肩甲骨の分離は，求心相である上肢挙上よりも，遠心相での上肢下降時に最も観察されるため，検者は運動のすべての相において肩甲骨を観察しなければならない。肩甲骨機能不全は，上記のような明確な機能不全のパターンが表出されるとはかぎらない。そして，機能不全の複数のパターンや種類が，複雑に肩甲骨運動として起こる可能性がある（Kibler 1998, 2002）。

さらなる臨床検査として，肩甲骨アシストテスト（scapular assistannce test）と肩甲骨リトラクションテスト（scapular retraction test），フリップサイン（flip sign）が肩機能不全患者の肩甲骨評価に用いられる。これらの検査によって，筋系制御および肩甲骨の安定化が肩機能における重要な役割を担うことを確認でき，肩関節症状に対する肩甲骨の関与が強調される。

肩甲骨アシストテスト

Kiblerら（1998）は，肩甲骨アシストテスト（scapular assistance test：SAT）を提唱した。このテストは，患者が肩甲骨面または矢状面で上肢の自動挙上をする際，検者が一方の手を肩甲骨の下内側部に当て，もう一方の手で肩甲骨の上縁部を把持し肩甲骨上方回旋を補助する（**図3.4**）。この補助によって症状が消失したり上肢が挙上しやすくなるかを検者の補助なしで実施した場合と比較して陰性か陽性かを決定する。すなわち，検者の肩甲骨補助により，可動域の増加や疼痛の減少（インピンジメント症状の消失）が起きた場合にSAT陽性とする。Rabinら（2006）は，SATの検者間信頼性を検証し，屈曲と肩甲骨面それぞれで77％と91％（κ係数0.53〜0.62）の一致がみら

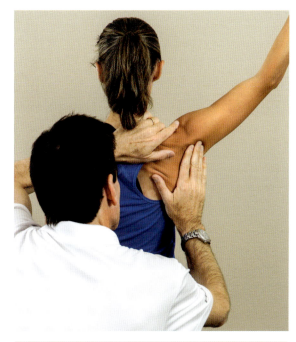

図3.4 肩甲骨アシストテスト

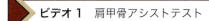

ビデオ1　肩甲骨アシストテスト

れたと報告した。この結果から，SATは臨床の場で中等度の再現性がある臨床検査であると結論した。さらにKiblerら（2009）は，検者の肩甲骨補助により疼痛が56％〔視覚的アナログスケール（VAS）で8 mm〕減少し，肩甲骨後傾が7°増加したと報告した。この結果は，肩甲骨運動が好ましい変化をすることで，肩痛を有する患者の症状が減少することを示唆している。

Seitzら（2012）の肩峰下インピンジメントを有する者を対象にSATを用いた研究でも，肩甲骨後傾と上方回旋，肩峰骨頭間距離の増加がみられた。この研究では，SATにて等尺性の回旋筋腱板筋力の変化を確認できなかった。Seitzら（2012）は，明らかな肩甲骨機能異常を有する者および正常な肩甲上腕リズムを有する者を対象に，SATの効果を検証した。SATは肩甲骨の後傾と上方回旋，肩峰骨頭間距離を増加させるとし，肩峰下インピンジメント患者に対してと同様の効果を示したことを報告した。

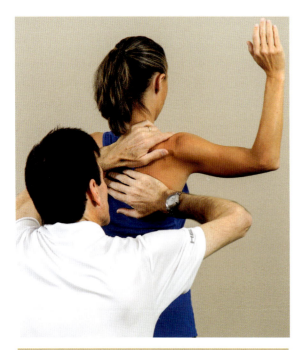

図 3.5　肩甲骨リトラクションテスト

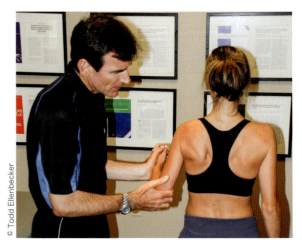

図 3.6　フリップサインテスト

▶ ビデオ 3　フリップサインテスト

▶ ビデオ 2　肩甲骨リトラクションテスト

肩甲骨リトラクションテスト

　Kiblerらによって提唱されたもう1つのテストは，肩甲骨リトラクションテスト（scapular retraction test：SRT）である（Kibler 1998, Uhl et al. 2009a）。このテストは，安定性の低下や疼痛によって運動ができない場合に，検者が徒手的に肩甲骨を内転させる方法であり，肩甲骨を徒手的に後退させるにはクロスハンド（cross-hand）手技を用いる（図3.5）。そして，一般的に回旋筋腱板病変や後方インピンジメントを伴うオーバヘッドアスリートにおいて痛みを引き起こす動きである90°外転位での内外旋運動を行う（Ellenbecker 1995, 2004a, Mihata et al. 2010）。SRTを実施中の神経筋の働きや運動についてのKiblerの研究（Uhl et al. 2009a）では，検者による肩甲骨後退中の圧力によって肩甲骨内転は5°増加したことを示した。さらに，肩甲骨後傾は平均12°増加し，内旋は8°減少した。これらのSRTを実施することで観察される運動学的変化によって，肩甲上腕関節の機能はバイオメカニクス的に良好な状態になる。SRTの臨床応用は，徒手筋力検査において後退した位置で肩甲骨を安定化させることである。Kiblerら（2006）は，肩甲骨の安定性の有無にかかわらず，エンプティカンテスト（empty can test）（詳細は本章の後半を参照）での筋出力に対するSRTの影響を調査した。結果は，SRTを実施することで肩甲骨の安定化とともに平均24％の筋出力の増加が認められた。SRTを用いることで，肩機能における近位安定化が重要であることを示し，患者に肩甲骨制御と安定化の改善が必要であることを理解させることができる。

フリップサインテスト

　最後の肩甲骨テストあるいは肩の評価に用いることのできる微候はフリップサイン（flip sign）である。Kelleyら（2008）が最初にこのテストについて報告した。このテストは検者が外旋抵抗をした際の肩甲骨内側縁を視覚的に観察する（図3.6）。肩甲骨内側縁が"めくれる"ように胸郭から離れたり突出した際にフリップサイン陽性とする。テストが陽性の場合は，肩甲骨安定性が低下している

ことを示し，より詳細な肩甲骨の評価が必要である。そして，肩甲骨安定化を目的に，前鋸筋と僧帽筋によるフォースカップルを促進する運動を実施する（Kelley et al. 2008）。このテストは最初，肩甲骨機能不全が生じる脊髄副神経病変をもつ患者について報告された（Kelley et al. 2008）。観察すべき別の臨床徴候は，フリップサインテスト実施中の明らかな肩甲骨下方回旋である。脊髄副神経病変をもつ患者では，僧帽筋筋力低下に伴う機能損失により，この徴候が生じると考えられる。

肩甲上腕関節の関節可動域評価

肩甲上腕関節の可動域の詳細な評価は，肩関節機能不全患者の評価において重要な要素となる。いくつかの主要な運動の測定が重要で，ここでは肩甲上腕関節内旋と外旋，総回旋可動域の臨床的重要性について検討する。

内旋および外旋可動域の測定

利き手側の内旋可動域の減少は，エリートテニス選手（Chandler et al. 1990, Ellenbecker 1992, Ellenbecker et al. 2002）や，プロまたは若年層の野球投手（Ellenbecker et al. 2002, Shanley et al. 2011, Wilk et al. 2011, 2012），ソフトボール選手（Shanley et al. 2011）などのオーバヘッドアスリートにおいて報告された。Ellenbecker らは，肩甲上腕関節の回旋運動を計測するには，肩甲胸郭部の影響や代償を最小限にするために，検者が肩甲骨を固定してゴニオメーターで測定する方法を推奨している（図3.7）（Ellenbecker et al. 1993, Ellenbecker 2004a, Wilk et al. 2009）。Wilk ら（2009）は，肩甲上腕関節内旋可動域の3つの測定方法を調査した。測定では図3.7に示したように，手をC字形にして，前方は母指にて烏口突起を，後方は残りの4指にて把持することで肩甲骨を固定する。この方法によって，肩甲骨の固定を適切にすることができ，検者内と検者間とも高い信頼性があるとされている。内旋と外旋可

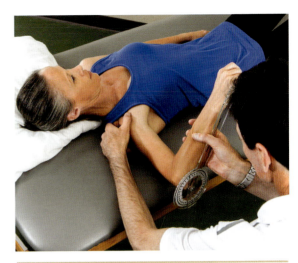

図3.7　肩甲上腕関節内旋可動域の測定

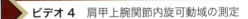

ビデオ4　肩甲上腕関節内旋可動域の測定

動域の信頼性の高い測定方法を用いることは，オーバーヘッドアスリートや一般的な肩関節患者の評価において重要であり，欠かせない点である。

内旋可動域の減少を確認することは，いくつかの理由によって臨床的に重要である。内旋可動域の減少（肩後方関節包の硬化）と上腕骨頭前方偏位増加の関連性は科学的に証明されている。投球動作のフォロースルー動作またはテニスのサーブに似た水平内転（クロスボディ）操作が，上腕骨前方剪断を増加させることを，Harryman ら（1990）が最初に報告した。また，後方関節包の硬化は，上肢挙上時の上腕骨頭上方移動の増加と関連があった（Matsen & Artnz 1990）。

Koffler ら（2001）と Grossman ら（2005）は，屍体を対象に，90°外転位での90°以上の外旋における後方関節包の硬さの影響について調査した。彼らは，上腕骨頭運動が後方関節包の下面または，すべての後方関節包の縫縮によって変化することを報告した。後方関節包の硬さが認められる場合，正常な肩と比較して，上腕骨頭は前上方と後上方に偏位することが明らかにされた。

Muraki ら（2010）は，後下方関節包の硬さが投球動作中の烏口肩峰下接触域に与える影響につ

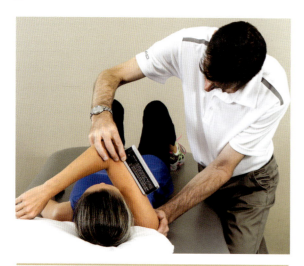

図 3.8 肩甲骨を固定した状態での水平内転可動域の測定

いて調査した。その結果は，他の研究結果ともほぼ一致しており，後下方関節包の硬さが，肩峰下での回旋筋腱板の接触を増加させているだけでなく，接触領域や接触範囲も増加させていることを示した。この研究でも，最大の肩峰下接触圧が，投球動作のフォロースルー期を想定した位置で生じていることが示された。これらの研究結果は，肩機能不全患者やオーバーヘッドアスリートの予防的評価において，肩内旋制限による肩後方タイトネスを確認することの重要性を示している。

　回旋筋腱板損傷患者の評価では，屈曲と外転，肩甲骨面挙上，90°外転位での内外旋を他動的・自動的に測定する。外転と外旋のためのアプレースクラッチテスト（apley scratch test）（Hoppenfeld 1976）や内転と伸展による内旋（結帯）のパターンなど，複合機能運動のパターンの記録も重要である。とはいえ，肩甲上腕関節運動の独立した特異的な検査は，問題となる可動域制限を確認するのに必要である（Ellenbecker 2004a, Ellenbecker et al. 2002）。

　オーバーヘッドアスリートに対しては，水平内転（クロスアーム）による可動域測定も実施することがすすめられる。この評価法も肩後方の状態を評価し，後方関節包だけでなく後方の筋-腱単位も評価することができる（Laudner et al. 2010,

Tyler et al. 2010）。Tylerら（2010）が推奨するように，水平内転可動域は，側臥位で肩甲骨を固定（内転）し，傾斜計またはL字型のステンレス製の定規を用いて測定が可能である。Laudnerら（2010）とShanleyら（2011）は，オーバーヘッドアスリートの水平内転可動域を定量化する研究を実施した。両研究とも背臥位にて肩甲骨外側縁を検者の手によって内転させるように固定し（**図 3.8**），過剰な水平内転をせずに上肢を操作する方法を推奨している。

　Shanleyら（2011）は，青年期の野球選手とソフトボール選手において水平内転可動域減少と肩障害に有意な関連を見出せなかったが，水平内転可動域の測定はオーバーヘッドアスリートの関節可動域評価において有用かつ重要であるとした。背臥位での水平内転可動域測定において，デジタル傾斜計の使用は非常に高い信頼性があるとされた（Laudner et al. 2010）。また，EllenbeckerとKovacs（2013），Wilkら（2012）は，健常なオーバーヘッドアスリートの水平内転可動域のレベルを報告した。EllenbeckerとKovacs（2013）は，健常なエリートジュニアテニス選手を対象に，利き手側と非利き手側の水平内転可動域を比較し，利き手側で4～5°低下していると報告した。また，Wilkら（2012）は，プロ野球投手の利き手側水平内転可動域は，非利き手側に比べて2°低下しているとした。この測定にはさらなる研究が必要であるが，そのなかで推奨されることは，一貫した運動様式の定量化を図るためにデジタル傾斜計（無料アプリにより大部分のスマートフォンで利用可能）を使用した水平内転可動域を記録することである。

総回旋関節可動域の測定

　本章で取り上げる最後の関節可動域測定は，上腕骨回旋関節可動域測定である（Manske et al. 2013）。これには，総回旋関節可動域（total rotation ROM：TROM）の概念の定義が必要である。この概念は単純で，肩甲上腕関節の内旋可動域と外旋可動域を合計することによって得られる。Kibler

ら（1996）と Roetert ら（2000）によるエリートテニス選手を対象とした研究では，利き手側のTROM の減少は，競技年数や年齢と相関関係が認められた。さらに Ellenbecker ら（2002）は，エリートジュニアテニス選手とプロ野球投手を対象に，両側肩関節の TROM を検証した。プロ野球投手では，非利き手側と比較して利き手側で外旋増加と有意な内旋減少がみられた。しかし，上腕骨の回旋可動域に左右差があるにもかかわらず TROM では有意差を認めなかった（利き手側 145°，非利き手側 146°）。この結果は，野球投手の肩甲上腕関節可動域において，利き手側の内旋減少や外旋増加が認められる場合であっても，総回旋可動域は非利き手側と同じでなければならないことを示唆する。

一方，Ellenbecker ら（2002）は，117 名の男性エリートジュニアテニス選手を対象に，関節可動域の測定を行った。結果は，利き手側内旋可動域の有意な減少（45° vs. 56°）がみられたが，利き手側の TROM にも有意な減少（149° vs. 158°）がみられ，TROM に差があったことを報告した。健常なエリートジュニアテニス選手やプロテニス選手において，非利き手側と比較した利き手側の約 10°の TROM の減少は予測されることである。この研究のような特定の集団を対象とした研究から得られた値は，臨床家が正常な関節可動域のパターンを解釈するために利用でき，スポーツ特有の適応なのか臨床的に問題となる値なのかを確認することができる。

TROM の概念は，しばしば一方の上肢を優位に使用するアスリートの症例を提示することによって実証される。高いレベルの野球投手の初期評価にて，外旋 120°と内旋 30°の関節可動域であった場合，この内旋可動域の減少が肩甲上腕関節に対するモビリゼーションや筋腱ストレッチなどのリハビリテーション介入を必要とするかは明らかではない。しかしながら，この患者の非利き手側関節可動域が，外旋 90°と内旋 60°である場合，TROM の概念では両上肢ともに 150°（利き手側外旋 120° ＋ 内旋 30°＝150°，非利き手側外旋 90° ＋

内旋 60°＝150°）となるためモビリゼーションや他動的ストレッチは避けることがある（Manske et al. 2013）。エリートレベルのテニス選手における動的回旋可動域は，内旋可動域制限に対する治療が実施される以前に利き腕で 10°減少していると考えられる。

TROM の概念は，最良のリハビリテーションを選択する助けとなる。特にストレッチやモビリゼーションの適用において，積極的な上肢運動中の関節包の柔軟性増大や上腕骨頭偏位の増大がもたらす明らかなリスクに対して，さらに肩甲上腕関節の可動性が必要か，または必要でないかの選択の際に重要である。

Burkhart ら（2003）は，この内旋可動域減少を**肩甲上腕関節内旋減少（glenohumeral internal rotation deficit：GIRD）**と称した。GIRD の定義はいくつか提唱されており，有意な内旋可動域制限と同じ意味で用いられ（Burkhart et al. 2003, Ellenbecker et al. 2002, Manske et al. 2013, Myers et al. 2006），以下の定義がある。

- 利き手側の内旋が非利き手側と比較して 20°以上の低下
- 利き手側の内旋が非利き手側と比較して 25°以上の低下
- 反対側の TROM が 10％の低下

例えば，TROM が 150°で，利き手側上肢の内旋減少が 15°以上である場合，反対側の TROM が 10％以上の低下となるため GIRD の定義に当てはまる。オーバーヘッドアスリートにおける内旋低下のレベルを明確にし，その重要性を解釈するためには，さらなる研究が必要である。Shanley ら（2011）と Wilk ら（2011）の 2 つの研究では，非利き手側と比較して利き手側上肢に約 12°の内旋減少が認められた場合，オーバーヘッドアスリート（野球とソフトボール選手）の肩障害のリスクが増加するとした。さらに，Wilk ら（2011）は，TROM が 5°以上減少すると肩障害のリスクの増加

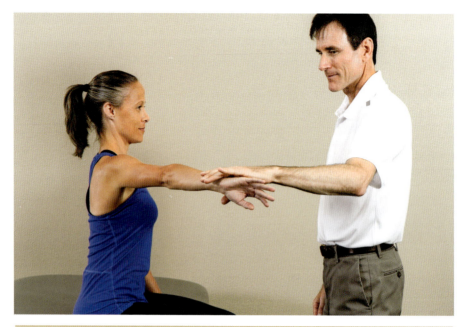

図 3.9 棘上筋の徒手筋力検査（エンプティカンテスト）

> **ビデオ 5** 棘上筋の徒手筋力検査（エンプティカンテスト）

につながると報告した。

筋力評価

肩疾患を有する患者の包括的な評価には，肩周囲の筋力を正確に測定するためにエビデンスに基づいた技術を用いることが重要である。ここでは，徒手検査と機器を用いた検査の両方について述べる。肩の筋力評価を最適化するために，研究に基づく正確な検査方法を用いることがすすめられる。

徒手筋力検査

徒手筋力検査（manual muscle test：MMT）は，ポリオ患者の筋機能の研究のために 1900 年代初期に最初に用いられてから，神経性や整形外科的損傷患者の身体評価において一般的に実施されるようになった（Daniels & Worthingham 1980）。MMT のすべての面を考察することは本書の範囲を超えることになるため，ここでは回旋筋腱板に重点を置いて，肩関節複合体を検査するための肢位を特定したいくつかの研究を取り上げる（Kelly et al. 1996）。MMT 手技に関しては，理論や総合的な説明が記載されている成書を参照していただきたい（Daniels & Worthingham 1980, Kendall & McCreary 1983）。

Kelly ら（1996）は，生体にて回旋筋腱板の筋が機能するために最も適した肢位を筋電図を用いて検証した。回旋筋腱板それぞれの最適肢位を立証するために，4 つの基準（筋の最大活動，共同筋の活動が最小，誘発される疼痛が最小，検査の良好な再現性）が用いられた。

棘上筋

Kelly ら（1996）は，座位で上肢を 90°挙上した状態が，特に棘上筋筋活動の適切な検査肢位であるとした。肩甲骨面肢位（この研究では矢状面から 45°水平内転した運動方向）にて，上腕骨外旋位で前腕は中間位，母指は天井を指すように上方を向いている肢位が用いられ，**フルカンテスト（full can test）** と称された。棘上筋の筋力評価として多く用いられているもう 1 つの検査肢位は，章のはじめに記載したエンプティカンテストである（図

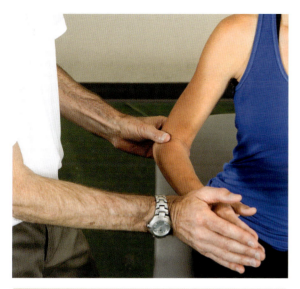

図 3.10 棘下筋の徒手筋力検査

▶ ビデオ 6　棘下筋の徒手筋力検査

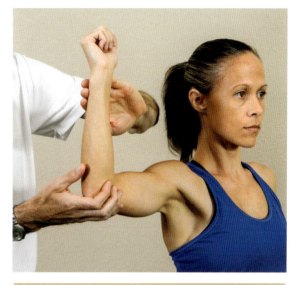

図 3.11 90°外転位での外旋筋力検査（小円筋）

▶ ビデオ 7　90°外転位での外旋筋力検査（小円筋）

3.9）。この検査肢位は Jobe と Bradley（1989）によって提唱され，植え込み式筋電図を用いて棘上筋の活動が高いレベルで生じることが示された（Malanga et al. 1996）。

棘下筋

Kelly ら（1996）は，棘下筋筋力を検査する最適肢位を，座位で肩甲上腕関節の挙上 0°，中間位から内旋 45°の肢位であると報告した（**図 3.10**）。棘下筋を検査する他の肢位は Jenp ら（1996）によって推奨され，上肢を矢状面で 90°挙上し，最大外旋の半分の肢位で検査を行うとした。また，Kurokawa ら（2014）によるポジトロン断層法を用いた研究では，Kelly ら（1996）が推奨する方法を支持し，外転 0°での外旋運動にて棘下筋が最も活動することを示した。

小円筋

Kelly ら（1996）は，小円筋の活動について報告しなかったが，Walch ら（1998）や Leroux ら（1984）は，小円筋活動を最も分離できるパットテスト（Patte test）を推奨した。パットテストの検査肢位は，肩甲骨面での肩甲上腕関節外転 90°，外旋 90°であるとされた（**図 3.11**）（Patte et al. 1988）。この検査が判明してから，Kurokawa ら（2014）は，外転 0°での外旋と比較して，外転 90°での外旋抵抗にて小円筋が最も活動することを示した。

肩甲下筋

Kelly ら（1996）は，肩甲下筋活動のために最も適した肢位はガーバーリフトオフ（Gerber liftoff）肢位であると報告した（**図 3.12**）。これは Gerber と Krushell（1991）の見解と一致しているが，Stefko ら（1997）は対照的に，最も分離した肩甲下筋活動がみられたのは同側肩甲骨の下縁近くに手を当てた肢位であるとした。

徒手筋力検査の代替手段

MMT では，微妙な筋力低下や筋のアンバランスを評価するのに限界があるため，しばしば別の方法がとられる。MMT 肢位でハンドヘルドダイナモメーター（HHD）を用いた等尺性筋力検査を実施したり，動的な筋の特性を評価するために等速性

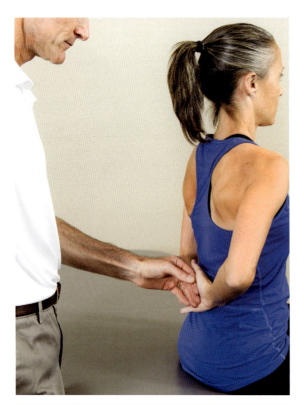

図 3.12　ガーバー (Gerber) リフトオフテスト

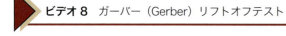

ビデオ 8　ガーバー (Gerber) リフトオフテスト

筋力測定機器を使用する．

機器による筋力検査

　機器による肩の筋力検査は，筋力の程度や筋拮抗比に関する詳細な情報を得ることができ，投球系のアスリートのより高度な臨床評価に必要不可欠な検査である．HDD の使用は，高い検者内および検者間信頼性があるとされた（Riemann et al. 2010）．フルカンテストやエンプティカンテストと同様に 90°外転位や中間位にて HHD を用いて内外旋を測定することは，静的な徒手筋力検査のより客観的な指標となる．Byram ら（2010）は，プロ野球投手を対象に，HHD を用いてシーズン前の棘上筋筋力と外旋筋力を評価した．その結果，棘上筋筋力と外旋筋力の両方で肩障害と統計的に有意な関連がみられた．また，手術が必要な重篤な肩障害と外旋筋力の間に有意な相関があった．さらに，外旋：内旋筋力比と肩障害の間に有意な相関があり，外旋と内旋の筋アンバランスが損傷リスクにつながる可能性がある重要な所見を示した．HHD を用いることで，客観的な筋バランスを測定できることから予防的評価や研究，リハビリテーションなど病院での患者に適用できる．

等速性筋力検査

　肩の等速性筋力検査は，動的筋力の客観的な情報として肩機能不全患者の評価に役立つ．静的な手技である MMT とは対照的に，等速性検査の特徴と有益性は，抵抗を調整できることと，より速く，より機能的な角速度で肩甲上腕関節の検査が可能なことである．

　Ellenbecker（1996）は，徒手検査にて両側ともに正常な強さ（グレード 5）とされた 54 名を対象に，肩内外旋の等速性筋力を測定した．等速性筋力検査の結果は，外旋で 13〜15％，内旋で 15〜28％の左右差を認めた．MMT では両側ともグレード 5 であるにもかかわらず，等速性筋力検査の平均には大きな左右差があったことは特に重要である．しかし，MMT を用いることは，筋骨格系評価の不可欠な要素である．徒手筋力検査は，特に神経筋障害や大きな筋力障害を有する患者において，複数の筋に対して静的な等尺性収縮を用いて効率よく全体的なスクリーニングが可能である．単独の筋力障害を特定する場合やわずかな筋力障害しかみられないときに，MMT では限界があると考えられる．徒手検査では，等速性機器の使用と比較して筋バランスの把握も難しくなる（Ellenbecker 1996）．

　肩の等速性筋力検査での開始肢位は，一般的に修正基本肢位が用いられる．これは，基本肢位から肩を 30°外転位，肩甲骨面で 30°挙上位にし，ダイナモメーターを水平面で約 30°対角に傾けた位置となる（図 3.13a）（Davies 1992）．この肢位は Dvies（1992）によって（30/30/30）内旋/外旋肢位と称された．修正基本肢位では，肩を前額面から 30°前方の肩甲骨面とする（Saha 1983）．肩甲骨面は，骨配列の一致と，肩甲上腕関節が中間

位になる特徴があり，これにより前方関節包靱帯の適度な伸張や，肩周囲筋群の長さ−張力関係が高められる（Saha 1983）。またこの肢位は，上腕骨上部がインピンジメントする状況を回避することから患者の耐用性が高い（Davies 1992）。Knopsら（1998）は，修正基本肢位での肩甲上腕関節内旋・外旋測定の再現生を調査した。結果は，0.91〜0.96の級内相関で高い再現性がみられた。

内旋・外旋の筋力を評価するための最も機能的な等速性筋力検査肢位は，肩甲上腕関節を90°外転させた肢位である（図3.13b）。この肢位の長所は，座位または背臥位のどの測定肢位でも安定性が得られ，多くのスポーツ活動で用いられるオーバーヘッドでの投球肢位に対応した外転角度で検査を行えることである（Elliott et al. 1986）。このような90°外転位での等速性筋力検査は，特にオーバーヘッド動作で必要とされる筋機能を反映する（Bassett et al. 1994）。投球系のアスリート（Ellenbecker & Mattalino 1999, Wilk et al. 1993）やエリートジュニアテニス選手（Ellenbecker & Roetert 2003）のデータは，これらの集団に対する等速性筋力検査の結果を解釈する際の一助となる。投球動作やテニスのサーブ，フォアハンドの加速期にて，高強度な内旋の反復によって生じる筋アンバランスは，利き手側上肢の内旋と外旋の筋アンバランスを引き起こし，筋による関節運動の安定化を損なう可能性がある（Ellenbecker & Mattalino 1999, Ellenbecker & Roetert 2003, Wilk et al. 1993）。

文献の参考値の利用や，両側の筋力の比較に加えて，等速性筋力検査は客観的に筋拮抗比を測定することができる。これは一般的に**片側性の強さ比率（unilateral strength ratios）**と呼ばれ（Ellenbecker & Davies 2000），筋バランスに関する有益な情報をもたらす。さらに，肩の評価と治療のために重要な数値は，外旋/内旋比である（Davies 1992, Ellenbecker & Davies 2000）。この比は，健常人では概ね66％であるが，肩に障害をもつ患者やオーバーヘッドアスリートでは66％

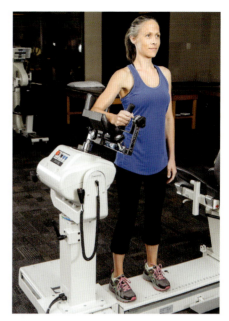

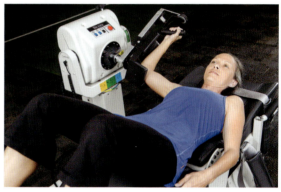

図3.13　等速性筋力検査：(a) 肩甲骨面30°挙上位，(b) 肩甲上腕関節90°外転位。

よりかなり低くなり，不均衡となる可能性がある（Ellenbecker & Mattalino 1999, Ellenbecker & Roetert 2003, Wilk et al. 1993）。オーバーヘッドアスリートでは，外旋筋力の発達に対して内旋筋力の優位な発達がみられる（Ellenbecker & Davies 2000）。また，肩に障害をもつ患者における外旋/内旋比の低下は，外旋筋の選択的な弱化あるいは萎縮を示す（Warner et al. 1990）。Davies（1992）とその他の研究者（Ellenbecker & Davies 2000）は，回旋筋腱板損傷や前方不安定症患者のリハビリテーションによって肩の安定化に影響する後方回旋筋（外旋筋）の筋力を強化し，75％程度の比率にすることを推奨した。

外旋/内旋比とは別に，肩のリハビリテーションや予防的スクリーニングで用いられるもう1つの比は，遠心性外旋/求心性内旋比である。これは投球動作の加速期と減速期における内旋筋の短縮性機能と，外旋筋の遠心性機能から"機能的比率"と称される（Ellenbecker & Davies 2000）。この比は，投球を行う肩の活動に機能的で特異的であると考えられており，投球動作で使われる特定の収縮方法で各筋群の筋力を測定することができる。

関連部位の関節の検査

肩だけでなく，近位および遠位の関節の臨床検査を行うことで，関連部位からの症状を除外し，局所的な筋骨格由来の肩痛を確実に判断することができる。頸部の伸展に同側への側屈と回旋を組み合わせたクアドラントテスト（quadrant test）やスパーリングテスト（Spurling test）（Gould 1985）と同様に，屈曲と伸展，側屈と回旋運動での頸椎への圧力は，根症状の除外や頸椎治療に用いられる（Gould 1985）。Torg ら（2002）は，スパーリングテストの診断精度を検証し，感度30％，特異度93％と報告した。したがって，この検査のみで臨床診断を行う場合は注意が必要である。この検査は頸椎根症の特定に役立てることはできるが，感度が不十分である。

遠位部では肘関節のスクリーニングを実施する。投球系のアスリートの肩障害にはよく肘の損傷が併発していることから遠位の症状との関連を検査する。また，肩の手術後に使用される装具によって肘の合併症を引き起こす可能性も示唆される（Nirschl & Ashman 2004）。外反ストレステスト（valgus stress test）と肘外側に対する伸筋誘発テスト（extensor provocation test）の2つの検査が推奨される（Ellenbecker & Mattalino 1997）。外反ストレステストは尺側側副靱帯の動揺性を評価するために用いられる。尺側側副靱帯前方線維の検査は，前腕回外位で肘関節を10～15°屈曲した肢位で実施する。この肘関節軽度屈曲位は，肘頭窩から肘頭を解放する目的があり，関節の骨性

安定性を低下させ，より大きな相対的ストレスを内側の尺側側副靱帯に加えることができる（Morrey & An 1983）。腕尺関節の片側の不安定性と肘内側痛の再現により陽性と判断する。また，一般的に検査のグレード分けは米国整形外科学会（American Academy of Orthopaedic Surgeons：AAOS）のガイドラインに基づいて行われ，0～5 mm をグレードI，5～10 mm をグレードII，10 mm 以上をグレードIII とする（Ellenbecker et al. 1998）。外側では，外側上顆部の伸筋に負荷を加えて（肘伸展位での手関節伸展の徒手筋力検査），手関節と手指伸筋の疼痛を誘発する方法が推奨される（Nirschl & Ashman 2004）。

機能的評価

肩関節複合体の機能的な評価について，かぎられた検査ではあるが公表されている。上肢機能検査については，Reiman と Manske（2009）の研究を参照されたい。ここでは，肩疾患の整形外科リハビリテーションに推奨される3つの検査について述べる。

閉鎖性運動連鎖での上肢安定性検査

Goldbeck と Davies（2000）が発表した閉鎖性運動連鎖（CKC）での上肢安定性検査の目的は，変法のクロスオーバープッシュアップ（crossover push–up）テストを用いて肩関節複合体のパワーテストを行うことである。この検査は，上肢の強さと持久性，閉鎖性運動連鎖での安定性を評価する。測定は，2本の競技用テープを床に0.9 m 間隔で貼り，1本のテープの内側に両手を置いて通常のプッシュアップ姿勢をとる（図3.14）。次に，できるだけ素早くもう1本のテープへ両手を移動させ，各線を交互に触れる。この動きを15秒間で行える回数をカウントする。通常のプッシュアップでは身体を下降させる際に，肩関節水平外転によって肩の前面部分にストレスが加わるが，クロスオーバープッシュアップテストは，肩前面にスト

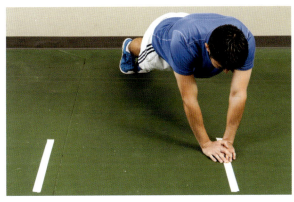
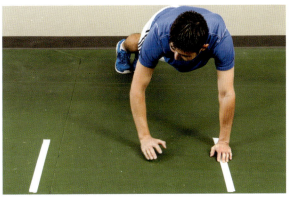
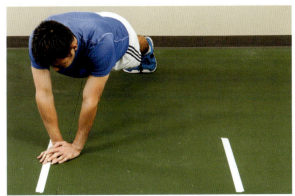

図 3.14 閉鎖性運動連鎖での上肢テストの方法

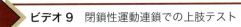

ビデオ9　閉鎖性運動連鎖での上肢テスト

レスを加えることなく閉鎖性運動連鎖での肩機能を評価できる。

機能的投球パフォーマンスインデックス

　オーバーヘッドアスリートで，利き腕に障害を有している場合，上肢特有の検査は制限された環境で実施する。Daviesら（1993）は，機能的な投球パフォーマンスインデックスについて記述した。この検査は，RankinとRoe（1996）によって再現性が検証され，信頼性は0.83であった。この検査は，標的への一連の反復投球によって実施することから，動作の精度と投球動作を行う機能的能力の両方が記録される。

Underkofflerのソフトボール投げ

　最後の検査として，最初にCollinsとHedges（1978）によって報告されたUnderkofflerのソフトボール投げの距離の測定がある。この検査では，3回の最大下手投げによる距離を1/2インチ（1.3cm）単位で測定する。現時点で，この評価の信頼性や有効性を示したデータはない。しかし，これは上肢のための付加的な機能的パフォーマンス検査である。

徒手による 整形外科的スペシャルテスト

　肩機能不全の原因あるいは潜在する原因を把握するため，いくつかの検査を組み合わせることが必要である。そのためには整形外科的徒手検査に関する考察が重要である。これらの検査にはインピンジメントと不安定症，回旋筋腱板，関節唇の検査が含まれる。

インピンジメントテスト

　肩峰下インピンジメントを確認するための検査

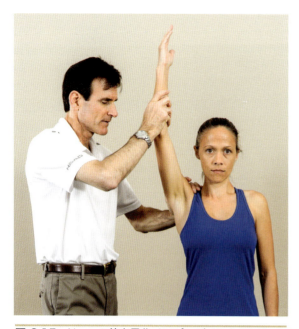

図 3.15　Neer の前方屈曲インピンジメントテスト

▶ ビデオ 10　Neer の前方屈曲インピンジメントテスト

には，肩峰下圧が増大する機能的肢位を再現する手技が用いられ，肩峰下に疼痛が再現されることで陽性と判断する。これには，以下の検査がある。

- ニアー（Neer）インピンジメントテスト（前方屈曲力）（Neer & Welsch 1977）（図 3.15）
- ホーキンス（Hawkins）インピンジメントテスト（肩甲骨面内旋力）（Hawkins & Kennedy 1980）（図 3.16）
- 烏口突起インピンジメントテスト（矢状面内旋力）（Davies & DeCarlo 1985）（図 3.17）
- 水平内転（cross-arm adduction）インピンジメントテスト（Magee 2009）（図 3.18）
- ヨーカム（Yocum）インピンジメントテスト（自動内旋位挙上）（Yocum 1983）（図 3.19）

最初の 4 つの検査は，すべて肩甲上腕関節の他動運動によって実施する。自動運動を用いる Yocum インピンジメントテストは，障害の起こりやすい肢位で上肢を自動挙上する際の，上腕骨頭上方偏位をコントロールする能力を評価する。

　Valadie ら（2000）は，いくつかのインピンジメントテストにおける烏口肩峰アーチに対する回旋筋腱板の圧力を測定し，客観性のあるエビデンスを報告した。これらのテストによって，患者のインピンジメント症状を効果的に再現し，エクササイズを進める際に回避しなければならない肢位に関する重要な情報が得られる。インピンジメント肢位を模倣するエクササイズの使用はすすめられない（Ellenbecker 1995, 2004a, 2004b）。

　Hegedus ら（2008, 2012）によるいくつかのシステマティックレビューでインピンジメントテストの診断精度が分析された。分析の結果，感度と特異度は，Neer インピンジメントテストで 53％と 79％，Hawkins インピンジメントテストで 59％と 79％であった。これらの検査は，回旋筋腱板インピンジメントを同定するのに重要であるが，より正確な診断をするために，原発性のものや二次性のもの，インターナルインピンジメントを区別できる他の検査と組み合わせて実施する必要がある（Moen et al. 2010）。インピンジメントの付加的な形態については，本書の後半で紹介する。

　臨床検査の診断精度に関して述べる前に，特異度と感度，尤度比などの用語の定義について確認する必要がある。臨床検査における感度とは，患者が実際に疾患を有している場合，検査が陽性となる割合である（Portney & Watkins 1993）。感度を覚えるのに役立つ頭字語は SNOUT である。これは，感度の高い検査が陰性の場合，その疾患を

▶ ビデオ 11　Hawkins インピンジメントテスト

▶ ビデオ 12　烏口突起インピンジメントテスト

▶ ビデオ 13　水平内転インピンジメントテスト

▶ ビデオ 14　Yocum インピンジメントテスト

第 3 章　肩関節の臨床検査　69

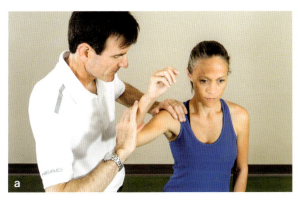
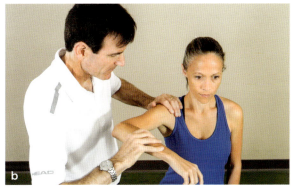

図 3.16　Hawkins インピンジメントテスト：(a) 開始姿勢，(b) 内旋方向へ力を加えた最終可動域。

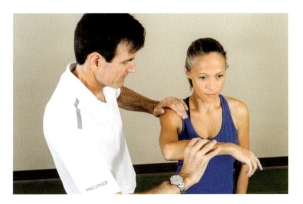
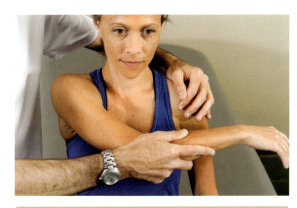

図 3.17　烏口突起インピンジメントテスト　　　図 3.18　水平内転インピンジメントテスト

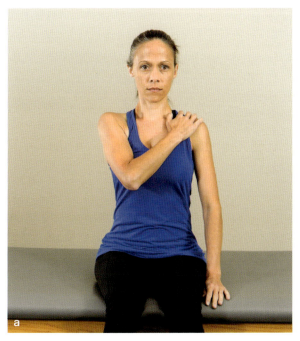
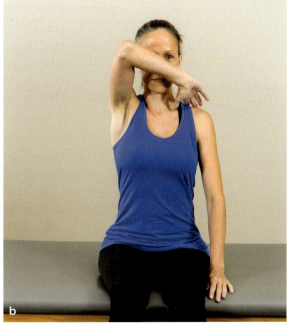

図 3.19　Yocum インピンジメントテスト：(a) 開始姿勢，(b) 終了姿勢。

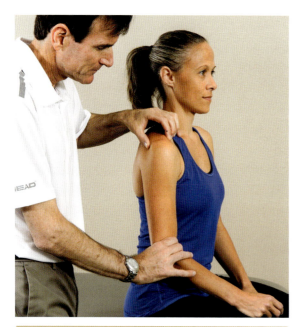

図 3.20 MDI サルカステスト

ビデオ 15 MDI サルカステスト

有している可能性が低く，除外できる (Sensitivity Negative rules the condition OUT) ことを表わす．特異度とは，患者が疾患を有していない場合に臨床検査が陰性となる割合である．特異度を覚えるのに役立つ頭字語は SPIN である．これは，特異度の高い検査が陽性の場合，その疾患を有している可能性が高い (Specificity Positive rules the condition IN) ことを表わす．感度と特異度が一般的に用いられるが，診断の確率を定量化できない推定値で表わすため，尤度比と比較すると有用性に乏しい (Michener et al. 2011)．尤度比の解釈として，2.0 以上の陽性尤度比では，患者が特定の検査で陽性となった場合，疾患を有する可能性が高くなる (Jaeschke et al. 1994)．同様に，0.50 以下の陰性尤度比では，患者が臨床検査で陰性となった場合，疾患を否定できる可能性が高くなる．1 つの検査だけでは，インピンジメントに起因する回旋筋腱板障害の病態を明らかにすることができないため，いくつかの検査結果を組み合わせて精度を高める必要がある．本章で述べた他の検査や，インピンジメントテストの診断精度についてもっと理解するためにはシステマティックレビューや他の書籍を参照するとよい (Ellenbecker 2004a, Hegedus et al. 2008, 2012)．

不安定性テスト

　肩の検査に含むべきもう 1 つの主要な臨床検査は，不安定性テストである．上腕骨頭偏位テストと誘発テストの 2 つが主に推奨され用いられる．この項では，両方の検査について述べる．

上腕骨頭偏位テスト

　肩関節不安定症を診断するにあたって，上腕骨頭偏位テストが重要であると考えている者もいる (Gerber & Ganz 1984, McFarland et al. 1996)．これらの検査は，近位上腕骨に目的とする方向へ慎重にストレスを加えることにより，関節窩に対する上腕骨頭の偏位量を評価する．上腕骨頭偏位テストには前方と後方，下方の 3 つの方向がある．下方上腕骨頭偏位テストは **多方向性不安定性 (multidirectional instability : MDI)** の評価にも参考になる (McFarland et al. 1996)．上腕骨頭偏位テストをする際は，ヒトの肩甲上腕関節がもつ偏位量の基準値を知っておくことが重要である．Harryman ら (1992) は，三次元空間追跡システム (three-dimensional spatial tracking system) を用いて，健常対象者の生体内での上腕骨頭偏位量を測定した．彼らは前方と後方引き出しテストにて，平均 7.8 mm の前方偏位と 7.9 mm の後方偏位を報告した．また，下方への肩の偏位は MDI サルカステスト (MDI sulcus test) で検証し，平均 10 mm の下方移動が測定された．この詳細な研究結果から，徒手的な上腕骨頭偏位テストにて，正常肩では前方−後方比が 1：1 であるとした．しかし，上腕骨頭偏位の左右対称性に関しては，この研究では解明できなかった．上腕骨頭偏位テストを用いる際に臨床的に重要なことは，最初に患側と比較するために健側の肩を検査することである．また，患者をリラックスさせるために，強引

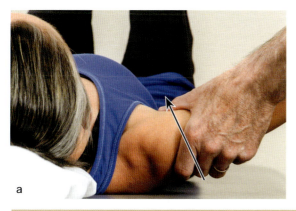 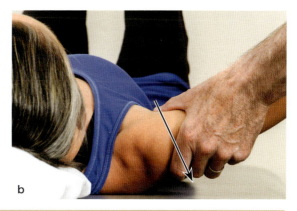

図 3.21 前方（a）後方（b）上腕骨頭偏位（引き出し）テスト

▶ ビデオ 16・17　前方・後方上腕骨頭偏位（引き出し）テスト

すぎないようにしっかりと把持し，上腕骨頭に迅速で加速的な動きを与えて偏位量と最終域感を評価することも重要である。

多方向性不安定性（MDI）サルカステスト

肩の安定性の評価において重要な検査は，MDIサルカステストである（図 3.20）。これは，肩甲上腕関節のMDIを確認するために行う基本的な検査である。この検査で下方への過剰な偏位がある場合，多くは前方や後方またはその両方への過剰な偏位を示す（McFarland et al. 1996）。また，このテストを肩関節下垂位で実施した場合は，上関節上腕靱帯と烏口上腕靱帯を評価する（Pagnani & Warren 1994）。これらの靱帯は，肩甲上腕関節内転位での上腕骨頭下方偏位に対抗する最も重要な安定化機構である（O'Brien et al. 1990）。この検査を実施する際，患者は座位姿勢にて両手を膝の上に置き，リラックスした肩関節下垂位とする。検者は一側の手で上腕骨遠位部を強引すぎずにしっかりと把持しながら，下方（垂直）への牽引を比較的素早く行う。可視される"サルカス徴候"（上腕骨頭の下方偏位と肩峰下腔の増加によって生じる，肩峰外側−上腕骨間の皮膚の領域）は通常MDIを有する患者でみられる（Hawkins & Mohtadi 1991）。

前方・後方偏位（引き出し）テスト

GerberとGanz（1984），McFarlandら（1996）は，前方・後方偏位テストは，患者がよりリラックスできるために背臥位姿勢で行うべきと考えた。この検査は，肩甲上腕関節外転の複数の肢位で検査する。したがって，肩甲上腕関節の前方関節包と関節包靱帯の特定の部分に選択的にストレスを与える。座位で肩関節下垂位（肩甲上腕関節 0°外転位）にて上腕骨頭偏位を検査する方法は，ロードアンドシフトテスト（load and shift test）と呼ばれる。図 3.21 に背臥位で行う前方と後方の上腕骨頭偏位を評価しグレード分けする方法を示した。関節窩が前方に30°傾いているため，偏位方向は前内側と後外側方向へ肩甲上腕関節の線に沿って動かさなければならない点に注意することが重要である（Saha 1983）。また検者は，図 3.21 のように肩甲骨面に患者の肩甲上腕関節が位置することを確認しなければならない。前方偏位の検査は，外転 0〜30°の間，30〜60°の間，60〜90°の間と 90°で行い，それぞれ上方，中間，下方関節上腕靱帯を評価する（O'Brien et al. 1990, Pagnani et al. 1994）。後方偏位検査は通常，下関節上腕靱帯の後方線維を除いては，関節包の厚みの違いはみられないので 90°外転位で実施する（O'Brien et al. 1990）。

この検査によるグレード分け（偏位を評価するた

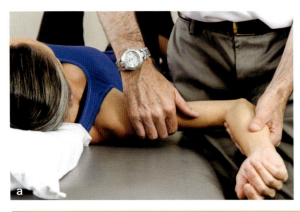
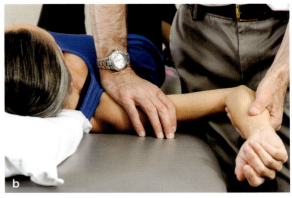

図 3.22 亜脱臼−整復テスト：(a) 90°外転位での最大外旋による亜脱臼，(b) 再配置。

> **ビデオ 18** 亜脱臼−整復テスト

めの）には，Altchek と Dines（1993）の分類を用いる。この分類では，グレード I は関節窩縁を乗り越えない範囲での関節窩内の上腕骨偏位と定義する。グレード II は関節窩縁に乗り上げる程度の上腕骨頭偏位を示し，偏位ストレスを除くことで自己整復が可能である。症状のない前方または後方へのグレード II の偏位は不安定性を示さないが，肩甲上腕関節には緩みがみられる。肩部痛と肩障害が認められる場合，片側性の肩甲上腕関節の偏位量の増加は，最終的に肩甲上腕関節不安定症の診断につながる可能性がある（Ellenbecker 2004a, Hawkins et al. 1996）。整形外科やスポーツ理学療法の臨床現場であまりみられないグレード III は，関節窩縁を乗り越える上腕骨頭の偏位を示し，偏位ストレスを除いても自己整復できない。Ellenbecker ら（2002）は，上腕骨頭が関節窩を乗り越えるかどうかの基準を用いることにより，上腕骨頭偏位テストの検者内信頼性が良好になると報告した。最終域感による分類やその他の推定量を用いると検者内・検者間信頼性が低くなり，上腕骨頭偏位テストの結果を正しく解釈することができなくなる（Ellenbecker et al. 2002）。

亜脱臼−整復テスト

亜脱臼−整復（subluxation−relocation）テストは，オーバーヘッド肢位で症状を有する場合や，オーバーヘッドアスリートの軽微な前方不安定性を同定するために用いられる重要な検査のうちの 1 つである。オリジナルの脱臼不安感テスト（apprehension test）では，外転と外旋の複合運動での患者の"不安感"を確認することが重要で，肩甲上腕関節全体の潜在的な不安定性を決定するのに適した方法である。ここで紹介する亜脱臼−整復テストは，実際の上腕骨頭の偏位を測定しない優れた不安感誘発テストである。最初は Jobe と Bradley（1989）によって発表され，肩甲上腕関節の軽微な前方不安定性が同定できるとされている。Peter Fowler 博士は，この検査の開発と応用に功績を残した（Jobe & Bradley 1989）。Fowler は水泳選手において **軽微な前方不安定性（microinstability）** と回旋筋腱板損傷の診断に迷うとき，補助診断のためにこの検査を用いることの重要性について述べた。亜脱臼−整復テストは前額面での 90°外転での外旋最終域で，患者の肩を保持して安定させることから開始する。検者は次に，軽度の前方亜脱臼ストレスを加える（**図 3.22a**）。前方偏位ストレスを加えるためには，上腕骨近位に亜脱臼ストレスを加えるようにする。そして，この亜脱臼ストレスによって患者の症状が再現するかどうかを尋ねる。亜脱臼による前方または後方痛が再現されたら，検者は手を患者の肩の前面に移動させ，後方または外側への直接外力を加える。手と肩

（検者と患者）の接触による肩前方痛を最小にするために，手はカップ状にして柔らかく実施する（**図3.22b**）。また，90°外転での外旋最終域で症状がうまく再現されない場合には，検者は外転110°や120°での亜脱臼操作を行う。この変法は，棘上筋腱下面と後上方関節窩の接触の可能性を増加させるためにHamnerら（2000）によって提案された。各外転肢位（90°，110°，120°）では，最初の亜脱臼から整復まで同じ順序で実施する。他の検査方法としては，前方リリーステスト（anterior release test）と整復テスト（relocation test）がある（T'Jonck et al. 1996）。

　この検査は亜脱臼による肩の前方痛または後方痛を再現し，整復操作にてその痛みが軽減または消失した場合を陽性とする。どの外転肢位においても前方偏位による亜脱臼操作で不安感がみられた場合は，潜在的な前方不安定性があることを示す。検査が陽性の場合は，軽い前方不安定性があることを示し，この操作で後方痛を認めた場合は二次性の肩甲上腕関節インピンジメント（前方痛）または後方，インターナルインピンジメントがあることを示す。この検査は，外転90°での90°以上の外旋（コッキング肢位）における，深部の後方痛を有する投球系のアスリートの後方インピンジメントを確認するために重要な臨床的指標の1つとなる。後方のタイプⅡのSLAP損傷は，亜脱臼−整復テストの陽性患者と相関がみられた（Morgan et al. 1998）。

ベイトン（Beighton）過可動性インデックス

　最後に，前述した偏位と誘発テストに加えて，肩機能不全患者の不安定性テストのために全体の可動性または全般的な過可動性を評価する一連の検査は，オーバーヘッドアスリートに対する肩の臨床評価においても重要となる（Ellenbecker 2004a）。Beighton過可動性スケール（インデックス）はCaterとWilkinson（1964）によって紹介され，BeightonとHoran（1969）によって修正された。このスケールは，5つの検査に基づいて全般的な過可動性を評価するが，そのうち4つの検査は両側に実施するため，全部で9つの検査を行う。両側に実施する検査は，第5中手指節関節の他動的な過伸展，前腕への母指の対立，肘関節と膝関節の過伸展である。5つ目の検査の体幹屈曲は両側には行わない。

　Beightonスケールの心理測定的な特性を報告している研究者もいて，信頼性推定値は0.74〜0.84であった（Juul–Kristensen et al. 2007）。確実な結論は得られていないが，過可動性の評価のためにそれぞれのテストがどの程度陽性でなければならないかを判断するためにカットオフ（最低）値が設定された（Cameron et al. 2010）。過可動性の陽性の基準として9つのうち2つを用いている研究や，4つを用いている研究がある（Ellenbecker 2004a, Cameron et al. 2010）。このスケールは，肩甲上腕関節不安定性を有する患者，またはROMや可動性の状態を把握する際に用いることができる（Ellenbecker 2004a）。

回旋筋腱板テスト

　現在，回旋筋腱板の筋腱単位の質を評価するためにいくつかの検査が推奨されている。これらの検査は回旋筋腱板の筋力評価（本章の徒手筋力検査のはじめに記載した）だけでなく，疼痛の再現や症状の誘発検査としても用いられる。

エンプティカンテストとフルカンテスト

　Itoiら（1999）は，エンプティカンテストやフルカンテストを単に回旋筋腱板の筋力の評価のために用いるだけでなく，回旋筋腱板損傷の存在を予測するための検査としての有効性を検証した。その結果，検査中に疼痛が生じたときよりも，筋力低下がみられたときのほうが高い予測値が示された。これら2つの検査に，回旋筋腱板の全層断裂を予測する能力に有意差はみられなかった。そして，著者らは両方の検査が棘上筋の検査として使用できると結論づけた。

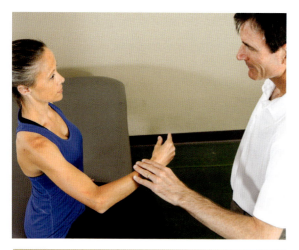

図 3.23 シャンパン（champagne）テスト

棘上筋に対するシャンパン（champagne）テスト

　Chalmers ら（2016）は，屈曲 30°，外転 30° とわずかな外旋肢位での棘上筋に対する検査肢位を紹介し（**図 3.23**），"シャンパントースト肢位" と呼んだ。シャンパントースト肢位と Jobe エンプティカンテストにおける棘上筋と三角筋の筋活動を筋電図で分析した結果，筋活動比に重要な所見がみられた（Chalmers et al. 2016）。三角筋活動に対する棘上筋活動の比率は，シャンパントースト肢位では 4.6，一般的な Jobe エンプティカンテストでは平均 0.8 を示した。Chalmers ら（2016）は，シャンパントースト肢位において棘上筋の筋活動がより大きく検出できたことから，この肢位が棘上筋の筋力評価のために推奨できると結論づけた。前述した Itoi ら（1999）による Jobe エンプティカンテストでの棘上筋全層断裂を予測できるかに関する研究と同じように，この検査の病態を特定する能力や診断精度をより完全に理解するためにさらなる研究が必要である。

肩甲下筋テスト

　一般的に，肩甲下筋の筋腱単位を評価するためには，Gerber のリフトオフ肢位（**図 3.12**），ナポレオン（Napoleon）またはベリープレス（Belly Press）テスト（**図 3.24**），ベアーハグ（Bear Hugger）テスト（**図 3.25**）の 3 つが用いられる（Pennock et al. 2011）。研究では，この 3 つの検査のオリジナル肢位に 10° 前後変動を加えた肢位で肩甲下筋の筋活動を評価した。この研究（Pennock et al. 2011）では，3 つのすべての検査で肩甲下筋の筋活動が大きく，肩甲下筋の筋腱単位を評価するために推奨されると結論づけた。

関節唇テスト

　文献には関節唇を評価するための臨床検査が数多く記載されている。関節唇は，関節の凹面を補強するために関節窩を深くし，関節上腕靱帯の付着部となるなど，いくつかの重要な機能を担っている。関節唇損傷を伴った場合，凹面による関節窩への上腕骨圧縮機能が 50％ 低減する（Matsen et al. 1991）。投球系のアスリートにおいて，90° 外転位での外旋による投球動作の加速期では，前方並進力が大きく体重の 50％ にも達する（Altchek et al. 1992）。関節唇に対する上腕骨頭の繰り返しの偏位は関節唇損傷の原因となり，関節窩からの断裂または剥離が起こりうる。

　関節唇の病変としては，断裂の他に関節窩からの剥離も報告されており，臨床的で頻度の高い関節唇病変として Bankart 損傷と SLAP 損傷がある。1906 年に Perthes が，最初に反復性前方不安定症患者の前方関節唇剥離について報告した。関節唇損傷に対する外科的修復方法については，Bankart（1923, 1938）が最初に報告し Bankart 修復術と名づけた。Bankart 損傷は，脱臼の 85％ にみられ（Gill et al. 1997），右肩で 2 時から 6 時の間，左肩で 6 時から 10 時の間に関節唇の剥離が生じる。前下関節唇の剥離は，一般的に肩甲上腕関節不安定症患者にみられる，上腕骨頭の前方と下方への偏位の増加の結果として引き起こされる（Speer et al. 1994）。

　肩甲上腕関節の前下方部分の関節唇剥離に加えて，類似した関節唇剥離は関節唇の上方部分に生じる。前後上方関節唇（SLAP）損傷は，上方関節窩から前後上方関節唇が剥離する状態と定義され

第 3 章 肩関節の臨床検査   75

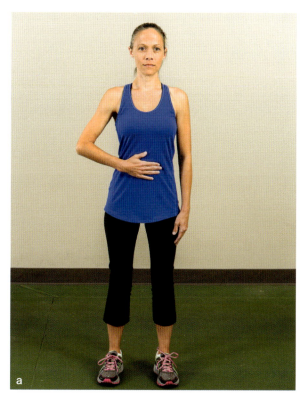
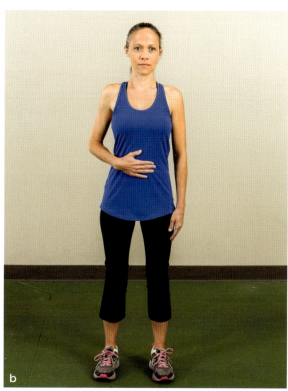

図 3.24　Napoleon（Belly Press）テスト：(a) 正常な"陰性"検査，(b) 肩甲下筋断裂による陽性検査でみられる手関節の掌屈と肩関節の伸展による代償動作。

る（第 6 章参照）。Snyderら（1990）は，上方関節唇損傷を 4 つのタイプに分類し，その後，損傷の形態について詳細な研究がなされていくにしたがって付加的な分類が追加された。タイプⅠは関節唇の摩耗による断裂，タイプⅡからタイプⅣは，上腕二頭筋腱病変の有無にかかわらず，関節窩から関節唇が剥離している状態である（Snyder et al. 1990）。上方関節唇損傷により受ける影響のうちの 1 つは，関節窩上方部分に付着する上腕二頭筋長頭腱に影響を与えることである。上方関節唇の健全性と上腕二頭筋腱による支持が失われると，肩の静的安定性が著しく損なわれる（Cheng & Karzel 1997）。ChengとKarzel（1997）は，SLAP 損傷が 10 時から 2 時の位置で生じることから，上方関節唇と上腕二頭筋腱による支持が，肩甲上腕関節の安定化に重要な役割を担っているとした。彼らは，SLAP 損傷により肩甲上腕関節の回旋力に抵抗する能力が 11 〜 19％減少し，下肩甲上腕靱帯の前方部分に加わる張力も 100 〜 120％増加

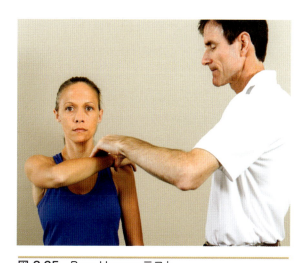

図 3.25　Bear Hugger テスト

することを見出した。これは，上方関節唇損傷が認められる場合，関節包靱帯に加わる負荷が有意に増加することを示している。

関節唇損傷の評価に用いられる臨床検査について述べる前に，関節唇損傷の損傷機序について説明する。これは，上方関節唇損傷の検査に推奨さ

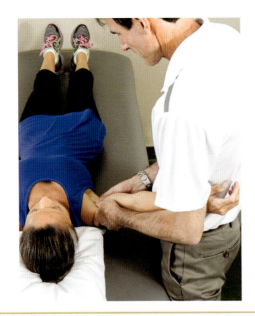

図 3.26　クランクテスト

れる肢位や手順を理解するための一助となる。Andrews と Gillogly（1985）は，最初に投手における関節唇損傷について触れ，機能不全にいたる主な機序として上腕二頭筋付着部の張力が原因であると述べた。彼らが提唱した理論は，投球動作のフォロースルー期における肘の伸展を減速するため，上腕二頭筋に作用する大きな牽引力に起因するとした。近年の仮説は，Burkhart と Morgan（1998）による，投球系のアスリートやオーバーヘッドアスリートにより一般的な後方タイプ II の SLAP 損傷の発見によって発展していった。この後方の損傷は，Burkhart と Morgan（1998）が概説した "ピールバックメカニズム（peel-back mechanism）" によって説明することができる。外転位で上肢が最大外旋する際の捻れ力は，上腕二頭筋と後方関節唇の "ピールバック（剥がす）" であると考えられる。本章で述べるいくつかの検査は，Burkhart と Morgan（1998）が概説したピールバックメカニズムと同様の外転外旋肢位を用いて上方関節唇損傷を特定している。Kuhn ら（2000）は，SLAP 損傷の発生原因として考えられる 2 つの一般的なメカニズム（牽引力とピールバックメカニズム）によって生じる力を屍体標本を用いて測定し比較した。彼らは，牽引力よりもピールバックメカニズムにおいて損傷にいたる負荷が有意に低く，この負荷に対する上方関節唇の脆弱さを示した。

　関節唇損傷を評価するための検査は，一般的なものと特異的なものがあり，その両方をここで述べる。なお，診断精度については多くの研究で報告されている（Hegedus et al. 2012, Stetson et al. 2002）。

一般的な関節唇テスト

　クランクテスト（clunk test）（図 3.26）やサーカムダクションテスト（circumduction test）（図 3.27），コンプレッションローテンションテスト（compression rotation test）（図 3.28）などの一般的な関節唇検査の多くは，関節窩の切れ目に対して上腕骨を長軸方向に圧縮する。それにより，臼と杵のように断裂した関節唇または上腕骨頭と関節窩の間の分離した関節唇片を挟み込むこもうとする（Andrews & Gillogly 1985, Ellenbecker 2004a, Liu et al. 1996, Stetson et al. 2002）。もう 1 つの検査は，関節唇を挟み込むための運動メカニズムに圧縮回旋型を用いているクランクテストである（Liu et al. 1996）。サーカムダクションテストとクランクテストは，検者の手による圧縮と回旋にて関節唇断裂を挟み込むように関節窩周辺を文字通りこすりつける。これらの検査を臨床的に応用する際に重要なことは，関節からの "異音" を引き起こす上腕骨頭偏位の増加だけでなく，動作中の軋音や軋みを高い頻度でみつけることである。これらの検査が陽性の場合，一般的に患者が経験する疼痛が再現される。しかし，異音の発生や上腕骨頭が関節端を乗り越えるような感覚は，関節唇の断裂を示すものではないため，経験の浅い臨床家の場合，検査所見の解釈を錯覚することがある。したがって，検査結果を完璧に解釈するためには，検査と関連した疼痛の訴えに加えて，緩みや軋音の種類，検査中の感覚に注意することが重要である。

第 3 章　肩関節の臨床検査　77

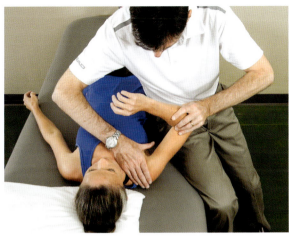
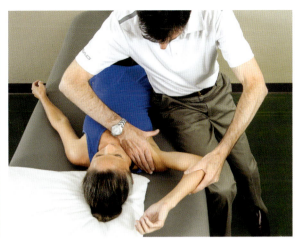
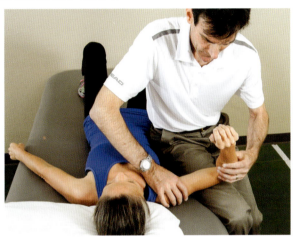

図 3.27　サーカムダクションテスト

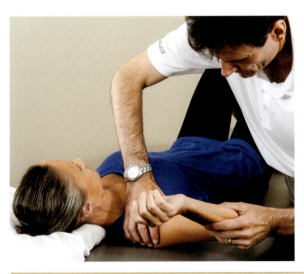
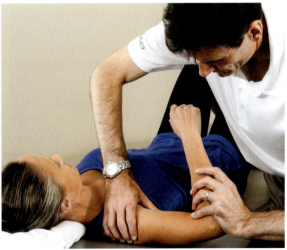

図 3.28　コンプレッションローテンションテスト

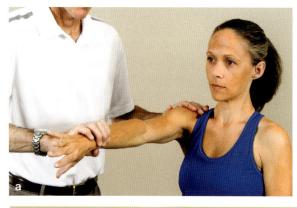 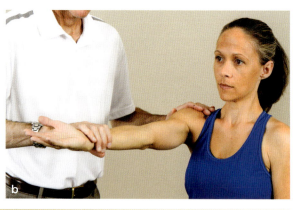

図 3.29　O'brien の圧迫テスト：(a) 開始肢位（母指が下を向く，つまり内旋位），(b) 終了肢位（手掌が上を向く，つまり外旋位）。

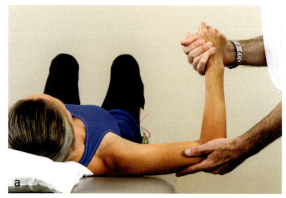

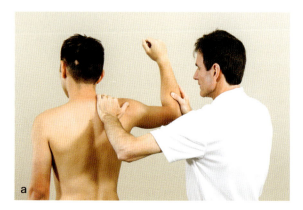

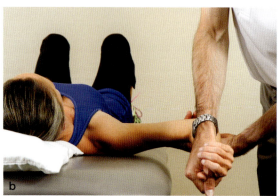

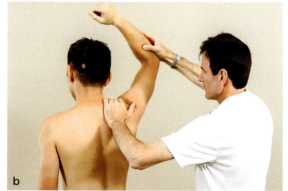

図 3.30　外旋回外上方関節唇テスト：(a) 開始肢位，(b) 終了肢位。

図 3.31　動的関節唇剪断テスト：(a) と (b) は検査に用いる外転可動域。

▶ ビデオ 19　外旋回外上方関節唇テスト

▶ ビデオ 20　動的関節唇剪断テスト

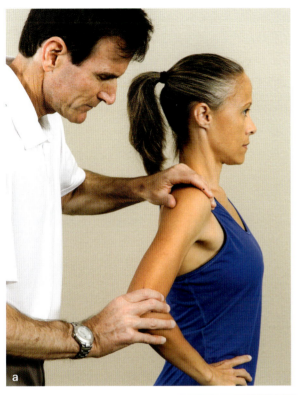 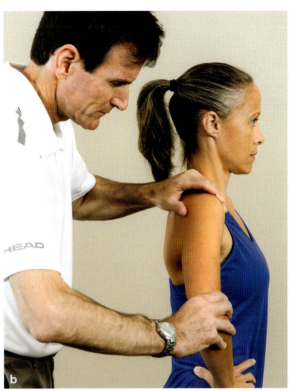

図 3.32　前方スライドテスト：(a) 開始肢位，(b) 終了肢位。

> ビデオ 21　前方スライドテスト

上方関節唇（SLAP）テスト

今日，整形外科およびスポーツ医学におけるすべての臨床検査に関する文献のうち，上方関節唇損傷を同定するための検査に関する文献のほうが，肩の他の構造に対する検査に関するものよりも多い。最も一般的な 2 つの SLAP テストのバイオメカニクス的な目的は，上腕二頭筋長頭腱への張力またはピールバックメカニズムを引き起こすことである（Michener et al. 2011）。これらのメカニズムは，上方関節唇へのかなりの緊張を引き起こして患者の症状を再現する。これらの検査でも，しばしば肩からのクリック音を生じるが，ほとんどの検査に一貫してみられる特徴は，患者の痛みの再現である。特に，上方関節唇の緊張のために上腕二頭筋の筋緊張を与える検査には，O'Brien の圧迫テスト（active compression test）（O'Brien et al. 1998）（図 3.29）と三森テスト，スピードテスト（Spped's test）（Bennet 1995），バイセプスロードテスト（biseps load test）（Kim et al. 2001）がある。これらの検査はすべて，検者の抵抗による上腕二頭筋の自動収縮を介して牽引力を加える（Ellenbecker 2004a）。

関節唇に対する別の検査には，投球動作のコッキング肢位でのピールバックメカニズムを模した外転外旋肢位を用いるものがある。これらの検査には，外旋回外上方関節唇テスト（external rotation supination superior labral test）（図 3.30）と，動的関節唇剪断テスト（dynamic labral shear test）（図 3.31）がある（Cook et al. 2012, Myers et al. 2005）。もう 1 つの検査は前方スライドテストと呼ばれ（Kibler 1995, Michener et al. 2011）（図 3.32），肩関節内旋位にて骨盤に手を置いた姿勢をとり，検者による前方および上方への動きを介して関節唇損傷を誘発する。前方スライドテストの陽性

（疼痛やクリック音またはポップ音の再現）は，ポッピング（popping）やキャッチング（catching），クリッキング（clicking）などの病歴の所見と組み合わせることで，タイプIIからIVの関節唇損傷に対して中等度の診断的有用性があるとされた（Michener et al. 2011）。

関節唇テストの診断精度

多くの関節唇テストに対する診断データは，研究によって大きく異なる。特に重要なのは，各検査の発案者による研究結果に匹敵する診断精度を，他の研究者が再現することが難しい点である。臨床に応用するために，これらの検査の解釈に重要な条件の1つは，報告された優れた診断精度を再現できる検者の能力である。

いくつかの研究グループ（Cook et al. 2012, Hegedus et al. 2012, Michener et al. 2011, Pandya et al. 2008）が，臨床的な関節唇テストの診断精度について最新の論文を検証した。Hegedusら（2012）の論文では，O'Brienテストの感度は11〜98％，特異度は47〜99％であった。また，圧迫回旋テストに関する同様の報告では，感度が76〜98％，特異度が24〜26％であった（Hegedus et al. 2012）。これらの研究は，それぞれ最終的に関

節鏡視下手術または磁気共鳴映像法（MRI）から得られた所見に対する臨床検査手技の効果を比較し，結論として，整形外科的徒手検査を用いた関節唇損傷の正確な診断は困難であるとした。非造影MRIを用いた先行研究では，SLAP損傷の診断は感度が42〜98％で，特異度は71％であったと報告された（Ruess et al. 2006）。一方，造影MRIを用いたSLAP損傷の診断では，感度が67〜92％，特異度が42〜91％で診断精度が向上した（Jee et al. 2001）。さらなる研究は，関節唇の最も効率的で有効な評価を得るために，関節唇テストを組み合わせて評価することが臨床家の一助となる。

まとめ

本章では，包括的な肩関節検査で必要となる重要な構成要素を示した。この要素は本書の後半部分における治療の準備となる。整形外科的徒手検査の応用による可動性や筋力，肩甲骨機能不全に対する評価により，特に肩関節機能不全患者を治療するための高いレベルでの根拠に基づくリハビリテーションプログラムを立案することができる。

（穐山　大輝）

肩関節損傷の病態

臨床家は，肩関節に病変を有する患者の詳細な初期評価を行った後，客観的な知見に基づいて治療およびリハビリテーションの達成目標を立てる。一般的にこれらの目標には，ROM の回復，関節包の緊張の正常化，筋力，持久力，および最終的には肩関節複合体周囲のフォースカップルにおける筋バランスの改善，さらには疼痛および患者の症状を減少させることが含まれる。これらの目標が達成されることで完全な機能回復が可能となる。

肩関節のリハビリテーションの達成目標は，ROM 測定，（徒手または測定機器を用いての）筋力測定，疼痛誘発検査，肩の整形外科的スペシャルテスト（第 3 章）を用いた不安定性または可動性（またはその両方）の評価，さらには肩に特異的な機能的評価尺度を用いることで客観的に測定し，定量化することができる。このような評価尺度には，Simple Shoulder Test（SST）（Matsen et al. 1994），Modified American Shoulder Elbow Surgeons Rating Scale（ASES）（Beaton & Richards 1998）および Single Assessment Numeric Evaluation（SANE）（Williams et al. 1999）がある。また，Kerlan Jobe Orthopaedic Clinic（KJOC）の肩と肘のスコア（Kraeutler et al. 2013）はオーバーヘッドアスリートに特異的な尺度である。これらのリハビリテーションの達成目標および対応する客観的評価により，後の章で述べるエビデンスに基づく段階的リハビリテーションの立案が可能になる。しかし，その解説をはじめる前に，整形外科およびスポーツ医学でみられる肩関節の一般的な診断を理解するために，肩損傷の病態について説明する。

回旋筋腱板（ローテーターカフ）損傷

回旋筋腱板損傷は，基本的に Neer（1972, 1983）が提唱したインピンジメント症候群が進行した病態であると理解されている。この考え方は，回旋筋腱板損傷を有する患者の治療および外科的手術の方法に大きく影響を与える一方，他の受傷機序についても検証されている。それぞれの受傷機序が腱板にどう影響するかを理解することで，回旋筋腱板損傷をより包括的に理解することが可能となり，この損傷に対するエビデンスに基づく治療戦略の構築につながる。本項では，回旋筋腱板損傷につながる重要な病態生理学的要因について論じる。これらには，（一次性および二次性）肩峰下インピンジメント，伸張負荷（tensile overload），外傷性腱損傷，および関節内（下面，後面）インピジメントが含まれる。後半部分では，回旋筋腱板と肩甲骨周辺筋群の強化に焦点をあてた治療プロセスと，ROM の正常化による機能回復のための具体的な戦略について説明する。

肩峰下（一次性）インピンジメント

　肩峰下（一次性）インピンジメント症候群は，回旋筋腱板が上腕骨頭と骨頭を覆う肩峰の前方1/3，烏口肩峰靱帯，烏口突起，または肩鎖関節の間での圧迫による直接的な結果として生じる（Neer 1972, 1983）。肩峰と回旋筋腱板腱の上表面との間の生理学的空間は，**肩峰下腔（subacromial space）**と呼ばれる。前後方向からの胸部X線写真を用いて測定したところ，肩に痛みを有する患者では7〜13 mm（Golding 1962），正常肩では6〜14 mm（Cotton & Rideout 1964）の幅を有してたと報告された。

　肩関節のバイオメカニクス研究により，肩の挙上に伴う肩峰への圧縮応力の理論的な推定値が得られている。PoppenとWalker（1978）は，この力を体重の0.42倍と算出した。肩峰に対する圧縮応力の最大値は，肩関節挙上角度85〜136°の位置でみられた（Wuelker et al. 1994）。投球動作の加速期およびフォロースルー期における肩の前方屈曲，水平内転および内旋位では，棘上筋，棘下筋，さらには上腕二頭筋腱が摩耗することで肩峰下インピンジメントが生じる可能性がある（Fleisig et al. 1995）。これらのデータは，（一次性）肩峰下インピンジメント症候群が回旋筋腱板損傷の原因である可能性を示す科学的根拠となっている。

　Neer（1972, 1983）は，回旋筋腱板損傷に関連して，3段階の一次性インピンジメントについて説明した。ステージIの**浮腫および出血**は，オーバーヘッド活動に伴う衝突による腱の機械的刺激の結果生じる。これは若年アスリートの患者に特徴的に観察され，保存療法により回復可能であると述べられている。インピンジメントまたは衝突性疾患のこの段階では，他の2つの段階と同様にインピンジメント徴候陽性，有痛弧徴候，および筋力低下などの症状やさまざまな身体的徴候がみられる。Neerが説明した衝突性疾患のインピンジメントのステージIIは，**線維症および腱炎**と呼ばれる。これには，機械的炎症の繰り返しから生じる，肩峰下滑液包の肥厚または線維症が含まれる。この

段階の損傷の好発年齢は25〜40歳である。**骨棘および腱断裂**と呼ばれるNeerの分類におけるステージIIIインピンジメント病変は，回旋筋腱板への機械的な圧迫が繰り返された結果発生する。この段階では回旋筋腱板の完全断裂または部分断裂，上腕二頭筋腱損傷，および肩峰と肩鎖関節の骨変化が関連する。反復的な肩へのストレスによる骨変化に加えて，もともとの肩峰の形状も関連する。

　肩峰構造（acromial architecture）と呼ばれる肩峰の独特の形状は，回旋筋腱板の完全断裂と関連して研究されている。Bigliani ら（1991）は，肩峰構造をタイプI（フラット），タイプII（弯曲），タイプIII（フック）の3種類に類型化した。タイプIII，つまりフック型肩峰では70%の屍体に回旋筋腱板の完全断裂が認められたが，タイプI肩峰では3%のみであった（Bigliani et al. 1991）。臨床検査が行われた患者200人においても，関節造影検査において陽性となった80%がタイプIIIの肩峰であった（Zuckerman et al. 1992）。

肩峰下（二次性）インピンジメント

　肩峰下インピジメント症候群は肩甲上腕関節の不安定性が根本的な要因となっている（Andrews & Alexander 1995, Jobe et al. 1989）。投球動作またはオーバーヘッド活動に伴う過度の負担に起因した関節包靱帯および関節唇などの肩甲上腕関節の静的安定機構の脆弱化は，肩甲上腕関節の前方不安定性を引き起こす可能性がある。上腕骨頭の並進運動が増大し，それに引き続いて肩関節に不安定性が生じた結果，上腕二頭筋腱および回旋筋腱板に衝突が生じる可能性がある（Andrews & Alexander 1995, Jobe et al. 1989）。回旋筋腱板の動的安定化機能が疲労および腱損傷によって低下すると，肩甲上腕関節の安定性が漸進的に低下する（Andrews & Alexander 1995）。肩関節不安定性および衝突が継続する場合，二次性インピンジメントは回旋筋腱板断裂につながる可能性がある（Andrews & Alexander 1995, Jobe et al. 1989）。

伸張負荷

回旋筋腱板損傷のもう1つの発生要因は、**関節内で遠心性負荷が繰り返し加わる**ことである。オーバーヘッドスポーツ活動の減速期およびフォロースルー期の間に回旋筋腱板筋後部に高負荷で反復的な伸張性筋活動が生じることで、腱への過負荷による構造の破綻につながる可能性がある（Andrews & Alexander 1995, Nirschl 1988）。Nirschlらが示した**血管線維芽細胞増殖**と呼ばれる病理学的変化は腱損傷の初期段階で生じ、継続的な伸張負荷によって回旋筋腱板断裂へと進行することがある（Andrews & Alexander 1995, Nirschl 1988）。血管線維芽細胞増殖は、これまで考えられてきたような腱の炎症ではなく、反復的なストレスによって生じた腱損傷においてみられる病理学的応答であり、これが腱変性につながる。

Kraushaar と Nirschl（1990）が行った上腕骨外側上顆炎に関連する短橈側手根伸筋腱の組織学的研究によると、損傷した腱にはある固有の特徴があることが示された。研究結果から、腱損傷をより正確に示すためには**腱炎（tendinitis）**ではなく**腱症（tendinosis）**という用語を使用することをすすめている。病理組織学的研究では、慢性的なオーバーユース（使いすぎ）の部位から採取した腱には、マクロファージ、リンパ球または好中球が多数含まれないことが明らかになっている。この結果に基づくと、腱症は線維芽細胞の高密度の増殖、血管肥厚、および破壊されたコラーゲンの存在を特徴とする退行性変化のようである（Kraushaar & Nirschl 1990）。Kraushaar と Nirschl（1990）は、急性炎症細胞が存在しないにもかかわらず腱炎ではなぜ痛みを伴うのか、なぜコラーゲンが成熟しないのかは不明であると指摘している。

高いスキルを有する投手を対象にしたバイオメカニクス研究では、投球動作の減速期の間に関節の伸延、水平内転、および内旋に抵抗するために、回旋筋腱板に生じる引張応力が1,090 Nに及ぶことが報告されている（Fleisig et al. 1995）。関節唇不全

と同様に、後天的または先天的な関節包の弛緩性の存在は、回旋筋腱板筋−腱複合体に対する引張応力を大きく増大させる可能性がある（Andrews & Alexander 1995, Jobe et al. et al. 1989）。

外傷性腱損傷

前述の回旋筋腱板の分類とは異なり、外傷性腱損傷を伴う症例は、過去のまたは一過性の外傷の既往に伴うことが多い（Andrews & Alexander 1995）。受傷時に加わる力は、正常な腱の許容範囲を上まわる。上腕骨大結節の骨剥離を伴う回旋筋腱板の完全断裂は、一過性の外傷性エピソードによっても生じる可能性がある。Cofield（1985）によれば、正常な腱は全体の30%以上が損傷を受けて強度が大幅に低下しなければ断裂することはない。問診において、患者は腱損傷を引き起こした一過性のエピソードを報告することが多い。しかし、繰り返される微小外傷性損傷および腱変性により、腱が弱化していた結果、患者が説明するようなある出来事（事故など）に伴う大きな負荷によって断裂した可能性がある。過去においては、回旋筋腱板の完全断裂に対して良好な機能的成果を得るためには、外科的治療およびその後のリハビリテーションが必要であった（Neer 1972）。しかし、Kuhnら（2013）の研究では、回旋筋腱板完全断裂の患者に対して計画的なリハビリテーションプログラムを実施した結果、2年間の追跡調査で患者の最大75%において機能改善および症状緩和がみられた。この研究において2年間の経過観察期間中に手術を必要とした患者は全体の25%のみであった。この研究結果から、回旋筋腱板筋の完全断裂を有する患者であっても、リハビリテーションが第一選択としては適切であろう。機能の改善や症状の軽減がみられない場合には、手術がすすめられることもある（Kuhn et al. 2013）。

関節内（インターナル）インピンジメント

若年アスリートの肩にみられる回旋筋腱板下面の損傷のもう1つの原因は、**関節内（インターナ**

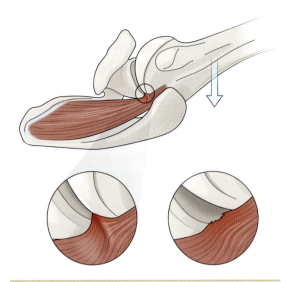

図 4.1 後方または下面インピンジメント

Walch ら, 1992 より作図。

ル，後方，内側，または下面）インピンジメントと呼ばれるものである（Jobe & Pink 1994, Walch et al. 1992）。これは，もともと Walch ら（1992）が肩関節鏡検査時に肩を外転 90°，外旋 90°に位置させた際に最初に観察された現象である。肩外転 90°および外旋 90°に位置させると，棘上筋および棘下筋腱が後方に回転する。これらの腱がより後方に向くことで，腱の下面が後上の関節唇に擦りつけられ，上腕骨頭と後上関節窩の間で挟まれたり，圧迫されることになる（**図 4.1**）（Jobe & Pink 1994）。スポーツまたは作業現場で，一般的にはオーバーヘッド位置から 90°外転および 90°以上の外旋により肩後部の痛みが生じる場合，おそらく関節内インピンジメントが生じていると考えられる。

　関節鏡で整復テスト中に確認される最大外旋位および 90°の外転を伴う上腕骨頭部の前方移動は，回旋筋腱板腱の下面に機械的摩擦や毛羽立ちを生じさせる可能性がある。回旋筋腱板が適切に機能していない場合，三角筋後部線維によってさらなる損傷が生じる可能性がある。三角筋後部線維の走行は，上腕骨頭を関節窩に押し付け，骨，腱および関節唇の病変を増悪させる（Jobe & Pink 1994）。Walch ら（1992）は，投球中に肩の痛みを伴う 17 人の投手を関節鏡検査で評価し，8 つの回旋筋腱板部分断裂および 12 の後上関節唇損傷を生じた関節内インピンジメントを確認した。後上関節唇への回旋筋腱板の下面の衝突は，オーバーヘッドアスリートにおいて有痛性の構造的疾患の原因となりうる。

　オーバーヘッドアスリートにおける関節内インピンジメントまたは下面衝突の概念を確認するさらなる研究が発表されている（Halbrecht et al. 1999, Paley et al. 2000）。Halbrecht ら（1999）は，外転 90°および外旋 90°の位置で撮影した MRI 画像を用いて，棘上筋腱の下面と後上関節窩との接触を確認した。10 名の大学野球投手を検査した結果，10 名全員にこの肩関節位置での物理的接触がみられた。Paley ら（2000）は，41 人のプロ野球投手の利き腕側の肩の関節鏡による評価に関する研究を発表した。関節鏡を用いた評価では，利き腕側の肩の全例で，回旋筋腱板と後上関節唇との間で後方下面衝突が生じることを見出した。これらのプロ投球選手では，93％が回旋筋腱板下面に毛羽立ちを有し，88％に後上関節窩の毛羽立ちがみられた。

　Mihata ら（2010）は，投球動作のコッキング期における肩甲上腕関節水平外転が，肩の後部インピンジメントに与える影響について検討した。その結果，関節側の棘上筋腱および棘下筋腱は，肩甲骨面および水平外転が 15°と小さかった場合と比較して，30°および 45°水平外転において後上関節唇に対する接触圧が大きかったことが確認された。これは，肩に損傷を有する投手はより大きな肩水平外転位（腕の遅れまたは過水平外転）をとる可能性があり，臨床的に大きな意味をもつ（**図 4.2**）。90°肩外転での水平外転の詳細な評価は，関節内（後面または下面）インピンジメントを有する（投球動作を行う）選手に対する包括的な評価およびリハビリテーションにおいて重要であり，回旋筋腱板の関節面に生じる接触圧を最小にするための取り組みが必要不可欠である。

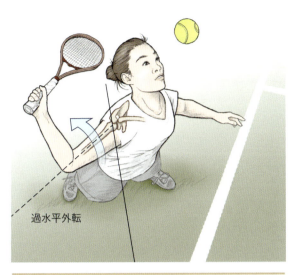

図 4.2 エリートテニス選手が肩甲上腕関節の過水平外転を示した例

肩関節不安定性

　肩甲上腕関節の不安定性に関連して，多くの分類および用語が存在する。例えば，急性と慢性，初回と再発，外傷性と非外傷性，随意性と非随意性，亜脱臼と脱臼，および一方向と多方向などがあげられる（Hawkins & Mohtadi 1991）。これらは客観的なテストに加えて，多くは患者への主観的な問診によっても明らかになる。肩甲上腕関節の不安定性は，疾患または病態の範疇と考えることが重要である（Hawkins & Mohtadi 1991）。

　Matsen ら（1991）は，肩の不安定性の段階を分類し記述的に定義するために，頭文字をとって TUBS と AMBRI という 2 つの略語を使用している。この 2 つの不安定性を示す略語は，不安定性のなかでも最終段階を表わしている。TUBS は，外傷性一方向性不安定性（Traumatic Unidirectional Instability）にバンカート（Bankart）損傷を伴う患者を表わし，通常，不安定性を改善するためには外科的手術（Surgery）が必要になる。アメリカンフットボールのクォーターバックが，パスの準備動作で肩関節外転，外旋位となっているところにタックルを受けるといった状況が，TUBS の典型的な受傷機転である。この例でみられるような過剰な外旋，水平外転，外転を生じさせる強い負荷は，肩甲上腕関節の前方脱臼を引き起こすことが多い。その結果，肩甲上腕関節の安定性を回復させるために，Bankart 損傷（関節窩から前下関節唇が剥離する）を修復する必要性が生じる。また，TUBS 患者は，一過性の外傷により一方向性の脱臼が生じるため，一般的に「torn loose」（外傷を起因とする肩関節の不安定性が高い）患者とも呼ばれる。

　AMBRI タイプの不安定性は，非外傷性（Atraumatic）であり，ほとんどの場合多方向性（Multidirectional）で，両側肩関節弛緩性（Bilateral glenohumeral joint laxity）および全身関節弛緩性を有する患者に生じる。通常これらの患者には，リハビリテーション（Rehabilitation）の効果が得られやすい。また，手術が必要な場合は，Inferior capsular shift 法が最も頻繁に実施される。AMBRI 患者は前述の「torn loose」の例とは対照的に，「born loose」（生まれながらに肩関節の弛緩性が高い）患者とも呼ばれる。AMBRI タイプの患者の典型的な例は，若年層の女性バレーボール選手が動作の反復によって肩前部に痛みが生じ，オーバーヘッド動作の実施が難しいといったものがある。

肩甲上腕関節不安定性の方向

　肩関節不安定性の具体的な検査に関する前章の補足として，具体的にどの方向に不安定性を有するのかを考察し，それを明確に定義することが必要である。文献では前方，後方，および多方向の 3 方向が典型的である（Hawkins & Mohtadi 1991, Jobe & Bradley 1989）。これらの不安定性の方向は，関節窩上を上腕骨頭が動く方向にしたがって名づけられている。

前方不安定性

　肩甲上腕関節前方不安定性では，上腕骨頭が関節窩に対して前方向に過度に偏位し，疼痛，不安感ま

たは機能不全を呈する。肩の脱臼は人体の脱臼のおよそ45%を占めており（Kazar &Relovszky, 1969），そのうち85%は前方脱臼である（Cave et al. 1974）。烏口下脱臼は，肩関節前方脱臼の最も一般的なタイプである（Matsen et al. 1998）。通常，烏口下脱臼を引き起こすメカニズムでは，肩関節外転，伸展および外旋力の組み合わせにより関節包前部および関節包靱帯，関節窩および回旋筋腱板に負荷が加わる（Matsen et al. 1998）。

後方不安定性

肩甲上腕関節後方の不安定性では，上腕骨頭が関節窩に対して後方に過度に偏位することで症状を呈する。最も一般的な肩関節後方脱臼は，肩峰下脱臼である。後方脱臼ではしばしば嵌頓（ロッキング）が生じる（Hawkins et al. 1987）。後方脱臼の発生はわずか2%と報告されているが，最も見逃されがちな不安定性である（Matsen et al. 1998）。

多方向性不安定性

1962年に，Carter Roweは非外傷性の不安定性が複数の方向で生じる可能性があることをはじめて報告した。NeerとFoster（1980）は，複合型の不安定性を**多方向性**（**multidirectional**）と呼んだ。多方向性の不安定性（multidirectional instability：MDI）には，上腕骨頭が主に関節窩に対して下方向に過剰なゆるみが生じる下方不安定性に加えて，前方または後方（または前方と後方の両方）への過剰な不安定性が同時にみられる。MDIサルカステストは，多方向性の不安定性を有する患者を同定するために用いる重要な検査法である（McFarland et al. 1996）。

他の用語について

不安定性と弛緩性の違いに注意することが重要である。**弛緩性**（**laxity**）は，負荷が加わったときの関節窩に対する上腕骨頭の移動量として定義することができる（Matsen et al. 1992）。弛緩性を

定義する際には，上腕骨の位置と加わる力の方向の両方を参考にすべきである（Borsa et al. 1999）。**不安定性**（**instability**）は，ストレスが加わった時に，関節窩に対する上腕骨頭が症状を伴い**過度に移動すること**と定義することができる。Matsenら（1992）によると，この過剰または「望ましくない」移動は肩の機能を低下させ，臨床症状を引き起こす。肩関節の弛緩性の程度には個体差があるが，臨床症状および機能制限を有するものだけが不安定性を有すると定義できる。したがって，肩関節に病変を有する患者を評価する際にはこれらの用語を適切な文脈で使用することが重要である。

関節唇病変と損傷

上方関節唇の損傷は本質的に複雑な性質を有しており，臨床上，相当な難題といえるだろう。機能に制限のない状態で復帰するためには，適切な診断，外科的管理，およびリハビリテーションの組織的取り組みを一体化する必要がある。前下関節唇の損傷は顕著な不安定性を生じさせることがあり，機能を改善するためには質の高い評価および治療を必要とする。この節では，最も一般的な関節唇損傷の受傷メカニズムをまとめ，治療をより深く理解するための基礎資料を提供する。

SLAP 損傷

Andrewsらは，1985年にはじめて投球系のアスリートの一部に上関節唇の剥離が存在することを報告した。その後Snyderら（1995）は**SLAP損傷**という言葉を用いて，上関節唇内に位置する損傷が前後に広がっていることを示した。彼らは，最初これらの病変を損傷のタイプに基づいて4つの異なるカテゴリーに分類し，この損傷が上腕二頭筋長頭の起始部を傷つける可能性がある点を強調した（Snyder et al. 1995）。後の研究者らは，分類カテゴリーおよび特定のサブタイプを追加し，最初に説明された4つのカテゴリーをさらに拡大

第 4 章　肩関節損傷の病態　　87

した（Gartsman & Hammerman 2000, Maffet et al. 1995, Morgan et al. 1998）。以下に示す関節唇の病態の違いに基づいて，個々の病態に適切に対処するための治療計画が立案される。

受傷機転

　SLAP 損傷を生じさせるいくつかの受傷機転が推測されており，それらは一過性の外傷性のものから反復性の微細損傷にまで及ぶ。腕を伸ばした状態で転倒したり，交通事故時に身を守る動作のような外傷性機序では，上腕骨頭の亜脱臼に合併する上関節面への圧迫のために SLAP 損傷が生じる。Snyder ら（1995）は，これを「**ピンチングメカニズム（pinching mechanism）**」と呼んだ。その他の受傷機序には，肩先から転倒するといった直接的な衝撃や上肢の牽引による損傷が含まれる。

　野球の投球などオーバーヘッド動作の繰り返しは，もう 1 つの典型的な受傷機転であり，SLAP 損傷の発生にしばしば関与する（Andrews et al. 1985, Burkhart & Morgan 1998, Kuhn et al. 2003, Morgan et al. 1998）。Andrews ら（1985）は，最初にオーバースローの選手における SLAP 損傷は，オーバースロー動作における減速期およびフォロースルー期の上腕二頭筋の高い遠心性筋活動の結果であるという仮説を立てた。彼らは，関節鏡検査中に上腕二頭筋に電気刺激を加え，上腕二頭筋の収縮が関節窩から関節唇を引き上げるという，自らの仮説を再現した（Andrews et al. 1985）。

　Burkhart と Morgan（1998），Morgan ら（1998）は，オーバーヘッド動作を行うアスリートでは，「ピールバック」メカニズムによって SLAP 損傷が生じるという仮説を立てた。彼らは，肩が外転および最大外旋位をとった時，回旋により上腕二頭筋の起始に捻れが生じ，またその捻り力が付着部に伝達されることを示唆した（**図 4.3**）。Pradham ら（2001）は，屍体を用いて投球動作の各位相における上方関節唇の歪みを測定した。彼らは，後期コッキング期において上方関節唇の緊張が増加することを指摘した。さらに，Jobe

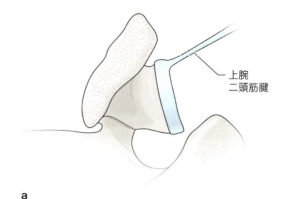

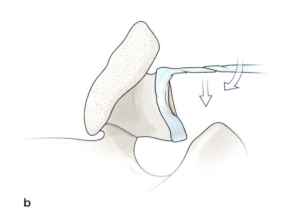

図 4.3　SLAP 損傷を生み出すピールバックメカニズム：(a) 中間位，(b) 外転-外旋位。

(1995), Walch ら（1992）は，肩が最大外旋位にある場合，後上方関節唇病変と回旋筋腱板筋との接触があることも実証している。

　Shepard ら（2004）の研究では，屍体モデルを用いてこれらの受傷機転をそれぞれ再現した。9 対の屍体肩において（減速期に類似した）インラインローディング（in-line loading）を再現した位置，または（コッキング期に類似した）ピールバックメカニズムを再現した位置で上腕二頭筋起始部が断裂するまで負荷が加えられた。その結果，インラインローディング群 8 例のうち 7 例で上腕二頭筋腱の中間で断裂し，残り 1 例で関節上結節の骨折が生じたが，ピールバック群の 8 例すべてにおいてタイプ II SLAP 損傷が生じたことを示した。2 種類の負荷のかけ方を比較した場合，上腕二頭筋付着部の最終的な強度は大きく異なっていた（Kuhnet et al. 2003, Shepard et al. 2004）。上腕

二頭筋付着部は，ピールバックローディング（202 N）と比較してインラインローディング（508 N）で有意に高い限界強度を示した。

理論的には，オーバーヘッドアスリートにおいてこれらの2つの力の組み合わせからSLAP損傷が発生する可能性が最も高い。減速期の上腕二頭筋の遠心性筋活動は，上腕二頭筋-関節唇複合体を弱める働きをするが，捻り剥離（ピールバック）力は，関節唇付着部の後上方への剥離をもたらす可能性がある。タイプ II 上関節唇損傷は，最も一般的にみられる上関節唇病変であり，オーバーヘッドアスリートのリハビリテーションの現場でも最もよくみられる病変である。

これまでの先行研究で，SLAP損傷と肩甲上腕関節の不安定性との間には強い相関関係があることが報告されている（Burkhart & Morgan 1998, Kim et al. 2001, O'Brien et al. 1998, Reinold et al. 2004, Resch et al. 1993, Wilk et al. 2001）。正常な上腕二頭筋機能および肩関節安定性は，安定した関節唇および上腕二頭筋付着部に依存する。Pagnani ら（1995a, 1995b）は，上腕二頭筋付着部を不安定にしている上部関節唇の完全断裂が，前後方向および上下方向への上腕骨頭移動の有意な増加を伴うことを見出した。さらに，Pagnani ら（1995a, 1995b）は，7つの屍体肩に疑似的にSLAP損傷を存在させると，上腕骨頭の平行移動が6 mm増加することを報告した。これらの研究は，前方不安定性を有する投手において上腕二頭筋の筋電図活動の増加を示したGlousmanら（1988）の結果と一致する。さらに，Kimら（2001）は，肩関節前方不安定性を有する患者では，肩が90°に外転し，120°に外旋したときに最大の上腕二頭筋活動が生じることを報告した。この肢位は，オーバースロー動作のコッキング肢位と著しく類似しているので，不安定性の存在は，オーバーヘッドアスリートにおける関節内インピンジメント（後上関節窩への棘下筋の衝突）を引き起こすか，または助長する可能性がある。

分 類

SLAP損傷の有病率は，研究論文においての争点となっている。肩の関節鏡検査において26％もの割合でSLAP損傷に遭遇したとの報告もある（Handelberg et al. 1998, Kim et al. 2003, Maffet et al. 1995, Shepard et al. 2004, Snyder et al. 1995, Stetson & Templin 2002, Walch et al. 1992）。オーバースローで投げるアスリートに特化した報告では，これらの割合はさらに上昇する。Andrewsら（1985）は，関節鏡検査で評価した73人の投手のうち83％に関節唇病変がみられたことを報告した。Snyderら（1995）は，700例の肩関節鏡検査を後ろ向き研究により検証した結果から，上腕二頭筋腱付着部を含む上関節唇病変を4つのタイプに分類した（**図 4.4**）。タイプ I の

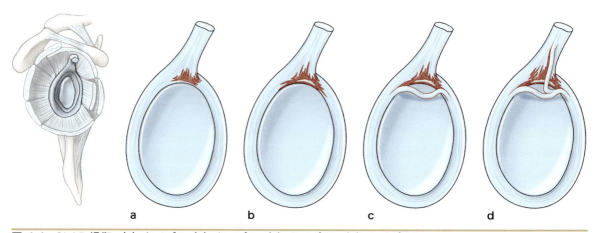

図 4.4 SLAP損傷：(a) タイプ I, (b) タイプ II, (c) タイプ III, (d) タイプ IV。

SLAP損傷は，関節窩へ上部関節唇がしっかりと付着している状態で上部関節唇に毛羽立ちがあるだけのものであり，これらの病変は典型的な退行性の変性である。タイプⅡのSLAP損傷では，上部関節唇および上腕二頭筋長頭腱の起始部が関節窩から剝離することが特徴であり，その結果，上腕二頭筋-関節唇付着部に不安定性が生じる。上腕二頭筋付着部が無傷の状態で生じる関節唇のバケツ柄断裂は，タイプⅢのSLAP損傷の特徴である。タイプⅣのSLAP損傷では，関節唇のバケツ柄断裂が上腕二頭筋腱にも及んでいる。この病変では，上腕二頭筋-関節唇付着部の不安定性も存在し，タイプⅡのSLAP損傷にみられるものと類似している。

Maffetら（1995）は，Snyderら（1995）が定義したタイプⅠからタイプⅣの分類を用いた場合，712例の関節鏡検査の後ろ向き研究で同定されたSLAP損傷の38%が分類できなかったと指摘した。そこで彼らは，関節唇損傷は，タイプⅤからタイプⅦまでの分類を加え，合計7つのカテゴリーにSLAPの分類を拡大することを提案した（Maffet et al. 1995）。タイプⅤのSLAP損傷は，前上部関節唇に伸びる前方関節包のBankart損傷の存在を特徴とする。前方または後方の関節唇のフラップ損傷（flap tear）を伴う上腕二頭筋腱付着部の断裂は，タイプⅥのSLAP損傷の特徴である。タイプⅦのSLAP損傷は，肩甲上腕靱帯中部より下方の領域まで前方へSLAP損傷が延長しているものとされる。これらの3つのタイプは，通常，SLAP損傷に併発する他の病変を伴う。したがって，外科的治療およびリハビリテーションは，合併する病変によって変わる。これらのバリエーションの詳細な説明は，本書の内容の範囲を超えている。

タイプⅡのSLAP損傷はMorganら（1998）によってさらに3つの異なるサブカテゴリ（下位分類）に分けられた。彼らは，関節鏡検査を受けた102人の患者において，37%が上前部に病変を示し，31%が上後部に病変を示し，31%が前部およ

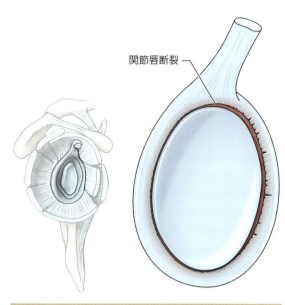

図4.5 タイプⅨ（panlabral）SLAP損傷

び後部の両方に病変を示したことを報告した（Morgan et al. 1998）。これらの所見は臨床所見と一致している。経験上では，オーバーヘッドアスリートの大部分は上後部に病変を示し，外傷性のSLAP損傷を有する患者は，通常前上部の病変を有する（Morgan et al. 1998）。これらの違いは，患者の既往や受傷のメカニズムをもとにスペシャルテストを選択する際に重要になる可能性がある。

最後にPowellら（2012）は，さらに新たな3種類のSLAP損傷を報告した。タイプⅧのSLAP損傷は，関節窩に沿って12時の位置から後方および下方6時の位置に広がっている。タイプⅨのSLAP損傷は，関節唇周囲全体に広がる病変として説明される（図4.5）。最後に，タイプⅩは，後下関節唇剝離（すなわち，後方Bankart損傷）を伴ったSLAP損傷を含む関節唇損傷である。

Bankart損傷

関節唇の円形路に沿って生じる実質部分の損傷に加え，関節窩からの関節唇の剝離も生じることで，肩関節の安定性が著しく影響を受ける。前述したSLAP損傷に加えて，臨床的に遭遇する他の一般的な関節唇剝離は，Bankart損傷である。Perthes（1906）は，反復性肩関節前方不安定性を

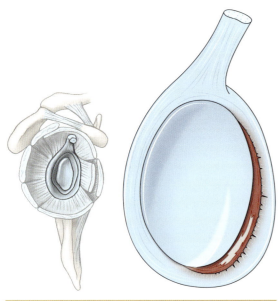

図 4.6 Bankart 損傷

有する患者の前方関節唇剥離の存在を最初に報告した。Bankart（1923, 1938）は，現在では彼の名前を冠するこの病変を外科的に修復する方法を最初に報告した。

Bankart 損傷は脱臼の 85％にみられ（Gill et al. 1997），右肩においては 2 時から 6 時の間の位置に，左肩では 6 時から 10 時の間の位置に剥離が生じると説明されている（**図 4.6**）。この前下方の関節唇剥離は関節唇の連続性を妨げ，肩甲上腕関節包靱帯の損傷を伴うことで肩関節の安定性を低下させる（Speer et al. 1994）。関節唇の前下方部分は，下肩甲上腕関節包靱帯の付着部位として機能しているが，関節唇の剥離により肩外転時に前方および下方安定性を担うというこの靱帯の重要な役割が損なわれる（O'Brien et al. 1990）。前下関節唇の剥離は，前下方への上腕骨頭移動量の増加を引き起こす。これは，肩関節の不安定性を有する患者に通常みられるパターンである（Speer et al. 1994）。

まとめ

本章では，肩に生じる主要な損傷であるインピンジメント，不安定性，および関節唇損傷の概要を説明した。本章の情報は，本書の残りの部分で詳述する段階的治療と治療技術の重要性を強調するのに役立つ。臨床医は肩関節の機能不全を有する患者の評価と治療の両方の基礎となる病態とそれらの背後にある根本原因および受傷メカニズムの両方を確実に理解することが必要である。

（越田専太郎）

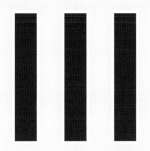

肩損傷の
リハビリテーション

　肩の病状に対処するためのリハビリテーションは，手術の有無にかかわらず，関節可動域の状態を管理し，動的な安定性を適切なレベルにもどすという包括的なアプローチが要求される。肩本来の可動性は，動的安定化機構への依存性と相まって，さまざまな運動療法を用いた質の高い漸増抵抗運動の応用が必要となる。筋骨格系の研究をもとにしたこれらの漸増抵抗運動によって関節の安定性を改善させ，最終的には肩の機能を最大限に引き出すことを目的とした筋力と筋持久力の向上のための段階的なアプローチが可能になる。PART IIIでは，肩損傷の患者にエビデンスに基づいたリハビリテーションを実施できるよう，手術を行わなかった場合と行った場合の両方のリハビリテーションのガイドラインについて述べる。

5

リハビリテーションの進め方

本章では，より効果的な肩のリハビリテーションのための論理的根拠と具体的な臨床のガイドラインについて述べる。本書ですべての診断や特定の障害のためのリハビリテーションについて説明することは不可能である。ここでの目標は，①関節可動域，②肩甲骨の安定性，③回旋筋腱板や肩部全般の強化，に重要な段階的なリハビリテーションにしっかりと対処することである。肩のリハビリテーションにおける上記の３つの領域や，段階的なリハビリテーションを進めるうえで示された詳細な情報を考察することによって，そこから得た情報をさまざまな患者や病状に応用することが可能となる。

関節可動域の改善

この項では，肩のリハビリテーションを行う際に，関節可動域（range of motion：ROM）制限や痛みに対処するために用いる関節モビリゼーションについて詳しく述べる。また，総関節可動域（total range of motion：TROM）の概念と，オーバーヘッドアスリートの損傷にいかに適用するかの論理的根拠についても詳細に分析していく。これらの情報は，オーバーヘッドアスリートのスクリーニングや予防的評価をするうえでも重要な要素になる。ここでは，まず関節モビリゼーションについて概説し，それを肩や肩のリハビリテーションに応用する方法について解説する。

関節モビリゼーション

関節モビリゼーション（joint mobilization）とは，関節の可動性を改善するための他動的な治療法のことを指す。関節モビリゼーションの主な適応症は可逆性の可動性低下であるが，関節の可動性を保ったり，関節の硬直や癒着を予防し，痛みを和らげるためにも有用である。関節モビリゼーションは数十年にわたってリハビリテーションに用いられてきた（Cyriax 1982, Kaltenborn 1980, MacConaill 1949, Maitland 2000, Vincenzino et al. 2011）。

関節モビリゼーションを用いる最大の目的は，正常な関節運動を取りもどし，そこから関節の正常な骨運動を回復させて制限のない全関節可動域を取りもどすことである。関節運動学とは，隣接した２つの関節面相互の動きについての研究であり，骨運動学とは空間内での骨の動きについての研究である。MacConaill（1949）は，どんな動きの際にも関節面では転がりと滑りが起こっていることを明らかにした。Kaltenborn（1980）は，転がりと滑りを，表面が一致しない２つの関節面間で起こる動きとして定義した。肩甲上腕関節は凸状の上腕骨が凹上の肩甲関節窩に接している。したがって凸状の関節面が運動軸とは反対の方向へ動く。この凸凹の法則を適用すると，腕の挙上は上腕骨の上方への転がりと下方への滑りによって

93

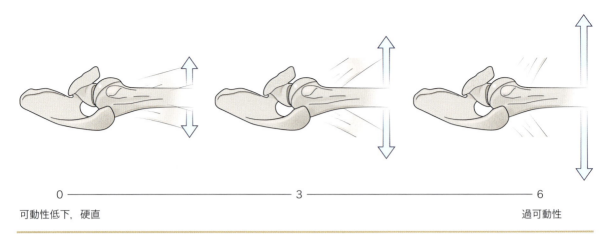

0	3	6
可動性低下，硬直		過可動性

図 5.1 人体の肩関節の可動性の範囲

可能になるということである。

　四肢の関節モビリゼーションには，①他動的で軽微な牽引または離開の力，②並進または滑り運動，の2つの他動的な動きが含まれる。牽引は関節面への有害な圧迫を防止するために用いられる。Kaltenborn（1980）は，関節の病状の治療において圧迫は絶対に避けなければならないと述べた。並進または滑り運動が行われる前には，関節包をピンと張るために軽微な牽引（もしくは離開）を加えることが多い。

　関節の可動性の評価は，関節運動の量を測定するだけでなく，関節の制限が関節包によるものか，その他の組織（例えば筋や骨）によるものかを決定するためにも必須である。後ほど本章でも考察するが，筋腱の緊張に対して関節モビリゼーションを用いるべきか，それとも静的ストレッチやコントラクト–リラックスストレッチがより適切なのかを決めるために，この関節可動性の評価は非常に重要である。関節可動性の評価や物理的な解釈は **関節の遊び（joint play）** と呼ばれる。Kaltenborn（1980）は，関節の遊びを可動性のレベルに合わせて7段階に分けた。**図 5.1** に可動性低下，正常な可動性，過可動性を示した。

　関節モビリゼーションのテクニックについて説明していくうえで明確にすべき他の用語として，**関節の緩みの肢位（loose-packed）** と **締まりの肢位（close-packed）** がある。最大の緩みの肢位つまり安静肢位は，関節包が最大に弛緩し関節の遊びが最も大きい肢位を指す。過去にはこの肢位は，ギプスやスプリント，ブレースで関節を長期的に固定する際に関節へのダメージを避けるために用いられた。例えば，膝関節を固定する時には，膝を30°屈曲させた状態でスプリントやブレースを装着させていた（すなわち，これは膝関節の緩みの肢位である）。肩甲上腕関節の緩みの肢位は，肩甲骨面での約55°の外転と約30°の水平内転，そして上腕骨が肩甲骨を通る垂直面に対して同方向にある状態である（Kaltenborn 1980）。締まりの肢位とは，関節包や靱帯が緊張し，最大限に張っていて関節相互の接触面が最も広くなっている肢位のことである。そのため，関節面を離開させることが難しい。肩甲上腕関節の締まりの肢位は，最大外転・外旋の肢位である。

　関節包パターンは，損傷や関節包，滑膜の病変などによって起こる。また，関節包パターンという言葉を使用する際には，関節包全体がかかわっている。Cyriax（1982）は，人体の関節1つひとつの関節包パターンについて説明した。Cyriax（1982）が最初に記述した肩甲上腕関節の関節包パターンでは，外旋の制限が最も大きく，次いで外転，そして内転の順に制限がみられる。存在を認めるということ自体が大切なことであるが，それ以上に，治療の指針を示すという意味で，関節包パターンは重要である。**最終域感（end feel）** の

評価についても同様である。最終域感とは検者が他動運動を検査した際に関節可動域の極限域，または最終域で感じる感触である。Cyriax（1982）は，最終域感は関節可動域の制限を診断する臨床家の能力を上げるため，関節運動の評価に加えるべきであるとした。さらに，関節には正常または生理学的最終域感と病的最終域感があると考えていた。人体の関節は，解剖学的構造や検査される動きによってそれぞれ違った生理学的最終域感を示す。例をあげると，肘関節の伸展の最終域感は硬い最終域感である（骨と骨の衝突）。それに対して肘関節の屈曲の最終域感は軟らかく，軟部組織接触性である。Cyriax は，肩甲上腕関節における正常な生理学的最終域感は，関節包性最終域感だと述べている。以下は Cyriax（1982）が表現した6つの生理学的，病的最終域感である。

- 骨と骨の衝突：骨と骨が衝突するため突然動きが停止する
- スパスム：筋痙攣，筋防御の可能性がある（病的）
- 関節包性："やや硬め"の感覚で動きが停止する，革が引き伸ばされたような感覚
- 弾性抑止性：関節内の変位がみられる，はね返るような感触（病的）
- 軟部組織接触性：両関節の軟部組織がぶつかるため，軟らかい感覚
- 無抵抗性：痛みや恐怖心のために最終関節可動域まで達しない

Cyriax（1982）は，肩甲上腕関節の最終域感を関節包性の観点から説明している。これは関節包靱帯が，最終可動域で伸張しているためである。肩甲上腕関節の最終域感は動きの方向によって違ってくる。肩甲上腕関節の外旋は関節包性であるが，内旋は硬い，もしくは骨性の最終域感と表現されることが多い。肩甲上腕関節の屈曲は Cyriax によって記述されていないが，ここでは軟関節包性の最終域感と呼ぶ。そして水平内転の最終域感

は関節包性である。

最後に説明する用語は治療面である。**治療面（treatment plane）**は，関節モビリゼーションを実施する際に考慮すべき重要な要素である。治療面とは関節の中心を通る回旋軸と直角になる面を表わす。関節モビリゼーションを行う時，滑らせる骨は治療面に対して平行でなければならないので，治療面を把握することは非常に重要である。もし検者が治療面に対して平行に滑り運動を行わなければ，モビリゼーションを施されている骨は，固定された近位の関節面にぶつかり，滑り運動が制限されてしまう。その結果，硬い，または骨性の最終域感が生じる。この概念の具体的な例として，上腕骨の後方滑り運動を行う際の適切な関節の位置をあげてみる。経験の浅い治療家は，後方滑り運動を前額面で行い，関節窩に対して上腕骨の直線的な後方滑り運動を用いることが多い。肩甲上腕関節の解剖学的構造上，これでは上腕骨頭の圧縮力が後方関節窩に対して加わってしまう。それよりむしろ，適切な治療面でより効果的なモビリゼーションを行うために，上腕骨を肩甲骨面より前方に置き，後側の方向へ滑り運動を行う肢位をとることが推奨されている。**図 5.2** に肩甲上腕関節の関節モビリゼーションの後方滑りを行う際の不適切，適切それぞれの関節位置と方向を示した。

関節モビリゼーションは，以下の5つのタイプに分けられる。すなわち，①**直線面の滑り**（離開，前方，後外側，下方，側方），②**複数面の滑り**（前下方の滑り，後下方の滑り），③**複合面の滑り**（前下方の滑りを伴う上腕骨頭の外旋スピン，後下方の滑りを伴う上腕骨頭の内旋スピン，外転と外旋を伴う前下方の滑り，外転と内旋を伴う後側方の滑り），④**他動による滑り**（外転を伴う下方の滑り，屈曲を伴う下方の滑り，外旋を伴う前方の滑り，内旋を伴う後側方の滑り），そして⑤**動作を伴うモビリゼーション**である（最初に Mulligan 2016 が報告した）。

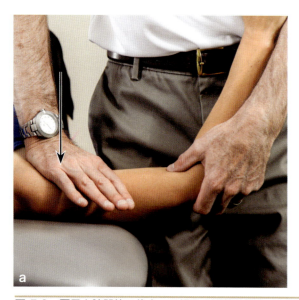 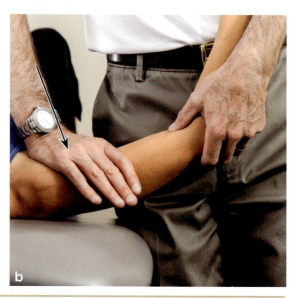

図 5.2　肩甲上腕関節の後方への滑りの関節位置とモビリゼーションを行う方向：(a) 不適切，(b) 適切。

総回旋関節可動域の考え方の応用

　肩の機能障害のある患者には，関節可動域改善のために，関節モビリゼーションのほかに，特定の静的ストレッチも用いられる。肩の機能障害のある患者の多くは関節の過可動性という側面を有しており，広範囲の関節モビリゼーションやストレッチはリハビリテーションの際に必要ではない。そのため，根底にある患者の関節可動性の状態を評価することが非常に重要であるとここで再度強調しておく。第3章ですでに述べたように，検査の手順を用いて前方と後方への上腕骨の並進運動を評価し，肩甲上腕関節の副運動（accessory mobility）を判断することは，この部位の治療を進めるうえで非常に重要である。例えば，潜在的な肩関節不安定症のために起こる二次的回旋筋腱板インピンジメントや引張の過負荷により損傷した患者の場合，すでに弛緩している関節包をさらに悪化させるため，可動性を改善する副運動は行うべきではない。しかし，一次的回旋筋腱板インピンジメントの患者は潜在的な関節包の可動性が低下している場合が多く，肩甲上腕関節の関節運動を改善させるために特定の関節モビリゼーションが治療の最有力候補になるだろう。

　とりわけ回旋筋腱板に機能障害のあるオーバーヘッドアスリートにおいて，科学文献で特に多くの注目を集めているのが内旋可動域制限の存在である（Burkhart et al. 2003a, 2003b, Ellenbecker et al. 2002）。内旋可動域制限のある患者に対する最善の治療法を決定するためには，臨床検査で問題となる組織を明確にしなければならない。肩の内旋可動域制限は，急性もしくは慢性の後方筋腱複合体，上腕骨の後捻（後傾と呼ばれることもある），または後方の関節包の制限のために起こっている場合がある（Manske et al. 2013）。問題となる組織を明確に判断できると，制限の原因を効果的に狙った治療を行うことが可能となる。

　後方肩甲上腕関節の関節包の緊張を判断するには，関節窩に対する上腕骨の可動性を評価するための副運動テクニックが推奨される。このテクニックは多くの場合，後方負荷と移動テスト，または後方引き出しテストと呼ばれる（Gerber & Ganz 1984, McFarland et al. 1996）。第3章の図3.21に，この徒手検査において推奨される肩甲上腕関節を肩甲骨面で外転90°位に置いてのテクニックを示した（ここで上腕骨が前額面に対して前方30°位にあることにも留意する）。検者は肩甲上腕関節の関節面に沿って注意深く後外側に向けて力を加えていく。そうすると，検者は上腕骨が関節窩

の面に沿って並進移動していくのを感じる。患者に肩の内旋可動域の制限があり，グレード2の並進運動（関節窩の縁をはみ出すくらいの並進運動）（Altchek & Dines 1993）がある場合は後方関節包の過可動性が顕著であるため，こういった他動的な臨床検査の際に後方滑りの副運動を行うべきではない。

　後方滑りのテクニックを不適切に用いて評価を行うと，後方関節包の緊張という誤った判断をしてしまう。この検査手技でよくみられる誤りは，前額面で検査を行うことと，検者の手で後外側への力ではなく，直線的な後方への力を加えてしまうことである。関節窩の位置が前傾しているため，直線的に後方へ力を加えると上腕骨頭が関節窩に押しつけられてしまう。そのため後方関節包に制限があるという不正確な判断をしてしまう。

　内旋可動域の制限を判断するために重要な次のテストは，生理学的な関節可動域の評価である。前額面で肩甲上腕関節の外転90°位での内旋の測定を推奨している者もいる（Awan et al. 2002, Boon & Smith 2000, Ellenbecker et al. 1996）。測定の際は肩甲骨を固定させることに注意しなければならない。そのため，背臥位で行うと患者の自重で肩甲骨の動きを最低限に抑えることができる。さらに，内旋関節可動域の測定の際には，肩甲骨を固定させるために検者が烏口部と肩の前面から後方への力を加える（第3章の**図3.7**参照）。内旋の関節可動域は両側を比較し，肩甲上腕関節単独の動きを注意深く判断しなければならない。

　オーバーヘッドアスリートの検査では，利き腕の肩甲上腕関節の外旋の増加とともに内旋の減少が想像以上にみられる（Brown et al. 1988, Ellenbecker 1992, 1995, Ellenbecker et al. 1996）。Ellenbecker ら（1996）は，この外旋と内旋の関係は，肩甲骨をしっかりと固定した肢位で肩甲上腕関節の回旋の測定を行った時にのみ起こると述べた。この肩甲上腕関節の外旋の増加と内旋の制限という関節可動域の関係を説明するため，いくつかのメカニズムが説として提唱されて

いる（Crockett et al. 2002, Ellenbecker 1995, Meister et al. 2005）。後方関節包の緊張，回旋筋腱板の後方筋腱複合体の緊張，そして上腕骨の後捻は，すべて肩甲上腕関節の内旋を制限する要因としてあげられている。Crockett ら（2002）や他の研究者たち（Chant et al. 2007, Osbahr et al. 2002, Reagan et al. 2002）は，投球系のアスリートに一側性の上腕骨の後捻の増加があることを示したが，これは外旋の増加とそれに付随する内旋の減少といえる。

　Reinold ら（2007）は，投球による肩甲上腕関節の関節可動域への影響を明らかにした。彼らは67人のプロ野球投手を対象に，50〜60球を全力投球をさせ，その前後の肩甲上腕関節の回旋可動域を肩甲骨を固定して測定した。その結果，オーバースローの短期的な反応として，9.5°の内旋と10.7°の総関節可動域の減少がみられた。この研究では，プロ野球投手において，投球の直後に利き腕の肩甲上腕関節の内旋と総関節可動域の顕著な減少がみられるということを示した。Reinold ら（2007）は，この投球後の関節可動域の適応に遠心性負荷の筋腱適応が関与していると述べた（チクソ性 thixotropy として知られている）。この筋腱の適応は，前述した骨や関節包のメカニズムに加えて起こる可能性がある（Reinold et al. 2007）。

　総可動域の概念（外旋と内旋の合計）を用いた肩甲上腕関節の回旋可動域の測定によって，生理学的関節可動域，リハビリテーションで用いられている軽いストレッチ，あるいは関節包の欠陥に対処するために用いられる特定の関節モビリゼーションの進行へと導いてくれる。**図5.3** に示したように，総関節可動域の概念は，リハビリテーション，具体的にいうとストレッチや関節モビリゼーションを適用すべき領域を明らかにし，肩甲上腕関節のどの部位がさらなる関節モビリゼーションが必要なのかを判断するために用いられる。また，上半身を酷使した際に起こる関節包の可動性の増加や上腕骨の並進運動のために可動性を増加させることが有害であるかを判断するために用い

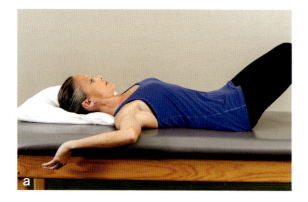 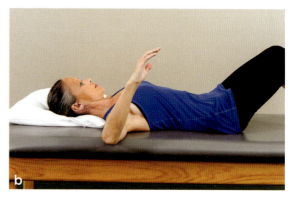
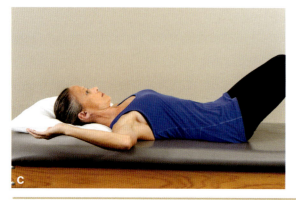 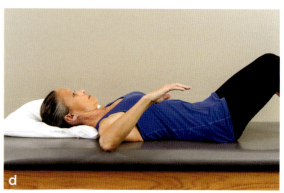

図 5.3 利き腕（a，b）と非利き腕（c，d）の総関節可動域

られることもある。

　Wilk ら（2002）は，総関節可動域の概念は，外転 90°位での外旋と内旋の値を合計し，そこから総可動域の弧（アーク）が決まると提言した。彼らはプロ野球投手の投球側の肩と対側の肩の総関節可動域の差は 5°以内であったと報告した（Wilk et al. 2011a）。さらに総関節可動域のアークが 5°の範囲外の場合，肩の損傷の要因になりうることを示唆した。

　Wilk ら（2012）の研究では，総関節可動域の左右差が許容範囲である 5°以上ある投手は，肩の損傷のリスクが 2.5 倍になるとした。さらに 37 件の損傷のうち 29 件（78％）は総関節可動域が 176°以上の投手に起こっていた。内旋の他動関節可動域（passive range of motion：PROM）を改善するためのストレッチによって肩甲上腕関節内旋減少（glenohumeral internal rotation deficit：GIRD）（詳細は第 3 章を参照）を治療することで総関節可動域が 176°以上になり，左右差の許容範囲である 5°を超えることになる可能性がある。このことにより肩関節周囲の動的安定化機構，静的安定化機構への負担が増えるため，損傷のリスクが増加する可能性がある。これらの肩の損傷への影響を明らかにするためには，さらなる研究が必要である。Wilk ら（2012）は，総関節可動域は投手の肩を評価するために有益であり，他動関節可動域の評価において重要な構成要素であると考えている。肩の関節可動域に差が存在するかを判断するために，投手の肩の検査に総関節可動域の測定を組み入れるべきである。

　肩外旋可動域減少（external rotation deficiency：ERD）とは，投球肩と非投球肩の外旋の差が 5°以下と定義されている。アスリートの外旋の他動関節可動域を左右で比較した場合，外旋の左右差が 5°以上であることが望ましい。それは，アスリートの利き腕の外旋の増加によって投球動作，特に後期コッキング期に要求される動作が達成されることを意味している。左右の外旋の差が 5°未満

第 5 章　リハビリテーションの進め方　99

表 5.1　オーバーヘッドアスリートの肩甲上腕関節の内旋・外旋の関節可動域

利き腕	非利き腕	対象数	対象と年齢	報告者
外旋：132 ± 1 内旋：52 ± 12 総回旋：184	127 ± 11 63 ± 12 190	369	プロ野球投手 平均年齢：25.6 歳	Wilk ら 2011a
外旋：125.6 ± 11 内旋：53.4 ± 11 総回旋：179	117.8 ± 11 61.4 ± 9 179	143	高校野球選手 平均年齢：15 歳	Shanley ら 2011
外旋：123.8 ± 13 内旋：60.2 ± 13 総回旋：184	121.1 ± 14 66.8 ± 12 187	103	高校ソフトボール選手 平均年齢：15 歳	Shanley ら 2011
外旋：143 ± 13 内旋：35.9 ± 9 総回旋：178	136 ± 12 41.8 ± 8 178	294	リトルリーグ選手 年齢範囲：8〜16 歳	Meister ら 2005
外旋：130 内旋：60 総回旋：190	120 75 195	210	高校野球投手 平均年齢：16.1 歳	Hurd ら 2011
外旋：103.9 ± 9 内旋：39.4 ± 9 総回旋：142	99.1 ± 9 52.2 ± 9 151	150	男子エリートジュニア テニス選手	Ellenbecker 2014, Ellenbecker ら 2002
外旋：105.6 ± 7 内旋：41.5 ± 8 総回旋：147	101.3 ± 7 52.7 ± 7 154	149	女子エリートジュニア テニス選手	Ellenbecker 2014, Ellenbecker ら 2002
外旋：100 ± 8 内旋：40 ± 8 総回旋：140 水平内転：34 ± 6	96 ± 11 50 ± 7 146 42 ± 7	232	成人男子 プロテニス選手	Ellenbecker ら 2015b
水平内転：39.8 ± 7	44.8 ± 5	34	男子エリートジュニア テニス選手	Ellenbecker と Kovacs 2013
水平内転：41.3 ± 5	45.2 ± 6	41	女子エリートジュニア テニス選	Ellenbecker と Kovacs 2013

R. Manske, K.E.Wilk, G.Davies, T.Ellenbecker, M.Reinold, 2013, "GH motion deficits：Friend or foe?" International Journal of Sports Physical Therapy 8 (5): 537-553. より許可を得て引用。

の投手は，静的安定化機構のストレスが増加し，投手としてのキャリアを通して損傷のリスクが高くなる可能性がある（Wilk et al. 2012）。

基準となるデータ

　種目ごとの基準となるデータは，オーバーヘッドアスリートの関節可動域を解釈するために重要な判断材料となる。前述したように，肩甲上腕関節の外転 90°位での内旋と外旋の測定は，オーバーヘッドアスリートの評価のために非常に重要である。この内旋と外旋の測定値を合わせたものが総関節可動域となる（Wilk et al. 2012）。オーバーヘ

ッドアスリートの関節可動域の測定値を解釈し，理解しやすくするため，多くのアスリートを対象にした研究結果のいくつかを**表 5.1** に示した。

　一般的に野球投手に関する研究では，ほぼ対称的な総関節可動域を示し，利き腕の外旋の増加と内旋の減少を特徴とする（Hurd et al. 2011, Wilk et al. 2012, 2013）。この現象はプロレベルの選手（Ellenbecker et al. 2002, Wilk et al. 2012, 2013）だけでなく，高校生や成長期の選手（Hurd et al. 2011, Meister et al. 2005, Shanley et al. 2011）についても報告されている。このような対象数の大きい研究での総回旋関節可動域を利き腕と非利

き腕で比べると，その差は大体5°以内に収まっている。これは Wilk らが先行研究で一貫して推奨した野球投手の総関節可動域の左右差は5°以内が望ましいという主張と一致している（Wilk et al. 2011a, 2012, 2013）。

Ellenbecker らは，損傷をしていないエリートレベルのテニス選手の利き腕の総関節可動域が平均5～10°減少していることを報告した（**表5.1** 参照）（Ellenbecker et al. 1996, 2002）。この総関節可動域の左右差は，プロ選手や成長期の投手と比べると若干大きい（**表5.1** 参照）。同様に，Reeser ら（2012）は，損傷をしていないエリートレベルのバレーボール選手の利き腕の総関節可動域の減少を報告した。これらの基準となるデータは，同様の種目のオーバーヘッドアスリートの実際の関節可動域の測定値をより正確に解釈するために役立つことになる。

肩甲上腕関節内旋減少と総関節可動域減少に関する現在の解釈のまとめ

これまでの先行研究では，肩甲上腕関節内旋減少として知られている病的状態について，いくつかの定義があった。この重要な概念を理解するために，ここで概要を簡潔に説明する（第3章，第7章も参照）。全体的な内旋の減少は，一般的に利き腕の肩甲上腕関節の内旋の程度が非利き腕に比べて減少していると定義される。肩甲上腕関節内旋減少の判定法は Burkhart ら（2003a, 2003b, 2003c）やその他の研究者たち（Myers et al. 2006）によって報告されている。Burkhart ら（2003a, 2003b, 2003c）は，肩甲上腕関節内旋減少の許容範囲を①左右差が20°以下の内旋の減少，または②非利き腕の総回旋関節可動域の10%以上の減少〔（非利き腕の肩内旋＋外旋関節可動域）×10%〕，と報告した。この規定を用いて，非利き腕の総可動域のアークが160°の肩を例に考えてみる。この場合に10%の基準を適用すると，肩甲上腕関節内旋減少を決定づけるためには，標準的な20°の減少ではなく，16°の可動域の減少が必要ということになる。Burkhart

ら（2003a, 2003b, 2003c）は，アスリートの肩甲上腕関節内旋減少が外旋の増加よりも少ないか同等であるかぎりは利き腕に異常な回旋運動はなく，肩は適切に機能するであろうとした。

Manske ら（2013）は，現在の肩甲上腕関節内旋減少と総関節可動域についての提言をより理解するため，現時点における詳細な概念として以下の定義を発表した。この論文では "解剖学的" 肩甲上腕関節内旋減少と "病理学的" 肩甲上腕関節内旋減少の概念を紹介している。内旋の減少は，無症状のオーバーヘッドアスリートにおいては正常な変化だと考えられる。この一般的にみられる所見のために，無症状のオーバーヘッドアスリートには解剖学的肩甲上腕関節内旋減少という用語が使われる。**解剖学的肩甲上腕関節内旋減少（anatomical GIRD：A-GIRD）** は，適切な外旋の増加に伴う正常な内旋の減少を指す。この関節可動域の所見は正常であるにもかかわらず，肩甲上腕関節内旋減少という用語は，左右差のある内旋の減少はいかなるものでも病的，または将来の損傷の原因となることを暗示しているという，否定的なとられ方をされている。そのため，アスリート（解剖学的肩甲上腕関節内旋減少のアスリート）によっては，関節可動域の変化は繰り返すオーバーヘッド投球における予期される正常な適応であるため，ストレッチによる介入をはじめる前に徹底した内旋，外旋，総関節可動域の評価が必須である。

Manske ら（2013）の研究で紹介された2つ目の用語は**病理学的肩甲上腕関節内旋減少（pathologic GIRD：P-GIRD）** である。内旋の減少とそれに伴って起こる総関節可動域の減少，または肩外旋低下の増加は，病理学的肩甲上腕関節内旋減少と考えられる。臨床的に重要な病理学的肩甲上腕関節内旋減少を判断するには肩外旋，総関節可動域を慎重に評価しなければならない。Wilk ら（2012）は，健常な投手362人の総関節可動域はすべて5°以内であったと報告した。Ellenbecker ら（2002）は，無症状のプロ野球投手の総関節可動域は5°以内，無症状のエリートテニス選手は

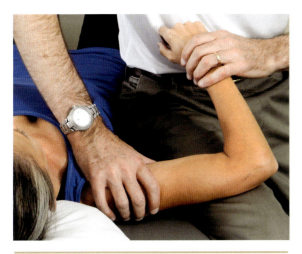 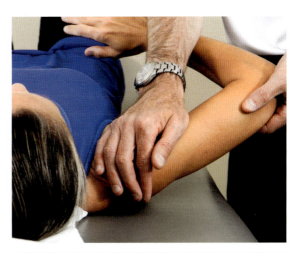

図 5.4　肩甲骨を固定した肩甲骨面で 30°挙上位での内旋関節可動域テクニック

図 5.5　肩甲骨を固定した肩甲骨面で肩甲上腕関節 45°挙上位での"フィギュア 4"内旋関節可動域テクニック。このストレッチは最小 0～10°から最大 90°までの挙上のバリエーションで行うことができる。

10°以内だったと報告した。さらに Wilk ら (2011a) は、総関節可動域が 5°以上の差がある場合、肩の障害と相関関係があると報告した。

肩内旋と総関節可動域測定値の解釈のための臨床例

　総関節可動域の概念の臨床応用については、上肢の片側優位のアスリートの症例で示すのがわかりやすいだろう。もし高いレベルの野球投手の初期評価で、外旋 120°、内旋 30°という関節可動域を示したとする。そこには筋腱複合体のストレッチや肩甲上腕関節の関節モビリゼーションを用いてのリハビリテーションが必要な、肩内旋可動域減少があるかもしれないという不確定要素が存在する。しかし、このアスリートの非利き腕の計測値が外旋 90°、内旋 60°だとしたら、総関節可動域の概念をもとに考えると、どちらの肩の総関節可動域も 150°（120°外旋＋30°内旋＝150°が利き腕の総関節可動域、90°外旋＋60°内旋＝150°が非利き腕の総関節可動域）であるため、利き腕に対しての過度な関節モビリゼーションや他動的ストレッチは避けるべきである。エリートレベルのテニス選手においては、利き腕の内旋可動域制限に対する臨床的治療が実施される前の自動総関節可動

域は、非利き腕に比べて最大で 10°少ないことが予想される。

　上半身を酷使する際に、関節包の可動性や上腕骨頭の偏位が増大することが有害なのは明らかである。そのため、肩甲上腕関節のどこが可動性の改善が必要で、どこがそれ以上の可動性の必要がないかを判断し、ストレッチやモビリゼーションを行う部位を決めるためにもこの総関節可動域の概念を用いるべきである。

投球選手の肩内旋関節可動域の改善方法

　肩甲上腕関節の関節可動域について述べてきたが、この項では肩の機能障害を有する患者に対して、肩内旋関節可動域を改善する具体的な方法について概説する。正確な関節可動域の測定と最新の科学的エビデンスに基づいた臨床判断の重要性について言及したこの項は、リハビリテーションのプロセスの指針となるであろう。肩甲上腕関節インピンジメントの患者を治療する際、広範囲にわたる可動域の問題に直面するからである。リハビリテーションのこの段階での関節可動域と他動的ストレッチの役割をさらに詳しく説明するため、**図 5.4、図 5.5** に肩甲上腕関節の肩甲骨面外転肢位で行う内旋ストレッチを示した。どちらも肩の

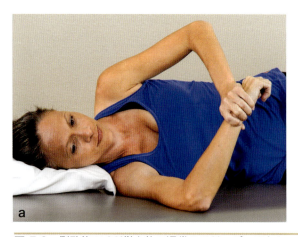
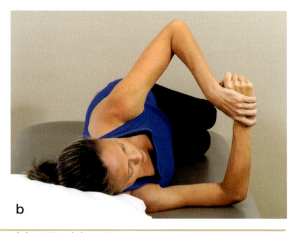

図 5.6 側臥位で 90°挙上位の通常のスリーパーストレッチ：(a) 正面，(b) 上面。

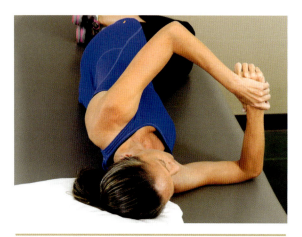

図 5.7 通常のスリーパーストレッチの側臥位姿勢から 30°ロールバックし，肩甲骨を固定しながら肩甲上腕関節への圧迫を最小限に抑えるスリーパーストレッチの修正版（ロールバック）。

前面に手を置いているが，これにより肩甲骨の代償運動を最小限にするためにさまざまな強度の後方圧迫を加えることができる。また，内旋ストレッチの際に必ず起こる上腕骨頭の前方並進運動を制限する役割も果たしている。

Izumi ら（2008）は，肩甲骨面での 30°挙上位での内旋は，後方の関節包に多大な緊張を引き起こすことを示した。彼らはさまざまな肢位における肩関節可動域を比較し，どの肢位が後方の関節包に最もストレスがかかるかを検証した。肩甲骨面で 30°挙上した状態での肩内旋は後方関節包に許容範囲での緊張を生み出し，臨床での使用が非常に効果的である。これらの後方関節包と筋腱複合体へのストレッ

チ（肩後方のストレッチ）は，関節可動域の改善を促進するために，低負荷の長時間ストレッチの後に固有受容性神経筋促通（proprioceptive neuromuscular facilitation : PNF）コントラクトリラックス法がよく用いられる（Sullivan et al. 1982, Zachezewski & Reischl 1986）。さらに，スリーパーストレッチ（図 5.6, 図 5.7）やクロスアーム内転ストレッチのバリエーション（図 5.8, 図 5.9, 図 5.10）は，肩内旋関節可動域の低下に対処するため，臨床家の直接指導のもとクリニックで用いられる。

スリーパーストレッチやクロスアームストレッチは，肩内旋関節可動域の低下を改善するために，患者のホームエクササイズのプログラムの1つとして指示することもある。いずれのホームストレッチも，その効果を最大限にするために，肩甲骨をしっかりと固定することが必須であることに留意する。スリーパーストレッチは，患者の自重を肩甲骨外側縁に乗せたり，クロスアームストレッチの際には壁や支えとなるものを使うことで，クロスアームの動作中に肩甲骨が外転するのを防ぐ。McClure ら（2005）は，肩甲上腕関節の内旋減少が著しい者も含めたレクリエーショナルアスリートを対象に，クロスアームストレッチとスリーパーストレッチの効果を比較した。4 週間のストレッチでクロスアームストレッチ群は，スリーパーストレッチ群に比べて内旋の有意な増加がみられた。これらのスト

第5章 リハビリテーションの進め方　103

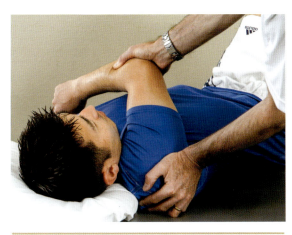

図5.8　肩甲骨外側縁に手を置き，肩甲骨を固定しながらダイアゴナル動作を行うことでクロスアーム内転ストレッチを行う。

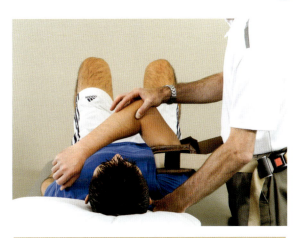

図5.9　肩甲骨を固定し，モビリゼーションベルトを使い肩甲上腕関節に離開を加えながら行うクロスアーム内転ストレッチ。

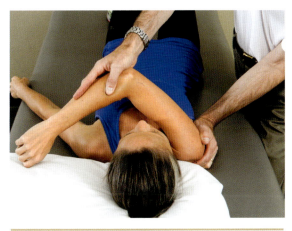

図5.10　肩甲骨を固定しながらのクロスアーム内転ストレッチと，患者による下方への動作から生まれる内転の過圧力の組み合わせ。

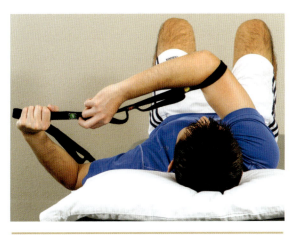

図5.11　内旋と水平内転関節可動域を改善するためのストレッチストラップを使用した自主クロスアーム-コントラクトリラックスストレッチ。

レッチのより効果的な応用法を明らかにするためにはさらなる研究が必要であるが，すでにホームストレッチプログラムにおいて内旋関節可動域が改善したという報告がある（McClure et al. 2005）。またLaudnerら（2008）によるスリーパーストレッチに関する研究では，オーバーヘッドアスリートを対象に30秒間のスリーパーストレッチを続けて3セット行った直後に3.1°の内旋の増加がみられた。同様に，損傷をしていない対象者にストレッチストラップを使用した自主コントラクトリラックスストレッチ（図5.11）を行わせたところ，内旋が8.26°増加した（Ellenbecker et al. 2016）。これらのストレッチ（スリーパーストレッチとクロスアームストレッチ）は，ここで推奨されている臨床的使用に加えて，患者の治療や肩内旋関節可動域の制限を有するオーバーヘッドアスリートにも有用である。また，ストレッチは①静的ストレッチ，②動的ストレッチ，③低負荷での長時間ストレッチ（low-load long-duration stretching：LLLD），④持続的ストレッチ，⑤モビリゼーションを伴う静的ストレッチ，の5つのタイプに分けられる。

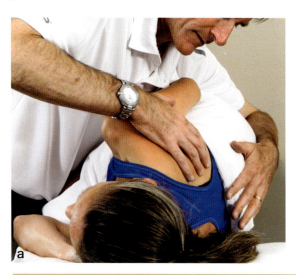
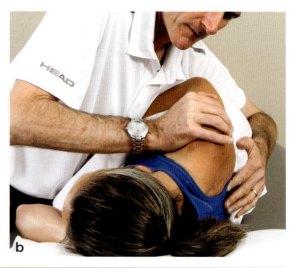

図 5.12　徒手的な肩甲骨内転テクニック：(a) 肩甲骨内転の強化のための手を置く位置，(b) 肩甲骨外転の強化のための手を置く位置。

肩甲骨の安定化法とその進め方

　回旋筋腱板損傷の早期管理において重要な要素は，肩甲骨の安定化である。徒手療法は，肩甲上腕関節を触らずに直接患者の肩甲骨にアプローチでき，早期の段階で回旋筋腱板に過度なストレスを加えることなく肩甲骨のエクササイズを繰り返して行えるので，推奨される方法である。徒手的に肩甲骨内転に負荷をかけるための具体的な方法を図 5.12 に示した。

　Solem–Bertoft ら（1993）は，肩甲骨外転姿勢では，肩甲骨内転姿勢に比べて肩峰下腔の幅が狭くなると報告し，肩甲骨内転姿勢の重要性を説いた。前鋸筋と僧帽筋下部のフォースカップルの活性化は，上腕挙上の際の肩甲骨の上方回旋と安定化を可能にするために必須である（Kibler 1998）。肩甲上腕関節を肩甲骨面の 80〜90°挙上位に置き，近位から遠位へと段階的に進めていくリズミックスタビリゼーションにより，機能的肢位での筋の同時収縮をもたらすことができる。さらにいくつかの研究によって，肩甲上腕関節インピンジメントと不安定性を診断された患者は，前鋸筋の活動が低下していることが確認されているので（Ludewig & Cook 2000, Warner et al. 1990），こ

のリズミックスタビリゼーションテクニックを実施する際は，前鋸筋を活性化させるために肩甲骨外転位を用いる（Decker et al. 1999, Moesley et al. 1992）。

　Kibler ら（2008）は，前鋸筋と僧帽筋下部を動員するために重要なエクササイズをいくつか発表した。それらは挙上が少ないという動作の性質上，リハビリテーション早期に用いることができる。これらのエクササイズは，肩峰下インピンジメントや関節包唇へのストレスを最小限に抑えるため，リハビリテーション早期でも患者が耐えうる動作である。ロバリー（robbery）エクササイズ（図 5.13）やローンモウア（lawn mower）エクササイズ（図 5.14）は，Kibler ら（2008）や Tsuruike と Ellenbecker（2015）によって，広範囲にわたって筋電図による検証が行われた。

　図 5.15 に，肩のリハビリテーションにおいて弾性抵抗を利用した早期の肩甲骨安定化のエクササイズを示した。このエクササイズは肩甲上腕関節を避けて，肩甲骨に直接弾性抵抗を加えることにより，早期の段階からの僧帽筋と前鋸筋の動員を可能にする。患者は立位の状態で肩を外旋位にして腕を体側に自然に下ろす（エクササイズの間は手が常に"親指が外側を向いて"いるか確認する）。

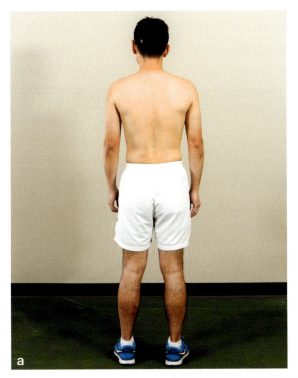 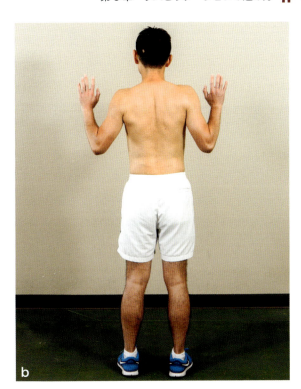

図 5.13 ロバリー（robbery）肩甲骨安定化エクササイズ：(a) 開始姿勢，(b) 肩甲骨の最大内転と下制を伴う終了姿勢。

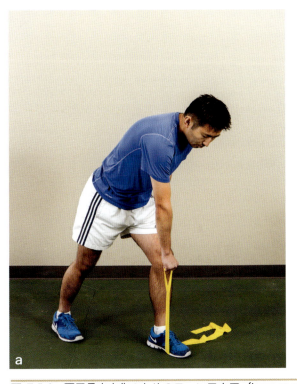 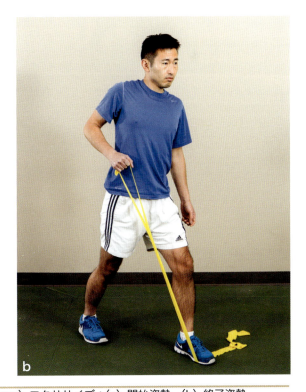

図 5.14 肩甲骨安定化のためのローンモウア（lawn mower）エクササイズ：(a) 開始姿勢，(b) 終了姿勢。

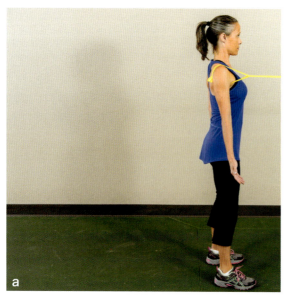
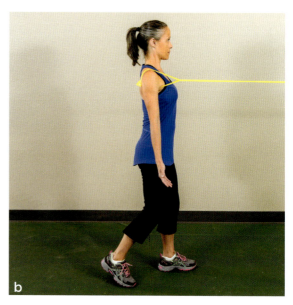
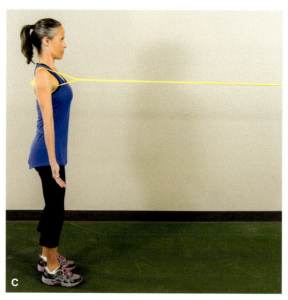

図 5.15 肩甲骨の等尺性ステップアウトエクササイズ：(a) 開始姿勢，(b) バンドの弾性抵抗を増すため後ろに下がる，(c) 終了姿勢。

　弾性抵抗による張力に抗して，肩甲骨を最大限まで内転させ数歩後ろに下がる。これにより抵抗が増し，結果として肩甲骨を安定化させる筋群の等尺性収縮が起こる。この肢位は，開始姿勢にもどるまで維持しなければならない。このエクササイズは，患者が肩甲上腕関節を越えて遠位に加えられる抵抗に耐えられない早期リハビリテーションに活用できる。

　肩甲骨安定化のエクササイズには，他に肩甲骨内転を伴う外旋がある（**図 5.16**）。このエクササイズは肩甲骨内転という重要な肢位（McCabe et al. 2001）で行い，僧帽筋上部より 3.3 倍僧帽筋下部を動員することが示されている。背臥位で行う前鋸筋パンチエクササイズ（**図 5.17**）は，前鋸筋の 60％以上の最大随意等尺性収縮（maximum voluntary isometric contraction：MVIC）を引き出すことが明らかにされている（Ekstrom et al. 2003）。リハビリテーションでは，僧帽筋下部やそ

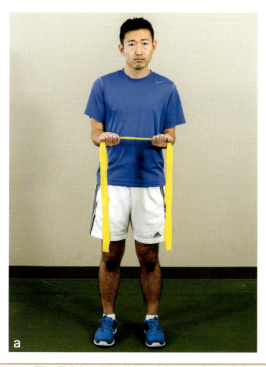 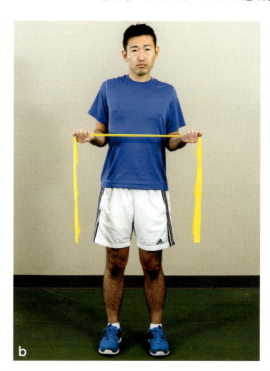

図 5.16　肩甲骨内転を伴う外旋：(a) 開始姿勢，(b) 終了姿勢。

の他肩甲骨を安定化させる筋の働きを促進させるために，いくつかのバリエーションがある座位でのローイングや，治療家の手を肩甲骨に置き連続的に肩甲骨外転–内転の抵抗を加える手技，腹臥位で行う90°外転位での外旋運動なども用いられる（Ballantyne et al. 1993, Englestad et al. 2001, Reinhold et al. 2004）。

肩甲骨の最大外転が特徴の"プラス"肢位を用いた閉鎖性運動連鎖でのエクササイズは，前鋸筋を最大限に動員させることから，Moesleyら（1992）やDeckerら（1999）によって推奨されてきた。閉鎖性運動連鎖のステップアップ（図5.18），四つ這い位でのリズミックスタビリゼーション（図5.19），ポインターポジション（片側の腕と同側下肢の伸展での荷重負荷）のバリエーションは，肩甲骨の安定性を高めるため，すべて持久性を重視した形態となっている（30秒以上の時間をかけて行う）（Ellenbecker & Davies 2001）。Uhlら（2003）は，荷重負荷の増加と荷重負荷の際の四肢の数を徐々に減らしていく運動の，回旋筋腱板と肩甲骨筋群の活性化に対する効果を示し，上肢の

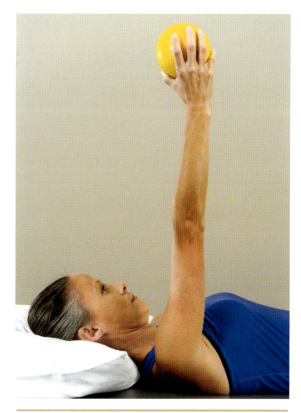

図 5.17　前鋸筋パンチエクササイズ

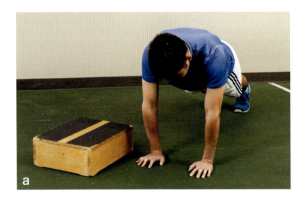
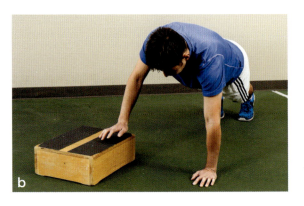
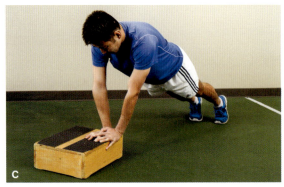

図 5.18 閉鎖性運動連鎖のステップアップエクササイズ

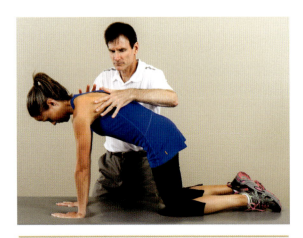

図 5.19 四つ這い位でのリズミックスタビリゼーションエクササイズ

閉鎖性運動連鎖のエクササイズの漸増に関する指針を示した。

回旋筋腱板エクササイズの進め方

回旋筋腱板のエクササイズの選択と実施に関して，肩のリハビリテーションの決定に影響を与える重要な概念がいくつかある。何よりもまず，選択したエクササイズの動作と肢位によって，解剖学的に回旋筋腱板の腱に負担をかけたり（肩峰下インピンジメント），乏血性緊張のリスクにさらしてはならない（Rathburn & Macnab 1970）。次に，局所的な筋の持久性を向上させるため（Fleck & Kraemer 2014），そして主動筋に対して回旋筋腱板の活性化をさらに促進するため（Bitter et al. 2007），低負荷で高反復を基本とするエクササイズが推奨される。最後に，特にオーバーヘッドアスリートやオーバーヘッド労働者のための機能的な方法では，一番はじめのエクササイズは内転位（腕を体側に置いた状態）から開始し，最終的にオーバーヘッド投球やサーブの動作の際の肩甲上腕関節の機能的な位置である肩甲骨面での90°挙上位まで発展させる（Ellenbecker & Cools 2010）。可能であれば，筋の活性化や選択した動作様式（エクササイズ）の効果について客観的エビデンスを

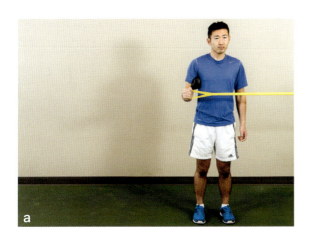
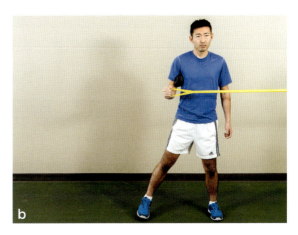
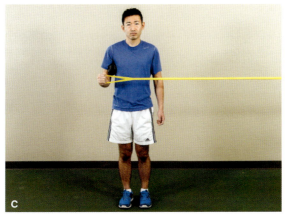

図 5.20 外旋の等尺性ステップアウトエクササイズ（"動的等尺性運動"）

得るために筋電図を使用する。

初期の進め方

　EllenbeckerとDavies（2000）によると，肩のリハビリテーションにおける最初の抵抗運動の進行は，等尺性運動から開始し，続いて等張性運動，そして最後により機能的なプライオメトリックや等速性抵抗へと進めていく。こうすることで，段階的なエクササイズの過程で，難易度と特異性が増していくことになる。

　ある研究では，局所的な血流を増大させる早期の最大下運動の重要性を指摘している。Jensenら（1995）は，レーザードップラー血流計を用いて棘上筋腱における最大下収縮（5～50％MVIC：最大随意等尺性収縮力）の影響を調べた。その結果，1分間の最大下収縮で灌流は増加したが，筋収縮の後に潜在性の充血も生じた。この知見は，早期の

リハビリテーションにおいて，肩峰下の衝突を防ぐために挙上を低めにした肩甲骨面での最大下の徒手抵抗，または等尺性の内旋と外旋を早期から用いることの論理的根拠を示している。図 5.20 に早期の段階で等尺性運動を後方回旋筋腱板に適用する"動的等尺性運動"と呼ばれるエクササイズを示した。これは弾性抵抗を利用するもので，バンドやチューブが取り付けられているポイントから離れるように踏み出すことで抵抗を増し，等尺性の負荷をかけるエクササイズである。伸張抵抗値を較正した弾性抵抗を用いることで，安全，かつ適切に等尺性運動を処方することができる。腋の下に丸めたタオルを挟むことで，患者の肩を回旋筋腱板のエクササイズを行うために最も適した位置に置くことができる（Ellenbecker & Cools 2010, Rathburn & Macnab 1970）。

　初期の回旋筋腱板の等張性のエクササイズの進め

方を図 5.21 に示した。これらのエクササイズは筋電図を用いた研究によって，後方回旋筋腱板の高いレベルでの活性化が確認されており (Ballantyne et al. 1993, Blackburn et al. 1990, Malanga et al. 1996, Reinhold et al. 2004, Townsend et al. 1991)，回旋筋腱板や肩甲骨機能障害をもつ患者でも耐えることができる位置に肩を置いて実施することができる。

まずはじめに側臥位での外旋や，腹臥位での外旋（親指を外側に向ける）を伴う伸展を行い，この2つのエクササイズに耐えることができたら，段階的に腹臥位での水平外転や腹臥位での肩甲骨内転を伴う外旋へと進めていく。腹臥位での水平外転は肩峰下の衝突による影響を最小限に抑えるため，90°外転位で行う (Wuelker et al. 1994)。この肢位は高レベルの棘上筋の活性化を引き起こすことが研究によって明らかにされており (Ellenbecker et al. 1988, Fleck & Kraemer 1987, Rathbrun & Macnab 1970)，内旋と挙上という動作によってインピンジメントを招きがちなエンプティカンエクササイズの代わりに用いることができる。疲労応答を引き起こし，局所的な筋持久力を向上させるために15〜20回 × 3セットの実施が推奨される (Carter et al. 2007, Niederbracht et al. 2008)。

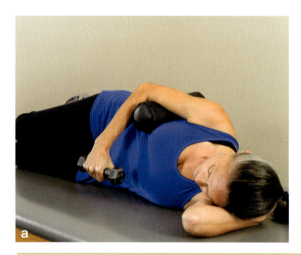
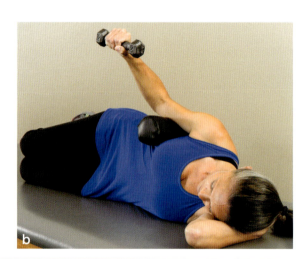

図 5.21 (a, b)　回旋筋腱板の等張性エクササイズプログラム：側臥位での外旋運動の開始姿勢と終了姿勢。

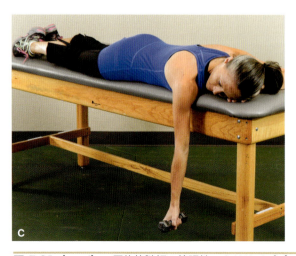
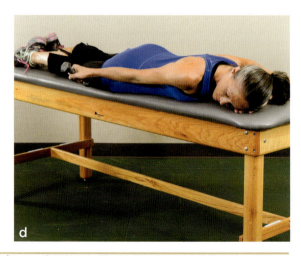

図 5.21 (c, d)　回旋筋腱板の等張性エクササイズプログラム：腹臥位での肩の伸展運動の開始姿勢と終了姿勢。

第 5 章 リハビリテーションの進め方 111

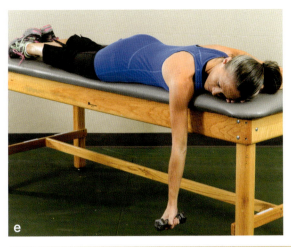 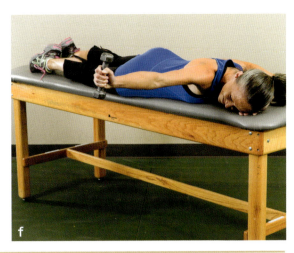

図 5.21（e, f） 回旋筋腱板の等張性エクササイズプログラム：腹臥位での水平外転運動の開始姿勢と終了姿勢。

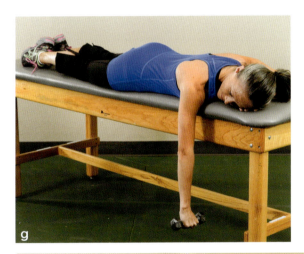 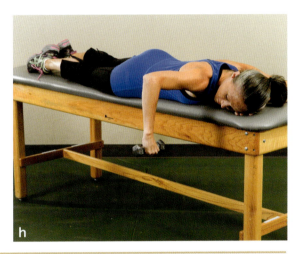

図 5.21（g, h） 回旋筋腱板の等張性エクササイズプログラム：腹臥位での外旋運動の開始姿勢と中間姿勢。

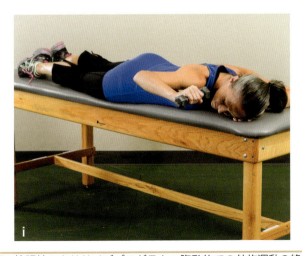

図 5.21（i） 回旋筋腱板の等張性エクササイズプログラム：腹臥位での外旋運動の終了姿勢。

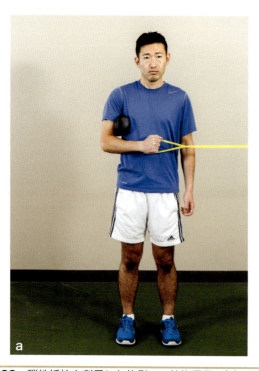 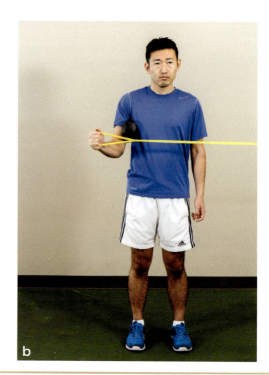

図 5.22　弾性抵抗を利用した体側での外旋運動：(a) 開始姿勢，(b) 終了姿勢。

これらのエクササイズを4週間実施した際の有効性が示されており，健康な対象者における等速性の内旋と外旋の強度が8〜10％増加した（Niederbracht et al. 2008）。さらに，これらのエクササイズを用いたトレーニングの研究では，テニス選手とオーバーヘッドアスリート双方の筋力と筋持久力の改善が認められた（Fleck & Kraemer 1987, Rathburn & Macnab 1970）。回旋筋腱板と肩甲骨筋群のトレーニングによって，外旋/内旋比の改善，筋力の向上，そして回旋筋腱板の持久力の向上がみられただけでなく，パフォーマンスも向上した（Fleck & Kraemer 1987, Moncrief et al. 2002, Niederbracht et al. 2008, Rathburn & Macnab 1970）。

立位や側臥位での外旋強化のエクササイズはすべて，図 5.22 に示したように小さなタオルを丸めたものを腋の下に挟んで行う。

タオルを丸めたものを使用すると，エクササイズを分離させることができ，また不必要な動作が制限できることに加えて，タオル使用しないで同じエクササイズを行った場合と比べて棘下筋の筋活動が10％向上した（Reinhold et al. 2004）。タオルを丸めたものを使用することで肩を約20〜30°外転位に置けること以外の理論的な利点としては，肩の微小血管分布を調べるために行った屍体研究で明らかにされた"絞り出す（wiring out）"現象を防止することである。Rathburn と Mcnab（1970）は，腕が完全な内転位にあるときに比べて，わずかに外転位にあるときのほうが，棘上筋腱の血流が増していることを示した。最後に別の研究でも，上腕骨回旋運動の際にタオルを丸めたものや枕を腋の下の上腕骨と体幹の間に挟むことが支持された。Graichenら（2005）は，健康な肩12例を対象に，MRIを使用して30°，60°，90°，120°，150°外転位を調査した。この研究では，外転での等尺性収縮または内転での等尺性収縮のために15 Nの力が加えられた。すべての肩甲上腕関節外転角において，内転での等尺性収縮によって肩峰下腔が有意に開いたり，腔の有意な増大を引き起こすことが確認された。外転または内転での等尺性収縮の際に肩甲骨傾斜運動や肩甲上腕リズムの変化はみられなかった。この研究の結果は，

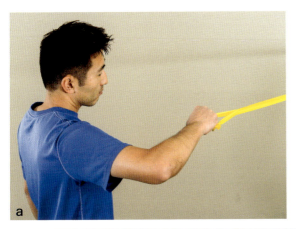
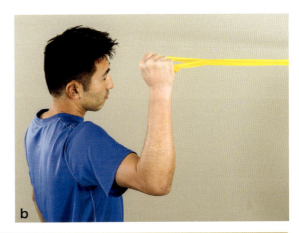

図 5.23 弾性抵抗を用いた肩甲骨面 90°挙上位での外旋運動：(a) 開始姿勢，(b) 終了姿勢。

上腕骨の回旋運動の際にインピンジメントを伴う患者に適用することができる。タオルを丸めたものを使用することで，上腕骨の回旋運動の際にインピンジメントが起こるため，肩峰下の位置の改善が必要な患者における内転での等尺性収縮運動を促進する効果がある（Graichen et al. 2005）。

Bitter ら（2007）による研究では，肩のリハビリテーションにおいて抵抗運動を利用する際の指針が示された。彼らは健常者を対象に，外旋運動時の棘下筋と中部三角筋，後部三角筋の筋電図活動を測定した。10％，40％，70％での活動レベル（最大値に対する割合）で外旋運動を行い筋活動を観察した。この研究では，抵抗運動のレベルが最大努力の 40％のときに相対的な棘下筋の活動が増加した。すなわち，棘下筋での筋活動がより集中し，三角筋の代償活動は少なかったということである。この結果は，回旋筋腱板の活動を最適にし，高強度の抵抗負荷をかけた際に起こる三角筋やその他の主動筋の活動を抑えるためには，低強度での筋力トレーニングが望ましいということを示している。

オーバーヘッドスポーツをしたり，その姿勢で反復的な活動をする患者は，中間位（腕を体側に置く）での外旋運動からはじめ，肩甲骨面 90°外転位での外旋運動まで徐々に進めていく（図 5.23）。こうした外旋を基本とした運動は，リズミックスタビリゼーションや摂動を加えたり（図 5.24），振

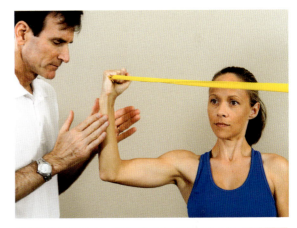

図 5.24 摂動を用いた肩甲骨面 90°挙上位での外旋運動

動を加えることによって（図 5.25，図 5.26），負荷や難易度を徐々にあげることができる。この摂動や振動は収縮運動の回数を増やし，筋持久力を改善するための筋の活性化を促進するので，患者の行っている肩のリハビリテーションの難易度をあげることになる。

投球や日々の機能的動作，テニスやバレーボールのサーブなど，多くのスポーツでみられるオーバーヘッドの動作様式を真似た肩甲骨面での 90°外転位の機能的肢位でのリハビリテーションは，本章で前述したように，初期の回旋筋腱板の耐性や肩甲骨運動の進行度合いをもとに行う。Basset ら（1994）は，筋のレバーアームの変化とその後の 90/90 位での機能的な肢位での筋力トレーニング

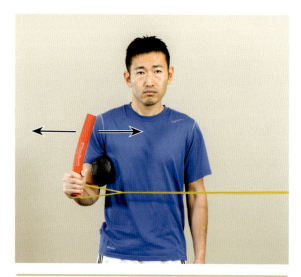

図 5.25　振動を用いた外旋運動

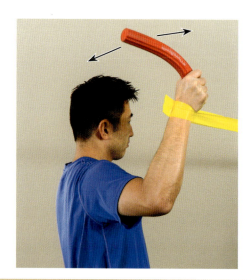

図 5.26　「自由の女神」振動運動

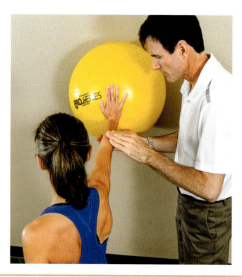

図 5.27　肩甲骨面 90°挙上位で壁にボールを置いて行うリズミックスタビリゼーション

の重要性を示した。セラピーボールに触れて行うリズミックスタビリゼーション（上肢の近位部と遠位部に摂動を加える）（図 5.27）は，治療家の指示のもとで行う早期の外転運動の 1 つの例である。

　このエクササイズにおける最適な肢位は肩甲骨面であるが，早期リハビリテーションにおいて低い面で行う挙上動作や上腕骨を 90°挙上させて行うエクササイズが選ばれるにはいくつかの理由がある。上腕骨頭と関節窩の骨適合が最適となる位置（Saha 1983），そして肩甲上腕関節が前額面から 29.3°前面の位置にあるときに回旋筋腱板は最も肩甲上腕関節の安定性を保つことができるという数学的に導き出された研究結果から，リハビリテーションには肩甲骨面が最適な位置なのである（Happee & VanDer Helm 1995）。

　Castelein ら（2016）が近年発表したより上級の肩甲骨エクササイズは，ラバーバンドを使い腕を体側に置き，肘を屈曲させた開始姿勢をとる（図 5.28a）。患者自身がラバーバンドをピンと張ることにより外旋に若干の抵抗をかけ，後方回旋筋腱板と肩甲骨筋を活性化させる。その姿勢からラバーバンドによる外旋抵抗を保ったまま両肩を同時に挙上させる。図 5.28b のように，肩甲骨面 90°位まで両肩を挙上させる。このエクササイズによる三角筋中部，三角筋下部の高レベルの筋電図活動が Castelein ら（2016）により報告されており，このエクササイズは機能的な挙上の動作様式と肩甲骨の活性化を合わせた優れた方法であるとした。

　Wilk ら（2002）は，回旋筋腱板と肩甲骨筋への追加のエクササイズを推奨，普及させ，それらを Thrower's Ten と名づけ，1 つのプログラムにまとめた（付録 A 参照）。これらのエクササイズは，本章で概説した論理的根拠，また Reinold ら（2004）が発表した重要な概念により低抵抗，高反復で実施することが推奨される。

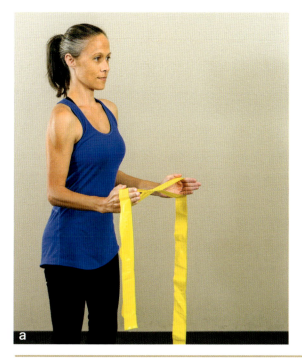 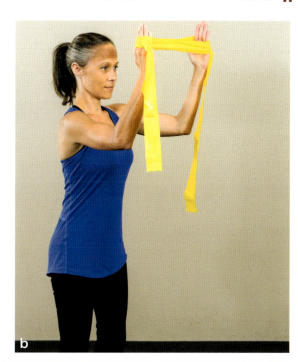

図 5.28 弾性抵抗（ラバーバンド）を使用した挙上を伴う外旋エクササイズ：(a) 開始姿勢，(b) 終了姿勢。

90/90位で実施するためのツールや方法には，Impulse Trainer（Impulse Training System, Newman, Georgia）を使用することも含まれ，テニスのサーブ動作（Elliott et al. 1986）や野球の投球動作（Fleisig et al. 1995）の機能的ポジションをシミュレートした肩甲骨面での挙上90°と外旋90°で外旋の遠心性過負荷トレーニングを行うことができる（**図 5.29**）。

外旋疲労耐性トレーニングは，上肢全体の運動連鎖の適切な生体力学的機能に影響を与えるため重要である。Tsaiら（2003）は，肩甲上腕外旋筋群の疲労の後，上肢挙上の初期から中期の際に肩甲骨の位置の顕著な変化，具体的には肩甲骨後傾と肩甲骨外旋の減少がみられたことを明らかにした。同様の研究で，Ebaughら（2006）は，後方回旋筋腱板を疲労させるために，外旋疲労プロトコルを用いた。研究では外旋筋群が疲労した後，その後の上肢挙上の際に肩甲骨後傾が減少したことを見出した。これは回旋筋腱板の疲労により肩甲骨の代償運動と動作様式の異常が起こったことを意味する。これらの研究は，肩の機能障害を有

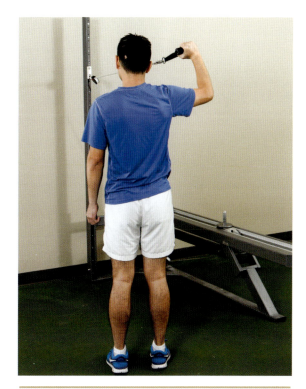

図 5.29 Impulse マシーンを用いて行う肩甲骨面 90°挙上位での外旋運動

PART III 肩損傷のリハビリテーション

する患者に対する外旋運動をもとにしたトレーニングの有用性について，エビデンスに基づいた論理的証拠を提供した。

上級 Thrower's Ten エクササイズプログラム

オーバーヘッドアスリートは，一般的に独特な筋骨格系を有しており，動作の範囲が極端であるが，そのことにより本質的な肩甲上腕複合体の不安定性を招く。そのため高いレベルの活動を症状なく行うためには，動的安定化機構に頼るところが大きくなる。この独特の特性をもつアスリートたちは，他とは異なる病態をみせることが多く，治療家にとっても難しい課題となることがある。投球選手が競技復帰をするためには，筋バランス，筋持久力，動的安定性，対称性の回復に重点を置いた積極的な強化運動が必須となる。上級 Thrower's Ten プログラム（Wilk et al. 2011b）は，オーバーヘッドアスリートのための包括的なリハビリテーションの基準をもたらした。このプログラムは，よりレベルの高い動的安定性，神経筋コントロール，回旋筋腱板促通，協調性を，投球に特化したエクササイズとして独特かつ段階的な方法で適用し，リハビリテーションから競技での投球に復帰するまでを容易にするための橋渡しとしての役割を果たす。

上級 Thrower's Ten プログラム（付録 B 参照）は，動的安定性，共活性化，高いレベルの神経筋コントロール，持久力，回旋筋腱板の活性化，適切な姿勢，体幹の筋力と持久力，そして協調性の原理を特定の方法で組み合わせ，アスリートがインターバル投球プログラムに滞りなく移行し，競技復帰への準備ができるように考案されている。このプログラムにおけるエクササイズは，神経生理学的なオーバーフローを利用し，トレーニングでアスリートの全身に働きかけ，そして関連する四肢や上半身の神経系の損傷を最小限に抑えるために左右両側とも行う。レベルの高い固有受容性神経筋促通運動を左右両側で行うと，上肢や体幹

だけでなく，腰椎骨盤複合体や下肢の動的安定性も促進される。オーバーヘッドアスリートにおいては，外旋筋，肩甲骨内転筋，肩甲骨外転筋，下制筋の弱化が認められるので特に重点を置いて行う。

さらに，上級 Thrower's Ten プログラムでは，難易度をあげるために，運動を不安定な面でも行えるようにスタビリティボールを活用する。それぞれのエクササイズを反復するときは，スタビリティボール上で最適なアライメントを維持して着座する。すなわち，坐骨結節の上に座るようにしながら足は肩幅に開き，腹横筋を意識する。正しい姿勢とポジショニング，特に肩甲骨を適切な位置に置くことは，このエクササイズプログラムを最大限効果的に行うために最も重要である。肩甲骨の後傾，外旋，内転の位置を保つことを常に意識する。この姿勢がどのエクササイズでも保てるようになるまで，頻繁に指示を出す。筋興奮，同時収縮，動的安定性を増加させ，持久力を向上し，回旋筋腱板の疲労性を刺激するために，着座でのスタビリティボールのエクササイズに徒手抵抗を加えてもよい。

追加的上級エクササイズ

$0.9 \sim 1.4$ kg（$2 \sim 3$ ポンド）のおもりを用いての等張性運動に耐えられるようになり，中レベルの弾性抵抗を用いて痛みなく回旋運動が行えるようになったら，修正基本肢位（modified base position）（**図 5.20** 参照）で等速性回旋運動を開始する。この肢位は肩甲上腕関節を30°屈曲位，30°外転位に置き，水平面に対して30°傾けたダイナモメーターを用いる（**図 5.30**）（Davies 1992, Ellenbecker & Davies 2000）。この肢位は耐性があり，エクササイズを最大下から最大レベルの抵抗まで漸増させることができる。この抵抗はアスリートではない患者には $120 \sim 210°$/秒の範囲で，またリハビリテーション後期のアスリートには $210 \sim 360°$/秒の範囲で加えられる。等速性ダイナモメーターを使用することは，客観的に筋力レベ

ルを，さらに最も決定的なことは内旋筋と外旋筋の筋バランスを数値化できるという点で重要である（Davies 1992, Ellenbecker & Davies 2000）。容認できる初期の目標として，対側の内旋筋力と外旋筋力が同等のレベルに達することがあげられる。しかし，オーバーヘッドアスリートを対象にした多くの記述的研究では，片側の内旋筋力が15〜30％増加したことが報告されている（Ellenbecker & Davies 2000, Ellenbecker & Mattalino 1999, Ellenbecker & Roetert 2003, Wilk et al. 1993）。"利き腕"と呼べるレベルに達するには，さらにリハビリテーションに重点を置く必要があろう。

内旋−外旋パターンの優位性は，等速性トレーニングでも用いられる。この内旋−外旋運動に重点を置いたトレーニングは，Quincyら（2000）の等速性トレーニングの研究に基づくものである。この研究では，6週間の内旋−外旋トレーニングの結果，内旋筋力と外旋筋力が統計的に有意に増加しただけでなく，伸展−屈曲と外転−内転筋力の改善もみられた。屈曲−伸展と外転−内転パターンのトレーニングを同じ6週間行った研究では，その動作様式に特化した筋力のみが増加した。このトレーニングのオーバーフローによって，クリニックでの等速性トレーニングをより効率的な時間で効果的に行えるようになった。

外旋／内旋比で定義される筋力バランスは，前方と後方の動的安定化機構が適切な筋力を有しているかを客観的な情報として示してくれる。通常の健常な肩における外旋／内旋比は66％と報告されている（Davies 1992, Ellenbecker & Davies 2000, Ivey et al. 1985）。前方不安定性に対するリハビリテーションでは，外旋筋（後方回旋筋腱板）の強化に重点を置くことで一側の筋力比が66％以上，最終的な目標外旋／内旋の比が75〜80％のいわゆる"後方優位"肩へと導かれるとされる（Ellenbecker & Davies 2000）。ダイナモメーターを使用し注意深く筋力をモニタリングすることにより，筋力バランスの回復を促進するリハビリテーションプログ

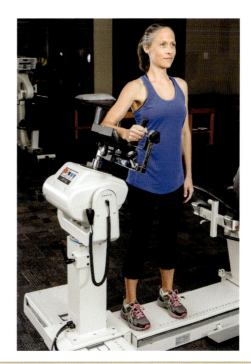

図5.30 修正基本肢位による内旋と外旋の等速性トレーニングとテスト肢位

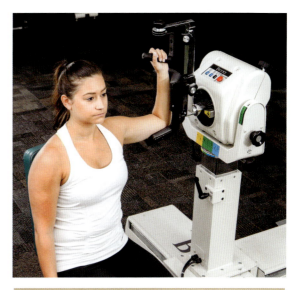

図5.31 肩甲骨面90°外転位で行う内旋・外旋等速性トレーニング

ラムに焦点をあて，観察することが可能になる。Byrumら（2010）は，プロ野球選手の外旋／内旋比を調査し，投球腕の外旋／内旋比（相対的な外旋筋力の減少）が減少している選手では，外科的処

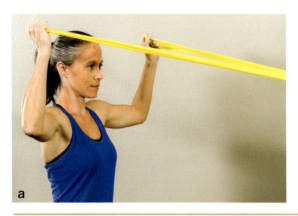 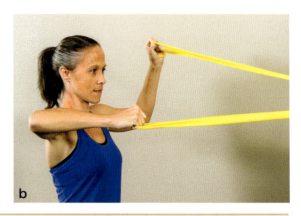

図 5.32 両側性の持続的な保持を伴う外旋運動：(a) 開始姿勢，(b) 片側の外旋動作と対側での保持姿勢。

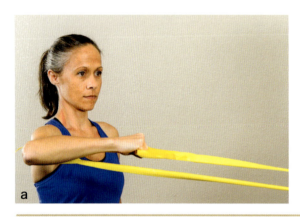 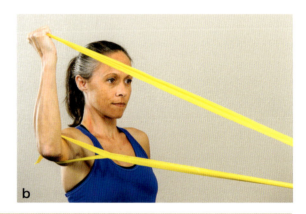

図 5.33 多重ベクトル弾性抵抗を用いた肩甲骨内転を伴う外旋運動：(a) 開始姿勢，(b) 終了姿勢。

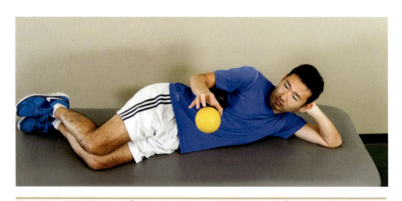

図 5.34 側臥位でのプライオメトリック外旋ドロップ

置が必要な肩の損傷が増加したことを見出した。この結果は，リハビリテーションや予防的評価において，競技復帰の準備ができているかを決定したり，回旋筋腱板の動的安定性を測定するためのハンドヘルドダイナモメーターでの外旋/内旋比の注意深いモニタリングと等速性テストを行う理論的根拠を与えた。

オーバーヘッド活動やスポーツをする患者は，回旋筋腱板リハビリテーションの最終期でさらに上級の，肩甲骨面90°外転位での機能的回旋運動

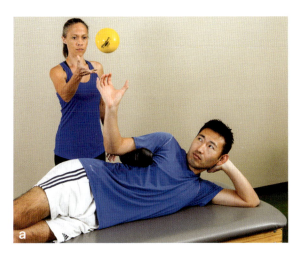
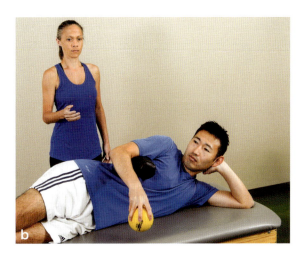
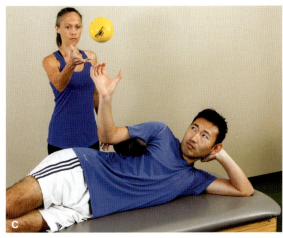

図 5.35 側臥位でのプライオメトリック外旋キャッチ：(a) パートナーによるトス，(b) キャッチと減速，(c) パートナーへ求心性収縮を伴う返球。

（図 5.31）を用いた等速性トレーニングを行う。いくつかの研究で，肩甲上腕関節の外転 90°位での 6 週間の等速性トレーニングによって，回旋筋腱板の筋力増加とオーバーヘッドスポーツにおける機能の向上が報告された（Moncrief et al. 2002, Mont et al. 1994）。

とりわけオーバーヘッドアスリートやオーバーヘッド動作を伴う労働者におけるリハビリテーション後期では，2 つの上級バージョンの弾性抵抗エクササイズを段階的に行う。これには持続的保持を伴う両側の外旋運動や，同時多重ベクトルの弾性抵抗運動と外転 90°位で肩甲骨内転抵抗を伴う外旋運動を合わせたものがある（図 5.32，図 5.33）。どちらのエクササイズも後方回旋筋腱板と肩甲骨筋の活性化を増加させるために，肩甲骨面での 90°

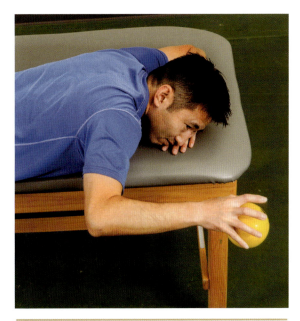

図 5.36 腹臥位 90/90 でのプライオメトリックドロップ

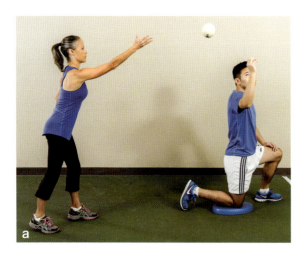
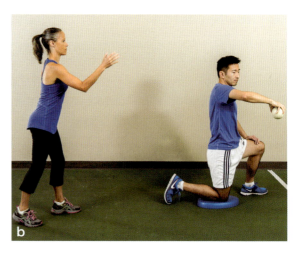
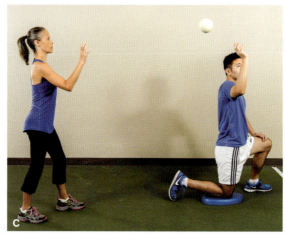

図 5.37 片膝立ち位 90/90 でのプライオメトリックリバースキャッチ：(a) パートナーによるトス，(b) キャッチと減速，(c) パートナーへ求心性収縮を伴う返球。

挙上位で弾性抵抗を使用している。Wilk らが普及した上級 Thrower's Ten エクササイズプログラム (2011b) における持続的保持を伴うエクササイズでは，一方の腕は通常の外旋運動を行いながら，もう片方の腕を肩甲骨面で 90°外転位，90°外旋位そして肘関節を 90°屈曲させた肢位で等尺性保持を持続するという運動を行う。あらかじめ決められていた回数（通常 10〜15 回）を行ったら，動作を行う腕を交替し，再び決められた回数のエクササイズを行う。このエクササイズはそれぞれの外旋運動を左右交互に行うのを 1 セットとし，筋へより負荷をかけるために何度も繰り返し行う。

多重ベクトルのエクササイズでは，弾性バンドの端の片方を上腕の遠位，肘のすぐ上に取りつけ，ループさせて弾性バンドのもう片方の端を手で持つ。このようにすることで肩甲骨面上 90°挙上位での外旋運動に抵抗を加えることになる（**図 5.33a**）。近位部の弾性バンドから絶え間なく肩甲骨内転抵抗が加えられ，それにより外旋運動中の肩甲骨筋の活性化が増加する。オーバーヘッドアスリートのリハビリテーションの終期や予防的コンディショニングプログラムとしてこのエクササイズを 15〜20 回を数セット行うことが推奨されている。

加えて，段階的リハビリテーションのこの時期には，プライオメトリックエクササイズも開始する。いくつかの先行研究では，プライオメトリックエクササイズのバリエーションによって上肢の機能が改善されたという報告がされている（Rathburn &

Macnab 1970, Schulte-Edelmann et al. 2005, Vossen et al. 2000)。遠心性プレストレッチからの強力な求心性筋収縮という機能的な適用は，多くの上肢のスポーツ動作に似ており，競技復帰のためのインターバルプログラムへ移行する際の有効な運動様式となる。図 5.34，図 5.35 に後方回旋筋腱板の筋力を改善するための側臥位での外旋運動プライオメトリックエクササイズの 2 つの例を示した。

Carter ら（2007）は，8 週間の上肢のプライオメトリックトレーニングプログラムと肩甲上腕関節90°外転位での弾性抵抗を用いた外旋運動の効果について研究を行った。その結果，大学野球選手に遠心性の外旋筋力の増加，求心性の内旋筋力の増加，そして投球速度の改善がみられた。このことから，オーバーヘッドアスリートにおけるプライオメトリックと弾性抵抗トレーニングの確かな効果が示された。図 5.36，図 5.37 にオーバーヘッドアスリートに推奨される 2 つのプライオメトリックエクササイズを示した。Ellenbecker ら（2015a）は，これらのエクササイズ中における高いレベルの三角筋下部（118〜131% MVIC）と棘下筋（85〜103%）の筋電図活動ピークを確認した。

まとめ

関節可動域の改善，肩甲骨の安定化，回旋筋腱板エクササイズの統合は，肩のリハビリテーションにおいて包括的かつ重要な要素である。肩に病状をもつ患者にレベルの高い治療介入をするため，理論的根拠や詳細な描写を提示してきたが，それによりこの章で詳細に述べたエクササイズやテクニックはリハビリテーションの専門家たちの手引きとなるであろう。

（坂内　　悠）

6

手術治療と
リハビリテーションプロトコル

　第5章で説明した一連のリハビリテーションの進め方は，臨床家にとって腱板部分断裂または全層断裂患者に対する段階的なリハビリビリテーションの指針となる。本章では，腱板修復術と関節唇修復術について取り上げる。

腱板修復術

　保存療法でリハビリテーションの効果が得られない場合，強い安静時痛や夜間痛がある場合，日常生活やレクリエーション，運動競技に必要な肩関節機能に著しい障害がある場合，これらは腱板損傷患者が手術にいたる要因となる（Ellenbecker 2004）。しかし，近年になって腱板全層断裂患者に対するリハビリテーションの成功例が報告され，リハビリテーションを肯定する結果が得られている。Kuhn ら（2013）は，腱板全層断裂患者 452 名を対象にしたコホート研究により，リハビリテーション開始後 6〜12 週で主観的成果に有意な改善を認め，腱板損傷に対する手術的治療を選択したのは 25％未満であったと報告した。断裂患者の 70％に棘上筋単独損傷，21％に棘上筋と棘下筋の損傷が存在した（対象者の 91％において棘上筋または棘下筋の損傷が認められた）。Kuhn ら（2013）は，2年間の追跡調査において，75％の患者のリハビリテーション後の主観的成果が「良（good）」または「優（excellent）」であったと報告

した。

　別の研究において，Kukkonen ら（2014）は，55 歳以上の非外傷性腱板損傷患者に対する 3 つの治療（理学療法士による保存療法，肩峰下除圧術と術後理学療法，肩峰下除圧術を伴う腱板修復術と術後理学療法）の効果を検証した。1年の追跡調査の結果，3つの治療群間で同じスコア評価方法（Constant score）に有意差は認められなかった。これらの研究は，特定の患者では手術治療が必要になることもあるが，理学療法が重要であることを示唆する。本節の大部分は腱板修復術後リハビリテーションの考え方に焦点をあてる。

手術治療

　腱板全層断裂に対する術後治療は，いくつかの原則に基づく。その原則とは，断裂形態の認識，確実な固定，フットプリントの修復で，特に断裂形態を適切に把握することが重要である。修復術の失敗の多くは，断裂形態の適切な認識が欠如していることに由来し，修復腱に対して張力が増大する非解剖学的な修復が行われ，不十分な解剖学的再建にいたってしまう（Burkhart et al. 2001）。

　全層断裂の形態は，大きくクレセント（三日月）形とバリエーションのある U 字形の 2 種類に分けられる。クレセント形断裂は通常大結節から離れて断端か後退することはなく，大結節に直接修復することが可能である。クレセント形断裂は腱の

長軸に対して横方向に大きく広がることが多い。良質な組織固着を可能にするためには、損傷部位のデブリドマンを行う必要がある。通常、肩峰側と関節面側の両側に癒着が形成されるため、この癒着を取り除いて腱の完全なモビリゼーションを行い、修復腱の張力を減少させる必要がある（Burkhart et al. 2001）。

U字形断裂は腱の長軸方向に広がることが多い。断裂部の中央部は後退しているとはかぎらないが、筋収縮を伴うとL字形またはT字形断裂のような形態を呈する。肩峰下および関節内の癒着を取り除いて腱のモビリゼーションを行うことで、断裂形態をより認識できるようになる。長軸部分はmargin convergenceにより修復し、三日月形となった短軸部分は骨に修復する。側側縫合によりmargin convergenceを行い腱板断端の外側縁に対する張力を減少させることで、断端外側縁に生じる張力を修復可能な範囲に収めることができる（Burkhart et al. 2001）。

腱板への糸の縫合方法は多くの研究のテーマである（Burkhart 2000, Fealy et al. 2002）。縫合方法は単縫合、マットレス縫合、あるいはそれらの組み合わせであるMason–Allen変法に分類される。それぞれの縫合方法を支持する論文があるが、重要なことは、いかに安全に結ぶことができるか（縫合糸の結び目をつくる際の腱–骨間の結び目の安全性が適切か）、いかなる負荷が伝わるかということである。腱板断端と骨の位置が適切かつ固定器具の引き抜き強度が最適になるよう、固定位置を決める必要がある。スーチャーアンカー（suture anchor）は、引き抜き強度を増すために45°の角度で挿入する。Single–row法では、スーチャーアンカーを上腕骨関節軟骨辺縁から4〜5 mm以内に挿入する。最近では、縫合糸強度や固定範囲を最大化できるため、double–row法やスーチャーブリッジ（suture bridge）法が推奨されている。縫合列は内側スーチャーアンカーと外側骨孔、または内側スーチャーアンカーと外側スーチャーアンカーから構成される（Fealy et al. 2002）。臨床研究により、いずれの修復法も治療結果が良好であることが示された。Double–row法およびスーチャーブリッジ法（**transosseous equivalent法**とも呼ばれる）は腱板のフットプリントの全体形状を最も正確に再建できるとされている。ほとんどの修復は腱板本来の付着部位の幅については再現できるが、サイズについては再現できていない。接触面積を大きくし、より生理学的なものにすることで、double–row法やスーチャーブリッジ法は修復部の治癒能力を高め、最大引張強度を増大させることができる（Park et al. 2007）。棘上筋のフットプリントは棘上筋が停止する大結節上の領域と定義され、そのサイズは前後方向に12 mm、内外側方向に24 mmと推定されている（Mochizuki et al. 2009）。

術後リハビリテーションプロトコル

前節では、鏡視下腱板修復術の術後リハビリテーションに影響を及ぼす重要な概念について説明した。中断裂に対する鏡視下腱板修復術後のリハビリテーションプロトコルを**図 6.1**に示した。術後リハビリテーション初期は修復組織を保護しつつ関節可動域に注意を払い、関節包の癒着を予防する。術後6週間は特別な可動域制限を必要とする場合もある。

いくつかの基礎研究が発表され、修復腱に対して安全かつ保護的な張力を与えつつ、肩甲上腕関節可動域運動や関節包内運動を含む運動、および関節包の伸張を安全に行う論理的根拠が確認された。Hatakeyamaら（2001）は、屍体肩を用いて1 × 2 cmの棘上筋断裂を作製・修復し、前額面、肩甲骨面、矢状面の挙上30°における肩甲上腕関節回旋可動域運動が棘上筋張力に与える影響を調査した。その結果、回旋中間位と比較して外旋30°および60°では棘上筋腱内の張力が減少した。一方、内旋30°および60°では棘上筋腱内の張力が増大することが示された。腱板修復術後早期に外旋方向への他動運動が実施可能であるという点が、この研究により得られる重要な見解である。さらに、この研究でHatakeyamaら（2001）が肩関節内旋

第 6 章　手術治療とリハビリテーションプロトコル　**125**

図 6.1　鏡視下腱板修復術後プロトコル

一般的ガイドライン

- 患者の許容範囲に応じて可動域運動，抵抗エクササイズの進行を決める。
- 肩関節または切開部位に疼痛を生じる場合は抵抗エクササイズを行わない。
- 夜間や日常活動の必要な時に患者に装具を着用させる。必要がなくなれば装具固定を終了する。
- 術直後からホームエクササイズ〔お腹をさする運動（stomach rubs），のこぎりを引くような外旋・内旋運動（sawing），グリッピング運動など〕を患者に指導する。
- 装具使用期間や抗重力位での自動運動への進行時期は，腱板断裂サイズ，修復腱の質，固定法に基づいて決定する。

術後 1～2 週

1. 術後 4～6 週における初期の他動運動として以下の運動を実施する。
   a. 屈曲
   b. 肩甲骨面および前額面外転
   c. 外転 45～90°における内・外旋
2. 最大下等尺性内・外旋，屈曲・伸展，内転運動。
3. 肩甲上腕関節および肩甲胸郭関節に対するモビリゼーション。肘関節，前腕，手関節の最終域までの他動的ストレッチング。
4. 前鋸筋および僧帽筋下部を早期から活性化し持久性を向上するための，側臥位での肩甲骨プロトラクション・リトラクション抵抗運動。
5. ホームエクササイズとして以下を指導する。
   a. Ｔ字棒やプーリー（滑車），反対側の手を用いた背臥位での他動運動および自動介助運動（患者が許容できる範囲で）
   b. ボールやカウンター，テーブルの上での荷重下（閉鎖性連鎖）でのコッドマンエクササイズ
   c. セラピーパテ（Theraputty）を用いた握力維持のためのグリッピング

術後 3 週

1. 患者の許容できる範囲での他動運動および等尺性筋力増強プログラムを継続する。自動介助運動へと進める。
2. 使用可能であれば上肢エルゴメーターを導入する。
3. 肩甲骨周囲筋強化エクササイズを開始する。側臥位での肩甲骨徒手的安定化エクササイズを継続する。
   a. 肩甲骨内転
   b. 肩甲骨下制を伴う内転
4. 肩甲上腕関節を完全に支えた状態で，上肢全体の筋力強化のための抵抗エクササイズを開始する。
   a. バイセプスカール
   b. トライセプスカール
   c. リストカール–掌屈，背屈，橈屈，尺屈
5. 動的安定化トレーニング開始のため，背臥位肩屈曲 90～100°のバランスポイント肢位における最大下リズミックスタビリゼーションを開始する。

術後 5～6 週

1. 以下の運動に焦点をあてた等張性抵抗エクササイズを開始する。
   a. 側臥位肩外旋
   b. 腹臥位肩伸展
   c. 腹臥位肩水平外転（45°まで）
   d. 背臥位内旋
   e. 屈曲（90°まで）
   注意：エクササイズ開始初期はおもりを使用せず腕の重みのみにするなど，低負荷・高頻度（例えば 30 回）での実施が推奨される。
2. 全方向への完全な他動運動および自動運動へと進める。術後早期は 90°外転位で行っていた内・外旋運動を内転位でも行う。
3. 丸めたタオルを腋の下に挟み，振動装置を用いて行う抵抗下外旋運動（external rotation oscillation）を行う。
4. おもりまたは弾性チューブを用いた等張性腱板・肩甲骨周囲筋筋力増強をホームエクササイズプログラムに取り入れる。

術後 8 週

1. 上肢荷重位での段差昇降や四つ這い位でのリズミックスタビリゼーションを開始する。
2. 小さいエクササイズボールを用いたプライオメトリックチェストパス，両手でボールを持ち回旋するテニスのグラウンドストローク，ゴルフスイングのシミュレーションを開始する。許容できれば軽いメディシンボールへと進める。

術後 10 週

1. 修正中間位（30/30/30 肢位；30°外転，30°内旋，30°屈曲）からの最大下等速性内・外旋運動を開始する。等速性エクササイズの開始基準は以下の通りである。
   a. 等速性エクササイズ中の可動域よりも大きい内・外旋可動域がある
   b. 2～3 ポンド（0.9～1.4 kg）に相当するおもり，抵抗チューブ，弾性抵抗バンドを用いての等張性エクササイズを痛みなく完遂できる
2. オーバーヘッド動作やスポーツに復帰する患者では 90°外転位での回旋トレーニングに進める。
   a. 腹臥位での外旋運動
   b. 立位での肩甲骨面 90°外転位における外・内旋運動
   c. 自由の女神の肢位での外旋振動運動（external rotation oscillation）

術後 12 週（3 ヵ月）

1. 最大等速性内・外旋および修正中間位（30/30/30 肢位；30°外転，30°内旋，30°屈曲）における等速性筋力評価を進める。自動運動および他動運動可動域，肩関節機能評価スケールを記録する。
2. 以下の基準を満たしたらインターバル復帰プログラムを開始する。
   a. 内・外旋筋筋力の健患比 85%以上
   b. 外旋筋/内旋筋筋力比 60%以上
   c. 痛みなく可動域運動が行える
   d. 臨床評価においてインピンジメント検査および不安定性検査陰性

術後 16 週（4 ヵ月）

1. 等速性筋力の再評価，自動運動・他動運動可動域および肩関節機能評価スケールを記録する。
2. 上肢を使用するスポーツ（投球，テニスのサーブ）への完全復帰に向けて進める。
3. 病院での理学療法を終了し，自宅でのプログラムに移行するための準備をする。

位では棘上筋腱の張力が増大することを明らかにしたにもかかわらず，大部分の患者は術後固定期間中に肩関節を内旋位に置くため，肩関節内旋方向への運動が行われていることになる。Hatakeyama ら（2001）の研究における臨床的関連のあるもう 1 つの結果は，修復された棘上筋腱内の引張負荷を前額面，肩甲骨面，矢状面での上腕骨回旋で比較した点である。矢状面での上腕骨回旋では，前額面および肩甲骨面と比較して棘上筋腱に生じた張力が有意に大きかった。よって，この重要な基礎研究に基づいて，術後早期の他動運動は肩甲骨面上で外旋・内旋方向に実施し，修復腱に対する引張負荷が最小になるようにする（Hatakeyama et al. 2001）（**図 6.2**）。

術後早期の可動域運動を進めるうえで指針となる基礎研究がもう 1 つある。Muraki ら（2006）は，Hatakeyama ら（2001）の研究と同様に屍体肩を用いて，他動運動が棘上筋腱に対する引張負荷に与える影響を調査した。挙上 60°における肩関節水平内転運動では，棘上筋・棘下筋のいずれにも張力の増大が生じないことを示した。一方，挙上 30°および 60°での内旋運動時には，安静肢位または中間肢位と比較して棘下筋下部線維の張力が増大した。この研究には，術後の安全な運動の選択を考えるうえで指針となることがもう 1 つある。それは腱板の断裂および修復がどの範囲にまで及ぶかを知る必要があるということである。後方の腱板が修復された場合（棘下筋や小円筋が含まれる場合），術後リハビリテーションの早期から内旋運動が実施されれば，修復腱に対する引張負荷が増大することになる。

Muraki ら（2007）は，さらに関節モビリゼー

ションが修復腱（棘上筋）に与える影響を調査した。基準肢位である肩関節0°外転位の安静肢位と比較して，30°外転位におけるモビリゼーションでは修復腱に対する引張負荷が小さかった。したがって，関節モビリゼーションは肩関節外転0°で行うべきではなく，肩甲骨面挙上位で行うべきである。それにより，腱板修復術後リハビリテーションプログラムにおいて腱に加わるストレスを最小にし，関節モビリゼーションを安全に実施できるようになる（Hatakeyama et al. 2001, Muraki et al. 2007）。

近年の腱板修復術後リハビリテーションに関する重要な見解の1つに，術後可動域運動を早期に進めるか，遅らせるかという問題がある。2009年のシステマティックレビューによると，術後リハビリテーションにおいて固定期間を長く設けるか，あるいは早期他動運動を進めるかを結論づける推奨できるエビデンスは不十分であった（Arndt et al. 2012）。

鏡視下腱板修復術後早期他動運動と装具固定を比較した無作為化対照試験（RCT）は4編発表されている（Cuff et al. 2012, Keener et al. 2014, Kim et al. 2012, Lee et al. 2012）。メタ分析により，この無作為化対照試験の臨床適用に関する重要な知見が得られた（Riboh et al. 2014）。術後早期他動運動の支持者は，可動域制限が術後合併症として最も多いことを引き合いに出し，早期運動の主たる論理的根拠としている（Brislin et al. 2007, Namdari et al. 2010）。術後早期他動運動の反対派は，高い再断裂率について言及している（Galatz et al. 2004, Tashjian et al. 2010）。メタ分析（Riboh et al. 2014）によると，術後早期に他動運動を開始することで，固定群と比較して術後3ヵ月，6ヵ月，12ヵ月での肩関節屈曲角度が増大した。早期他動運動開始群で外旋可動域も増大したが，有意な可動域の増大は術後3ヵ月時点のみであった。おそらく最も重要なことは，追跡期間1年では早期他動運動開始群で再断裂率が増加しなかったことである。このメタ分析に含まれ

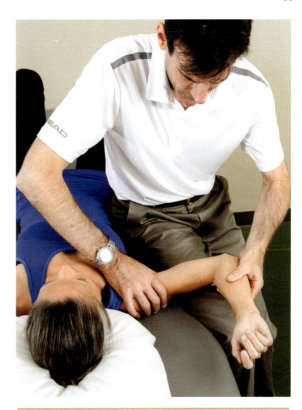

図 6.2 腱板修復術後に行う肩甲骨面90°外転位における外旋運動

た研究では，腱板広範囲断裂を除外したことに注意を要する。治験的介入と成果研究を継続することで，より効果のある治癒期間や固定期間が明らかにされ，修復術とリハビリテーションの方法もこの先洗練され改善されていくことになる。

腱板修復術後リハビリテーションの過程で重要な要素の1つが，他動運動から自動介助運動，自動運動への進行にある。臨床でよく用いられるリハビリテーション中の筋活動については，研究結果が一致しない点もあるが，適切な論文を読むことで明確にできるであろう。McCannら（1993）の研究は，背臥位での自動介助運動と座位でのプーリーを用いた挙上運動時の棘上筋の筋活動を明らかにした。この研究によれば，どちらの運動においても棘上筋の筋活動は小さいが，背臥位での自動介助運動と比較して，直立座位でのプーリー運動では棘上筋筋活動が有意に大きかった。

Ellsworthら（2006）は，コッドマンの振り子

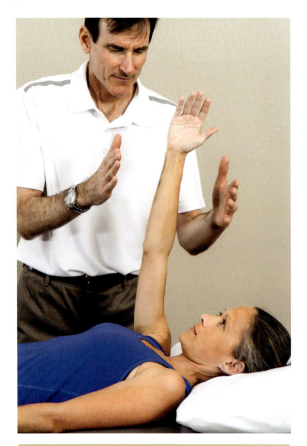

図 6.3　90°挙上位でのバランスポイント肢位

運動（コッドマンエクササイズ）中の筋活動を定量化し，この振り子運動中の腱板活動は最小であることを示した。しかし，特に肩疾患患者では筋が実際には活動していたため，この振り子運動は他動運動とみなすべきではない。加えて，望まない上腕骨頭の前方偏位の可能性があるため，振り子運動中に手におもりを持つことを多くの治療家は推奨していない。Ellsworthら（2006）は，おもり負荷の有無で振り子運動中の腱板筋の筋活動は変化しないことを明らかにした。振り子運動は，おもりを持たなくとも持っても同等の筋活動が得られるため，例えば他動運動しか許可されていない症例に，術後早期から振り子運動を用いることには疑問が残る。

　これらの研究により，腱板修復術後リハビリテーションの初期に安全に実施できる自動介助運動に関して，客観的な指針が得られる。典型的な腱板修復術後 2～4 週のリハビリテーションは，筋活動を伴わない他動運動，最小限の筋活動を伴う自動介助運動または自動運動，腱板エクササイズ（自動介助挙上運動や頭上でのプーリー運動，振り子運動など）から構成される。背臥位でのバランスポイント肢位（肩 90°屈曲位）を用いて，腱板や肩甲骨周囲筋の活動を促すために 90°屈曲位からのわずかな自動屈曲−伸展運動も実施する（図 6.3）。これらのエクササイズは，腱板に負荷をかけることなく僧帽筋や菱形筋，前鋸筋の活動を最適化するために推奨できるエクササイズである。また，肩甲骨に直接触れて徒手抵抗下で肩甲骨安定化を図るエクササイズと組み合わせることもすすめられる。ロッキングボード上での体重移動のような閉鎖性運動連鎖エクササイズの筋活動を定量化し，腱板や肩甲骨周囲筋活動が低いレベル（10%）であることも報告された。

　腱板や肩甲骨周囲筋に対する抵抗運動は，通常，修復組織の初期治癒が期待される術後約 6 週から開始する。報告では，抵抗運動の開始時期に関してはまちまちであり（Timmerman et al. 1994)，いくつかの要因に基づいて決定する。その要因には断裂サイズ，断裂形態，組織の質，手術方法，患者の健康状態や年齢が含まれるが，これらに限定されるものではない。

　リハビリテーションのこの重要な段階における抵抗運動の臨床適用は，腱板や肩甲骨周囲筋の個々の筋活動レベルに関する文献と，患者の運動耐容能によって決定される。第 5 章で紹介したこれらの研究により，腱板や肩甲骨周囲筋の望ましい筋活動レベルを引き出すために適切な，エクササイズの運動様式の決定に関する論理的根拠が得られる。安全性および修復組織の保護，さらに局所筋持久性改善のためには，非常に小さい抵抗レベルでの反復運動が推奨される。腱板や肩甲骨周囲筋の筋力改善を目的として，15～20 回の運動を複数セット実施することが推奨され，いくつかの研究で用いられてきた（Malliou et al. 2004, Wang et al. 1999)。短いレバーアームでのエクサ

第 6 章　手術治療とリハビリテーションプロトコル　129

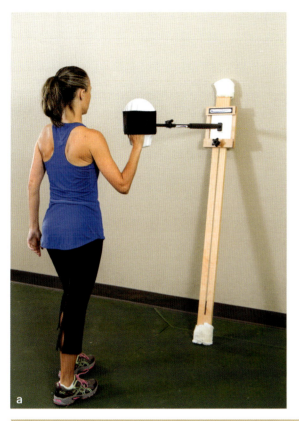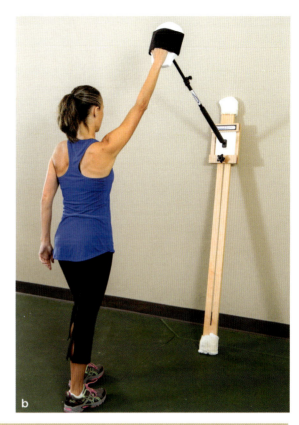

図 6.4　腱板修復術後初期の上肢挙上を援助する装置（upper extremity Ranger device）：(a) 開始姿勢，(b) 終了姿勢。

サイズや，90°より低い挙上位でのエクササイズ，前額面より前方でのエクササイズにより，運動中の圧迫刺激や関節包の負荷・弱化のリスクを理論上減らすことができる。望まない関節剪断力や不適切な関節運動を最小化し，外旋筋–内旋筋バランスを最適化するためには，三角筋や胸筋群，僧帽筋上部のような大きい主動筋に重きを置かず，腱板や肩甲骨周囲筋に早期から焦点をあてることが推奨される（Lee & An 2002, Malliou et al. 2004）。Upper Extremity Ranger（Rehab Innovations, Omaha, Nebraska）は，このリハビリテーションの段階で挙上運動を補助するために用いられる。てこの作用を利用し上肢挙上を補助することで，肩甲骨による代償運動を予防したり最小にすることができる（図 6.4）。

文献上で大きく取り上げられてきた特定のエクササイズに，エンプティカンエクササイズ（内旋位での肩甲面挙上，詳細は第 3 章を参照）がある。エンプティカンエクササイズでは棘上筋の高いレベルの活動が示されているが（Malanga et al. 1996, Thigpen et al. 2006），この挙上と内旋の複合動作は臨床上不本意な結果を招き，代償動作やバイオメカニクス的に不適切な運動が生じる（Thigpen et al. 2006）。動作解析装置を用いた研究によると，エンプティカンエクササイズでは，フルカンエクササイズ（外旋位での肩甲面挙上）と比較して，肩甲骨内旋・前傾の増大が認められた。肩甲骨内旋・前傾により特徴づけられる運動様式は，理論上，肩峰下腔を減少させる。さらに，肩関節のリハビリテーションにおける筋力増強のための反復運動様式によってさらに悪化する可能性がある（Thigpen et al. 2006）。

肩甲骨安定化のためのエクササイズでは，僧帽筋下部や前鋸筋に重点が置かれる。Donatelli と Ekstrom（2003），Kibler ら（2008）は，肩甲骨安定化を担うこれらの重要なフォースカップル成

分の，高いレベルの活動を引き出す上肢エクササイズの運動様式についてまとめた。初期の徒手抵抗様式から弾性抵抗やダンベル負荷を用いたエクササイズ様式へと進めることは，腱板修復術後リハビリテーションプロトコルにおいて重要である。Wang ら（1999）は，弾性抵抗を用いた 6 週間のトレーニング後に筋力が向上し，肩甲上腕リズムが改善したことを示した。肩甲骨内転と上腕骨外旋を強調した抵抗エクササイズ様式を用いることで，肩関節リハビリテーションにおける肩甲骨安定化と筋バランスの改善が得られる。腱板修復術後リハビリテーションの後期は，本書の前節で概要を説明した過程と同様であり，**図 6.1** に詳細を示した。

　ミニオープンおよび鏡視下腱板修復術後の短期追跡調査によると，自動および他動肩関節可動域がほぼ完全に回復しても，非障害側と比較して 10〜30％の内・外旋筋の筋力低下が残存することが明らかになった（Ellenbecker et al. 2006）。術後リハビリテーションにおいて後方腱板（外旋筋群）に特に重点を置いているにもかかわらず，ミニオープンおよび鏡視下腱板修復術後にこれらの筋群に目立った筋力低下が存在すると報告された。

関節唇修復術

　上方関節唇を含む損傷は複雑な特性を有し，治療がしにくい臨床症状をもつ。制限のない肩関節機能を再獲得するためには，的確な診断，手術治療，リハビリテーションを統合して組織的に取り組む必要がある。新たな関節鏡技術の到来により，正常な関節唇解剖および関節包−関節唇複合体の奇形，そしてこの構造に関連する病態のさらなる理解が進んだ。同様に，この関節鏡技術によって関節唇病変に対する手術治療の選択肢が広がった。Andrews ら（1985）は，投球系アスリートに上方関節唇の剥離が認められることをはじめて報告した。Snyder ら（1995）は，その後に SLAP 損傷という表現を用いて上方関節唇の前方および後方

に及ぶ損傷を紹介した。Snyder ら（1990）は，上方関節唇の損傷を損傷部位によって 4 つのタイプにはじめて分類し，上腕二頭筋長頭腱の基部が引き裂かれる場合もあることを強調した。後に続く研究者はさらにカテゴリー分類と特定の亜型を追加し，最初に報告された 4 タイプの分類を拡大した（Gartsman & Hammerman 2000, Maffet et al. 1995, Morgan et al. 1998）。このような関節唇病変のわずかな違いに基づいて，個々の病態の特徴に適切に対処する治療計画を展開させることができる。

　症候性の上方関節唇損傷および剥離は，病態の特定のタイプに基づいて，鏡視下デブリドマンまたは修復術のいずれかによって効果的に治療できることが明らかになった（Field & Savoie 1993, Pagnani et al. 1995a, 1995b, Reinold et al. 2002, Snyder & Kollias 1997, Williams et al. 1994）。良好な術後成果を得るためには，上方関節唇病変の程度を特定する正確な診断に基づいて，注意深く術後リハビリテーションプログラムを進めることが重要である。

保存療法（リハビリテーション）

　SLAP 損傷患者に対するリハビリテーションを計画する場合，SLAP 損傷のタイプおよび損傷範囲，併発損傷を考慮する必要がある。関節唇の剥離を伴うタイプ II，タイプ IV，タイプ VI からタイプ X の SLAP 損傷では，修復術をしなければ復帰できないことが多い。タイプ I 損傷には保存療法が有効であり，タイプ III にもその可能性がある。腱板部分断裂や腱板の毛羽立ち，上腕二頭筋長頭腱の病変など，併発損傷があるとリハビリテーションの進行はいっそう困難になる。

　リハビリテーションプログラムには，炎症と疼痛を軽減し，可動域（特に内旋）を正常に回復し，関節包の正常な可動性を再獲得できる内容を含む必要がある。理想的な外旋筋/内旋筋筋力比を再獲得することも重要である。肩甲骨位置の修正や，僧帽筋下部，僧帽筋中部，菱形筋を含む肩甲骨周

囲筋の筋力回復も伴わなければならない。正常な肩甲骨位置，正常な姿勢を再獲得することをリハビリテーションプログラムに不可欠な要素とすべきである。これらの目標が達成され次第，スポーツ活動への段階的復帰を検討する。

保存療法の有効性に関しては，Edwardsら（2010）が39名のSLAP損傷患者を対象として検証した。3年間の追跡期間で51%の患者が保存療法失敗に分類され，手術治療にいたった。リハビリテーションの効果ありと分類された患者のうち，オーバーヘッドスポーツに復帰できたのは66%のみであった。この研究結果に基づくと，上方関節唇損傷患者の初期治療としてリハビリテーションは有用だが，手術治療なしにオーバーヘッドスポーツへの復帰が常に可能とはかぎらない。SLAP損傷に対する保存療法の効果に関する研究が進むことで，リハビリテーションの役割について理解が深まり，保存療法が有効な患者群を特定できるようになる。

手術治療

SLAP損傷に対する保存療法は，特に関節唇の不安定性を伴うタイプⅡ損傷やタイプⅣ損傷，肩関節不安定症がある場合に成績不良となる可能性がある。よって，併発した病変の対処と関節唇の修復が手術治療の正当な理由になる。アスリートが保存療法を受ける場合にも，以下の節で説明する原則が適応できる。

タイプⅠSLAP損傷は，経験的に上方関節唇の加齢に伴う毛羽立ちであり，必ずしも特別な治療を必要としない。オーバーヘッドアスリートでは，インターナルインピンジメントによる後上方関節唇の毛羽立ちがしばしば認められる（Walch et al. 1992）。関節唇の毛羽立ちに対するデブリドマンによって長期間にわたって症状が改善することは示されていない（Altchek et al. 1992, Davies et al. 2004）。しかし，症状が進行性で手術治療が妥当であれば，タイプⅠSLAP損傷に対して安定した関節唇辺縁までのデブリドマンを行う。

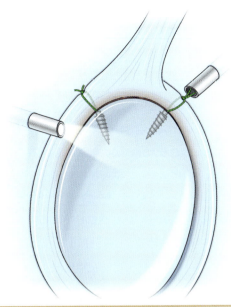

図6.5 スーチャーアンカーを用いたタイプⅡ SLAP修復術

タイプⅢ損傷も，膝半月板のバケツ柄断裂と同様に，安定した関節唇辺縁まで切除しデブリドマンを行う。例外として，Buford complexを伴うタイプⅢ損傷はタイプⅡ損傷と同様に治療する（Snyder et al. 1990）。

関節唇の不安定性を伴うタイプⅡ損傷やタイプⅣ損傷に対してデブリドマンを行った場合，術後の成績不良を招くため，これらの損傷に対しては正常な解剖を再建するために修復術を行うべきである（Altchek et al. 1992, Davies et al. 2004）。タイプⅡ損傷が存在する場合，上方関節唇を関節窩に縫合して上腕二頭筋長頭腱基部を安定させる（図6.5）。通常，タイプⅡ損傷の固定にはスーチャーアンカーが用いられる。タイプⅣ損傷の治療は一般に上腕二頭筋長頭腱基部の損傷範囲に基づいて決定する。上腕二頭筋長頭腱基部の約30%に満たない損傷の場合，引き裂かれた組織を切除して上方関節唇を縫合する。損傷がより重度の場合，上方関節唇の縫合に加え，上腕二頭筋長頭腱に対する側側縫合を行う。しかし，上腕二頭筋長頭腱の起始部が変わるほど広範囲に損傷が及んでいる場合，直接修復よりも（上腕二頭筋長頭腱の本来の付着部位である関節上結節より遠位に再縫着す

る），上腕二頭筋**腱固定**（**tenodesis**）が適している。SLAP 損傷に対する治療に加え，術中に腱板病変や肩甲上腕関節不安定性を合併していないか評価し，必要があれば治療する。

SLAP 修復術の目標は，患者が積極的に肩関節のリハビリテーションに臨み，あらゆる活動やスポーツ競技に復帰できるように確実に治療をすることである。鏡視下手術法では，線維性の癒着を取り除くために，4.5 mm の電動シェーバーを用いて上方関節唇を剝離した全領域にわたってモビリゼーションを行う。通常は関節窩の 11 時から 1 時までである（右肩の場合）。関節唇付着部位の骨を新鮮化し，治癒を促進するため血行が良好な母床をつくる。治癒反応を刺激するため，関節唇の修復面のわずかなデブリドマンを行う。上腕二頭筋長頭腱基部と上方関節唇を安定化するために，通常はスーチャーアンカーを 2 つ用いるのが適切である。合成非吸収性縫合糸（2 号エチボンド）付き生体吸収性スーチャーアンカーを好む外科医もいる。SLAP 損傷の範囲に応じて使用するアンカーの数を決定する。スーチャーアンカーは，上腕二頭筋と正常な関節唇付着部の中間にアンカーが配置するように，通常 11 時 30 分と 12 時 30 分の位置に設置する。スーチャーアンカーが関節軟骨と皮質骨の境界に位置するようにする。縫合糸を強く引いてアンカーの固定性を確かめる。スーチャーアンカーを適切な位置に打ち込んだら，各縫合糸の一端を関節唇に通す。必要があれば，上腕二頭筋長頭腱基部を安定させるために，関節唇との連結部付近の二頭筋腱を一体化させることも可能である。一般にアンカー設置と縫合は後方から前方へと進める。

タイプ II 損傷とタイプ IV 損傷に対する修復術の術後成績は良好であり，発表された論文の多くにおいて 80％を超える患者で満足な結果が得られた（Pagnani et al. 1995a, 1995b, Stetson & Templin 2002）。Reinold ら（2003）は，SLAP 損傷のデブリドマンを伴う thermal capsulerraphy（TACS）（熱関節包縫縮術）を受けたアスリートの 87％，SLAP 修復術を伴う TACS を受けたアスリートの 84％が「良（good）」または「優（excellent）」で競技復帰したと，Modified Athletic Shoulder Outcome Scale として知られる肩関節スコアを用いて報告した。

術後リハビリテーションプロトコル

上方関節唇損傷の術後リハビリテーションプログラムは，病変の重症度，SLAP 損傷のタイプ，手術手技（デブリドマンか修復術か）に依存する。また，肩甲上腕関節の不安定性が潜在することが多いため，追加処置が必要になる場合もあり，その追加処置に基づいて個別に進める必要がある。全般的に修復組織に加わる有害なストレスを避け，同時に肩甲上腕関節の動的安定化機能の回復と強化に重点を置く。

リハビリテーションを開始する前に，関節唇損傷の正確なメカニズムと特徴を特定するために主観的評価，臨床検査を行うことが必要である。転倒して手を地面に着いた時のように圧迫ストレスで SLAP 損傷にいたった場合，関節唇に対する圧迫や剪断ストレスを最小にするため，荷重位でのエクササイズは避けるべきである。牽引ストレスにより発症した場合は，上腕二頭筋に対する重い負荷でのエクササイズや過度な遠心性収縮を避ける必要がある。オーバーヘッドアスリートのように，ピールバックメカニズムにより SLAP 損傷にいたった場合は，関節唇の治癒期間に過度な肩関節外旋負荷が加わらないように注意する。このように，個々の患者に対して適切なリハビリテーションの方針を決定するためにも損傷メカニズムは個々に評価すべき重要な要因である。

SLAP 修復術後のリハビリテーションの効果については触れていないが，後の節では関節唇のメカニクスと SLAP 損傷の病態に関する臨床研究と基礎研究に基づいた指針について概説する（Burkahrt & Morgan 1998, Nam & Snyder 2003, Powell et al. 2004, Reinold et al. 2003, Rodosky et al. 1994, Shepard et al. 2004, Vangsness et al. 1994, Wilk et al. 2001b）。

第 6 章　手術治療とリハビリテーションプロトコル　　**133**

図 6.6　タイプ I およびタイプ III SLAP 損傷に対する鏡視下デブリドマン術後プロトコル

フェーズ 1：運動フェーズ（術後 1～10 日）

目　標
- 疼痛のない可動域の再獲得
- 筋萎縮の抑制
- 疼痛と炎症の軽減

可動域運動
- 振り子運動
- ロープやプーリーを用いた他動運動–自動運動
  - 屈曲–伸展
  - 外転–内転
  - 外旋–内旋（0°外転位から開始し，45°，90°外転位に進む）

- セルフストレッチ（関節包ストレッチ）

エクササイズ
- 等尺性運動

注意：術後 5～7 日は上腕二頭筋の等尺性運動禁止
- フェーズの後半で外転 0°での外旋・内旋チューブエクササイズ（通常は術後 7～10 日）が開始できることがある

疼痛と炎症の軽減
- アイシング
- 非ステロイド性抗炎症薬（NSAIDs）
- 物理療法

フェーズ 2：中間フェーズ（術後 2～3 週）

目　標
- 筋力の回復と向上
- 関節運動の正常化
- 肩関節複合体の神経筋コントロール向上

フェーズ 2 への進行の基準
- 完全な他動運動可動域
- 最小限の疼痛と圧痛
- 内旋，外旋，屈曲筋が徒手筋力テストで「良（good）」

術後 2 週

エクササイズ
- ダンベルを用いた等張性プログラムの開始
  - 肩関節筋群
  - 肩甲胸郭関節筋群
  - 0°外転位での外旋–内旋チューブエクササイズ
  - 側臥位外旋
  - 腹臥位ローイング，外旋
  - 徒手抵抗による固有受容性神経筋促通と動的安定化

- 肩関節複合体の関節運動正常化
  - 関節モビリゼーション
  - 肩関節に対するストレッチングの継続（90°外転位での外旋–内旋）
- 神経筋コントロールエクササイズの開始
- 固有受容性トレーニングの開始
- 体幹エクササイズの開始
- 上肢持久性エクササイズの開始

疼痛と炎症の軽減
必要に応じて物理療法，アイシングの継続

術後 3 週

エクササイズ
- Thrower's Ten プログラム

- 腱板，肩甲骨周囲筋筋力増強を重視
- 動的安定化ドリル

フェーズ 3：動的強化フェーズ – 上級ストレングスニングフェーズ（術後 4～6 週）

目　標
- 筋力，パワー，持久性の向上
- 神経筋コントロールの向上
- 投球開始に向けた準備

フェーズ 3 への進行の基準
- 疼痛のない完全な他動・自動運動可動域
- 疼痛および圧痛なし
- 対側上肢と比較して 70%の筋力

エクササイズ
- Thrower's Ten プログラムの継続
- ダンベルトレーニングの継続（棘上筋，三角筋）

- 90/90 肢位での外旋–内旋チューブエクササイズの開始（低速–高速セット）
- 肩甲胸郭関節筋に対するエクササイズ
- 上腕二頭筋に対するチューブエクササイズ
- プライオメトリックトレーニングの開始（両手ドリルから片手ドリルに進める）
- ダイアゴナルパターン（PNF）
- 等速性筋力増強の開始
- 持久性エクササイズ，神経筋コントロールエクササイズの継続
- 固有受容性エクササイズの継続

フェーズ4：活動復帰フェーズ（術後7週以降）

目　標
- 完全な機能的復帰に向けた段階的活動増大

フェーズ4への進行の基準
- 完全な他動運動可動域
- 疼痛および圧痛なし
- 等速性筋力検査による外旋筋/内旋筋バランスと健患比較の結果
- 臨床検査で疼痛なし

エクササイズ
- インターバルスポーツプログラムの開始（投球，テニスなど）
- フェーズ3のすべてのエクササイズの継続（同じ日に投球と上肢トレーニング，別の日に下肢トレーニングと可動域）
- インターバルプログラムの進行

フォローアップ評価
- 等速性筋力検査
- 臨床検査

タイプⅠおよびタイプⅢ SLAP 損傷に対するデブリドマン術後のリハビリテーション

タイプⅠおよびタイプⅢ SLAP 損傷に対しては解剖学的修復をせず，通常は鏡視下で毛羽立った関節唇のデブリドマンを行う。この術式に対する術後リハビリテーションプログラムの概要を**図6.6**に示した。上腕二頭筋長頭–関節唇基部が安定しており，損傷を受けていないため，このプログラムでは多少積極的に可動域や機能の回復を進める。

術後リハビリテーションの進め方は，併発する損傷の有無と範囲に応じて決定する。例えば，腱板部分損傷のように腱板の毛羽立ちが顕著で鏡視下デブリドマンを行った場合，リハビリテーションプログラムを適切に修正する必要がある。一般に，術後3〜4日は疼痛や不快感を軽減するために装具を装着する。セラピストの指導のもとでの**自動介助運動**（active assistive range of motion）と他動運動を術直後から開始することで，術後10〜14日で完全な他動運動が期待できる。屈曲方向への可動域運動は可能なかぎりすみやかに進める。肩甲骨面での外旋・内旋運動は45°外転位から開始し，通常術後4〜5日で90°外転位へと進める。解剖学的修復を行っていないため，可動域運動は早期から進めていく。

筋萎縮を抑えるため，術後7日以内に痛みのない範囲で肩関節運動の全方向への最大下等尺性筋力増強運動を開始する。上腕二頭筋を除く肩関節筋群，肩甲骨周囲筋群に対する軽い等張性筋力増強運動を術後8日前後に開始する。この等張性筋力増強運動にはチューブを用いた外旋・内旋エクササイズ，側臥位外旋，腹臥位ローイング，腹臥位水平外転，腹臥位外旋を含む。肩甲骨面挙上（フルカンエクササイズ）やラテラルレイズのような挙上運動も取り入れる。おもりは0.45 kgから開始し，1週間に0.45 kgずつ増やし，徐々に抵抗を漸増させる。このように段階的に進めることで徐々に筋への負荷を増大させる。デブリドマンを行った部位への刺激を避けるため，上腕二頭筋に対する軽い抵抗運動は術後2週以前には行わない。さらに，術後早期の積極的な肘関節屈曲運動や前腕回外運動，特に遠心性エクササイズの実施には注意を要する。

筋力増強プログラムが進むにしたがって，リハビリテーションは筋力バランスの獲得と肩関節動的安定化に焦点をあてる必要がある。さまざまな徒手抵抗エクササイズや最終域で行うリズミックスタビリゼーションドリルを，等張性筋力増強運動や体幹安定化エクササイズと組み合わせて行うことで，筋力バランスや動的安定化機能を獲得できる。特に関節唇損傷の病態力学が過度な肩甲上腕関節弛緩性に起因する場合，上腕骨頭の動的安定化機能の再獲得がこれらのエクササイズの第一目標となる。

術後4〜6週で負荷を管理しつつウエイトトレーニングに進む。肩関節に対する負荷を最小にするために，ベンチプレスやシーテッドロウを行う際に過度な肩関節伸展を避けるなど，適切な方法を指導する。外力を吸収して力を発生させるという上肢機能

を鍛えるため，術後 4〜5 週でプライオメトリックエクササイズを開始する。チェストパス，サイドスロー，オーバーヘッドスローのような両手で行うプライオメトリクスから開始し，その後 7〜10 日でベースボールスローのような片手でのドリルへと進める。術後 7〜10 週で，インターバルスポーツプログラムを用いてスポーツに特異的な活動への復帰を徐々に開始する。オーバーヘッドスポーツへの復帰は，併発する損傷の重症度に依存する。例えば，腱板の 20〜30％のデブリドマンを行ったアスリートでは，上記のガイドラインにしたがってインターバルスポーツプログラムを開始するが，より進行した病変の場合はその開始を術後 4 ヵ月に遅らせる必要があるかもしれない。インターバルスポーツプログラムの目的は，修復組織に対して漸増的に負荷を加えていくことである（Reinold et al. 2002）。インターバルスポーツプログラムの開始日は，時期，患者の目標，競技シーズンなどによって異なる。デブリドマン術後に高いレベルでの活動に復帰できるかどうかは，高度な身体機能が要求される活動中に肩甲上腕関節を動的に安定化できるかどうかによる。したがって，適切かつ十分なリハビリテーションが最も重要である。

スポーツ活動への段階的復帰を開始するための基準は，疼痛が最小であること，可動域が完全であること，筋力および動的安定化機能が十分であること，先に述べたように適切にリハビリテーションを進行できていることである（Pagnani et al. 1995a, 1995b）。筋力が十分であるかを判定するには，等速性筋力検査を実施する。180°/秒での外旋筋ピークトルクが体重比で 18〜23％，外旋筋/内旋筋筋力比 66〜76％，外旋筋/外転筋筋力比 67〜75％を目標値とする（Reinold et al. 2004, Wilk et al. 1997, 2001b, 2004）。

タイプ II SLAP 損傷修復術後のリハビリテーション

オーバーヘッドで投球するアスリートでは，上腕二頭筋長頭筋腱が関節窩辺縁から剥離するタイプ II SLAP 損傷が多く，ピールバック損傷も頻繁に認められる。リハビリテーション初期に重要なのは，修復した関節唇に対する力や負荷が適切にコントロールされていることである。適切なリハビリテーションプログラムを計画するためには，損傷範囲を特定し，損傷の正確な場所とスーチャーアンカーの数を知ることが重要である。例えば，アンカーが 3 つの場合は，アンカー 1 つでの SLAP 修復と比較して，病変の範囲と損傷組織に基づいてリハビリテーションプログラムの進行を遅らせることになる。タイプ I 損傷と比較して，タイプ II 損傷では上腕二頭筋腱基部を再固着させるためにより広範囲の解剖学的修復が必要となる。その治癒を促進させるために，術後リハビリテーションを遅らせる（図 6.7）。

過度な運動から治癒組織を保護するために，患者は術後 4 週間就寝時に肩関節装具を装着し，日中は三角巾を使用する。修復した関節唇に対する負荷を避けるために，術後 4 週間は挙上 90°未満の保護された範囲で段階的な可動域運動を実施する（Wilk et al. 1997）。術後 2 週間，内旋・外旋可動域運動は肩甲骨面で約 10〜15°の外旋，45°の内旋にとどめる。ピールバックメカニズムによる関節唇に対する負荷を最小にするため，初期の外旋運動は注意深く行う。術後 4 週間で肩関節 90°外転位での内旋・外旋運動へと進める。術後 8 週までに完全な可動域（90°外転位での外旋 90〜100°）を回復し，術後 12 週までに投球動作（外転位外旋 115〜120°）をできるよう，運動は段階的に増大させる。通常，可動域の回復は最小限の努力で達成できる。

等尺性筋力増強運動は術直後から開始する。エクササイズ開始初期は外旋‐内旋筋，屈曲‐伸展筋に対するリズミックスタビリゼーションに取り組む。リズミックスタビリゼーションは，理論的には腱板や肩関節筋群の動的安定化と同時収縮を促す（Wilk & Arrigo 1993, Wilk et al. 2001a, 2001b, 2002, 2004）。SLAP 損傷には肩甲上腕関節の不安定性がしばしば潜在していることを踏ま

PART III 肩損傷のリハビリテーション

図 6.7 タイプ II SLAP 損傷に対する鏡視下修復術後プロトコル

フェーズ 1：術直後期；運動保護期（術後 1 日〜6 週）

目　標
- 解剖学的修復の保護
- 固定による悪影響の予防
- 動的安定化の促進
- 疼痛および炎症の軽減

術後 0〜2 週

- 4 週間の三角巾固定
- 4 週間は睡眠時に装具装着
- 肘・手の他動運動
- グリッピングエクササイズ
- 肩関節の他動運動と軽い自動介助運動
  - 60°以下の屈曲（術後 2 週：75°以下の屈曲）
  - 60°以下の肩甲骨面挙上
- 肩甲骨面での外旋・内旋
- 10〜15°の外旋
- 45°以下の内旋

注意：外旋・伸展・外転の自動運動禁止
- 肩関節筋群に対する最大下等尺性運動
- 上腕二頭筋の単独収縮禁止
- 適応があれば寒冷療法，物理療法

術後 3〜4 週

- 4 週で三角巾の使用を終了
- 4 週までは睡眠時に装具装着
- 肩関節の軽い他動運動と自動介助運動を継続
  - 90°以下の屈曲
  - 75〜85°の外転
  - 25〜30°の肩甲骨面での外旋
  - 55〜60°の肩甲骨面での内旋

注意：進行速度は個々の患者の評価に基づいて決定

- 外旋・伸展・挙上の自動運動禁止
- リズミックスタビリゼーションドリル開始
- 固有受容性トレーニング開始
- 0°外転位でのチューブを用いた外旋–内旋
- 等尺性運動の継続
- 寒冷療法の継続

術後 5〜6 週

- 肩関節可動域の段階的向上
  - 145°以下の屈曲
  - 45°外転位での外旋：45〜50°
  - 45°外転位での内旋：55〜60°
- ストレッチングの開始
- 90°外転位での軽い可動域運動
- 0°外転位でのチューブを用いた外旋–内旋運動の継続
- 徒手抵抗による固有受容性神経筋促通
- 抵抗を伴わない肩関節自動外転運動の開始
- 上肢の重みのみによるフルカンエクササイズの開始
- 腹臥位ローイング，腹臥位水平外転運動の開始
- 上腕二頭筋筋力増強は禁止

フェーズ 2：中等度保護期（術後 7〜12 週）

目　標
- 完全可動域の段階的回復（術後 10 週）
- 修復部位のインテグリティの保護
- 筋力とバランスの回復

術後 7〜9 週

- 肩関節可動域の段階的向上
  - 180°以下の屈曲
  - 90°外転位での外旋：90〜95°
  - 90°外転位での内旋：70〜75°
- 等張性筋力増強プログラムの継続
- PNF 筋力増強の継続
- Thrower's Ten プログラムの開始
- 上腕二頭筋の自動運動開始

術後 10〜12 週

- 積極的な筋力増強の開始
- 外旋運動を投球肢位に進行
90°外転位での外旋：投球競技者の場合は 110〜115°
- 等張性筋力増強プログラムの進展
- すべてのストレッチングの継続

注意点：オーバーヘッドアスリートなどでは要求される機能的可動域の獲得
- すべての筋力増強エクササイズの継続

第 6 章　手術治療とリハビリテーションプロトコル　　137

フェーズ 3：最小保護期（術後 12〜20 週）

目　標
- 完全な他動・自動可動域の獲得と維持
- 筋力，パワー，持久性の向上
- 機能的活動の段階的開始

フェーズ 3 に入る基準
- 疼痛のない完全な自動可動域
- 満足できる安定性
- 「良」または「より良い」に分類される筋力
- 疼痛・圧痛なし

術後 12〜16 週

- すべてのストレッチングの継続（関節包ストレッチ）
- 投球に必要な可動域の維持（特に外旋）
- 抵抗下での上腕二頭筋エクササイズ，前腕回外エクササイズの開始
- 筋力増強エクササイズの継続
  - Thrower's Ten プログラムまたは基本的

エクササイズ
- 徒手抵抗下での固有受容性神経筋促通
- 持久性トレーニング
- 軽いプライオメトリックトレーニングの開始
- 軽い水泳やハーフゴルフスイングなど，制限をつけてのスポーツ活動

術後 16〜20 週

- 上記のすべてのエクササイズの継続
- すべてのストレッチングの継続
- Thrower's Ten プログラムの継続
- プライオメトリックトレーニングの継続
- インターバルスポーツプログラムの開始（投球など）

注意：第 8 章のインターバルスローイングプログラム参照

フェーズ 4：発展強化期（術後 20〜26 週）

目　標
- 筋力，パワー，持久性の向上
- 機能的活動の進行
- 肩関節可動域の維持

フェーズ 4 に入る基準
- 疼痛のない完全な自動可動域
- 満足できる静的安定性
- 筋力が健患比で 75〜80%
- 疼痛・圧痛なし

術後 20〜26 週

- 柔軟性エクササイズの継続
- 等張性筋力増強プログラムの継続
- 徒手抵抗下での固有受容性神経筋促通パターン
- プライオメトリックトレーニング
- インターバルスポーツプログラムの進行

フェーズ 5：活動復帰期（術後 6〜9 ヵ月）

目　標
- スポーツ活動への段階的復帰
- 筋力，可動性，安定性の維持

フェーズ 5 に入る基準
- 完全な機能的可動域
- 基準を満たす等速性筋パフォーマンス
- 満足できる静的安定性
- 疼痛・圧痛なし

エクササイズ
- 制限のない参加に向けたスポーツ活動への段階的復帰
- ストレッチング，筋力増強プログラムの継続

えると，この概念は重要である。徒手抵抗での外旋筋リズミックスタビリゼーションは，外旋筋の等尺性収縮と交互に行うこともできる（**図 6.8**）。固有受容性や動的安定化，神経筋コントロールを促通するその他のエクササイズには，関節リポジショニングエクササイズや PNF ドリルがある。

　術後 3〜4 週でチューブを用いた外旋−内旋エクササイズを開始し，術後 6 週までにラテラルレイズ，フルカン，腹臥位ローイング，腹臥位水平外転エクササイズへと進める。経過良好であれば，術後 7〜8 週までに付録 B に示した上級 Thrower's Ten プログラムのような等張性エクササイズプログラムを開始する（Wilk & Arrigo 1993, Wilk et al. 2001a, 2001b, 2002）。側臥位外旋，腹臥位ローイング，腹臥位水平外転運動のように，肩関節外旋筋と肩甲骨安定化筋群に対する筋力増強エクササイズに重点を置く（Reinold et al. 2004）。上腕二頭筋基部の治癒を保護するため，術後 8 週間は抵

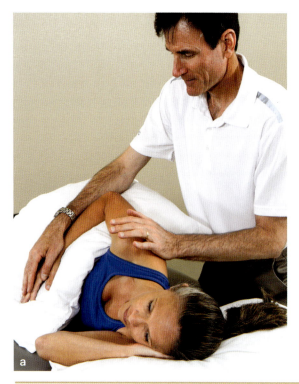 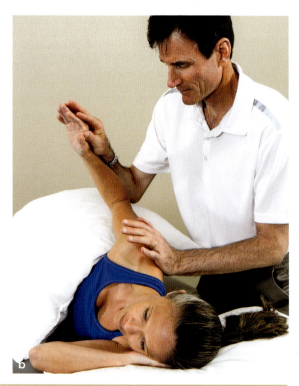

図 6.8 徒手抵抗下での外旋運動と最終域でのリズミックスタビリゼーション：(a) 治療者は外旋に抵抗を加え，近位の手で肩甲骨内転にも抵抗を加える，(b) 最終域でのリズミックスタビリゼーションと外乱刺激により神経筋コントロールを強化する。

抗下での上腕二頭筋運動（肘屈曲および前腕回外運動）を禁止する。肩関節の動的安定化を強化するため，神経筋コントロールドリルはできるかぎり他のエクササイズと組み合わせて行う。このエクササイズには，徒手抵抗エクササイズやチューブエクササイズにリズミックスタビリゼーションや外乱刺激を組み込むエクササイズなどがある（図 6.9）。

術後 12 週間は上腕二頭筋に対する積極的な筋力増強を避ける。加えて，治癒過程にある関節唇に対する圧迫・剪断ストレスを避けるため，少なくとも術後 8 週間は上肢荷重位でのエクササイズは行わない。術後 10〜12 週で両手でのプライオメトリックエクササイズや発展させた筋力増強運動を許可し，術後 16 週からインターバルスポーツプログラムを開始する。インターバルスポーツプログラムを開始できるかどうかは，鏡視下デブリドマン術後プログラムに記載したものと同様の基準に基づいて決定する。タイプ II SLAP 損傷に対する修復術後は，通常術後 9〜12 ヵ月で競技復帰にいたる。

タイプ II SLAP 修復術では，関節包熱収縮術（thermal capsular shrinkage）や鏡視下関節包縫縮術，Bankart 修復術などの肩甲上腕関節安定化術を同時に行うことも多い。このような症例に対しては，両手術に特有の治癒過程と制約を考慮した複合アプローチによりリハビリテーションプログラムを構築する必要がある。これらのアプローチの詳細を学ぶために，いくつかの論文を読むことを推奨する（Wilk 1999, Wilk et al. 2001b, 2002, 2004）。

タイプ IV SLAP 損傷修復術後のリハビリテーション

タイプ IV SLAP 損傷の修復術後は，上腕二頭筋の修復，毛羽立った領域の切除，腱固定のいずれを伴ったとしても，タイプ II SLAP 損傷で概説した術後リハビリテーションプログラムとほぼ同じである。可動域運動やエクササイズも同様に進め

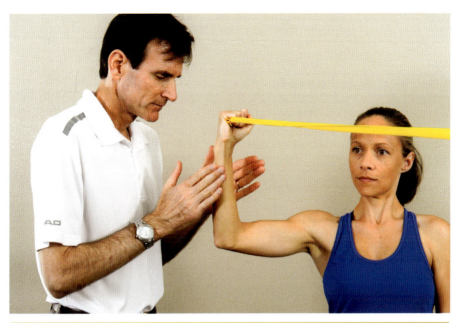

図 6.9　チューブを用いた 90°外転位での外旋運動に外乱刺激とリズミックスタビリゼーションを組み入れたドリル

ていく．しかし，上腕二頭筋の損傷程度に基づいた自動運動と抵抗下エクササイズの選択には大きな違いがある．上腕二頭筋を切除した場合，術後 6〜8 週で上腕二頭筋の収縮を開始する．一方，損傷した上腕二頭筋に対して修復術または腱固定術を行った場合，軟部組織が治癒する術後 3 ヵ月が経過するまでは，上腕二頭筋に対する抵抗運動や積極的な運動を避けたほうがよい．肘関節屈曲方向への軽い等張性筋力増強は術後 12〜16 週で開始し，許容できる範囲で徐々に進めていく．術後 16〜20 週が経過するまでは，最大抵抗下での上腕二頭筋収縮は行わない．プライオメトリックトレーニングやインターバルスポーツプログラムのようなスポーツ特異的活動は，タイプ II SLAP 修復術で概説したガイドラインと同様に進める．

Bankart 修復術後のリハビリテーション

　Bankart 損傷は肩関節脱臼の 85％に認められ，右肩では 2 時から 6 時，左肩では 6 時から 10 時の関節唇に剥離がみられる（Gill et al. 1997）．この前下方関節唇の剥離により関節唇の連続性が絶たれ，関節上腕靱帯が傷つくことで肩甲上腕関節の安定性が低下する（Speer et al. 1994）．前下方関節唇の剥離は，肩甲上腕関節不安定症の患者に共通してみられる上腕骨頭の前下方偏位を招く（Speer et al. 1994）．

　初期の Bankart 修復術は直視下に行われたが，侵襲の少ない関節鏡手術と比較して非常に強固な修復が可能であり，再脱臼など成績不良例も少なかった（Lenters et al. 2007, Ozturk et al. 2013）．しかし，システマティックレビューによると，鏡視下 Bankart 修復術は低侵襲的で，術後に高いレベルの機能を獲得できるとされている（Friedman et al. 2014, Lenters et al. 2007）．直視下 Bankart 修復術では，剥離した関節唇を関節窩に修復するためには，前下方関節唇に到達する際に肩甲下筋と前方関節包に侵襲を加える必要がある．その後に修復した前方関節包と肩甲下筋に大きく生じる術後の瘢痕化によって修復がより強固になると考えられており，コンタクトスポーツのアスリートや労働者に対して推奨されている．しかしその一方で肩関節外旋可動域の再獲得が困難になり，特に投球などのオーバーヘッド活動が制限されると報告された（Ozturk et al. 2013）．鏡視下および

PART III 肩損傷のリハビリテーション

図 6.10 鏡視下 Bankart 修復術後プロトコル

フェーズ 1：固定期（術後 1〜2 週）

- 肩甲上腕関節に対する可動域運動は行わない。
- 患者は快適でいられるよう必要に応じて装具を装着する。
- 肘関節・前腕・手関節の可動域運動に焦点をあてる。
- 肘関節屈曲−伸展，前腕回内−回外，手関節掌屈−背屈の筋力を増強する。セラピーパテ（Theraputty）を用いて握力を強化する。
  注意：SLAP 修復術後 6〜8 週は肘関節屈曲に対する抵抗運動を禁忌とする。
- 肩甲骨に対するモビリゼーションを行い，肩甲骨自動挙上・肩甲骨内転エクササイズを実施する。肩甲上腕関節を保護しつつ徒手抵抗での肩甲骨運動を行い，特に肩甲骨外転・内転のパターンを強調する。
- 必要があれば肩関節痛をコントロールする目的で物理療法を実施する。

フェーズ 2：運動開始期（術後 3〜4 週）

- 上にあげたエクササイズの方針を継続する。
- 許容範囲での肩甲上腕関節他動運動を開始する。肩甲骨面挙上位での 30〜45°の外旋運動を含む。前方関節包を保護するため，外旋運動の範囲は 30〜45°に制限する。他動運動は許可するが，ストレッチングは行わない。可能であれば抗重力位での自動運動を開始する。特定の場合を除いて，自動関節可動域運動は患者が許容できる範囲で行う。
- 前方関節包に対するストレスを制限する。肩甲上腕関節前方への副運動は行わない。後方関節包タイトネスに対する後方滑りモビリゼーションを取り入れる。臨床検査で大きく制限が認められた場合，挙上運動の回復の助けとなるよう，後方グライドモビリゼーションを実施する。
- 開放性運動連鎖でのリズミックスタビリゼーションを行う。
- 可動域を損なわない範囲で肩関節内旋−外旋筋に対する徒手抵抗エクササイズを最大下努力で行う。徒手抵抗に対する患者の耐性に基づいて，軽い等張性腱板エクササイズへと進める。
- 上肢の持久性を向上させるため，可能な範囲での上肢エルゴメーターを開始する。

フェーズ 3（術後 4〜8 週）

- フェーズ 2 の自動運動・他動運動を継続し，最終域への運動に進める。後方関節包や硬くなった後方の筋腱を伸張するためには，後方滑りモビリゼーションや水平内転ストレッチングが不可欠である。
- チューブや軽いおもりを用いた腱板・肩甲骨周囲筋エクササイズに進める。
- 以下の運動様式に焦点をあてる。
  - さまざまな外転・屈曲角度における外旋
  - 腹臥位水平外転
  - 腹臥位伸展
  - 内旋
- 肩甲骨周囲筋と上肢遠位の筋群に対する増強運動を継続し，低負荷から高負荷へと進める。
- 以下の肩甲骨運動様式に焦点をあてる。
  - 肩甲骨外転−内転
  - 下制
- プライオメトリックトレーニングをスイスボールから開始し，耐えられる範囲でメディシンボールへと進める。初期の運動はチェストパスで，術後 8〜10 週でダイアゴナルパターン，最終的に投球運動へと進める。術後 8〜10 週では後方腱板に対する減速タイプのプライオメトリックトレーニングに焦点をあてる。

第 6 章　手術治療とリハビリテーションプロトコル　　**141**

フェーズ 4：運動開始期（術後 9〜12 週）

- 修正した中間位（30/30/30 ポジション；30°外転，30°内旋，30°屈曲）から，速い収縮速度での等速性エクササイズを開始する。
- 等速性エクササイズへの進行基準は以下の通り。
  - 最低でも 2.5〜3 ポンド（1〜1.4 kg）のおもりまたは中程度の弾性抵抗バンドで等張性エクササイズを完遂できる
  - 等速性トレーニングのパターンにおける可動域運動で疼痛がない
- 修正した中間位での等速性エクササイズを 2〜3 セッション完了できたら，等速性筋力評価を行う。
- 患者の運動耐容能に基づいて 90°外転位での腱板に対する等速性筋力増強や等張性機能強化（肩関節内旋–外旋）に進める。
- より早期の段階に記載した肩甲骨周囲筋力増強と可動域運動を継続する。

フェーズ 5：完全活動復帰期

医師の評価，等速性筋力の測定結果，機能的な可動域，インターバルスポーツプログラムに対する耐容能に基づいて，完全な活動復帰時期を予測する。

直視下 Bankart 修復術後の再脱臼あるいは成績不良率は，0〜60％と報告により異なる（Friedman et al. 2014）。関節唇の安定化にスーチャーアンカーが導入された後，関節鏡手術の発展により鏡視下修復術後の成績が改善し，近年の報告では鏡視下修復術後の成績不良率は 4〜21％に減少した。

Bankart 損傷の修復とよく同時に行われるのは，例えば関節包縫縮術のような，前方関節包の弛緩性や余剰に対処する手術法である。リハビリテーション専門家にとって，特定の術式や前方関節包に対する短縮または修復の範囲を知ることは重要である。それにより，術後患者に予測される可動域運動の制限やリハビリテーションの進み具合をよりよく理解できるようになる。関節包の弛緩性や肩甲上腕関節の生理学的副運動，潜在する可動性の状態（例えば関節弛緩性を評価する Beighton hypermobility index）を記録するために，術後は綿密かつ包括的な初期評価が必要になる。その評価結果によって最適な治療計画を考案し，リハビリテーションプロトコル（**図 6.10**）の進行度合いを決定することができる。25 歳未満の若年アスリート患者に対する鏡視下 Bankart 修復術後のスポーツ復帰率は 87％と報告された（Ozturk et al. 2013）。鏡視下安定化術後再脱臼の危険性が高いのは，全身関節弛緩性の増大，関節窩前方の骨欠損，Hill–Sachs 損傷，5 回を超える複数回の不安定性

エピソードを伴う患者である。

鏡視下 Bankart 修復術後リハビリテーションの方法と進行を**図 6.10** に示した。いくつかの重要な要因により，術後リハビリテーションに特異的な考察が必要になる。術後 4〜6 週では一般に三角巾を使用するが，医師の指示により調整する。多くの医療施設において，術後 10〜14 日間の三角巾固定後，術後理学療法のためリハビリテーション施設に紹介される。修復した前方関節包や前下方関節唇を保護するため，初期の関節可動域運動では一般的に外旋方向への運動を制限する（Ellenbecker & Mattalino 1999, Ellenbecker et al. 2011）。初期の外旋可動域運動は，肩甲骨面挙上 30〜45°で，外旋 30〜45°の範囲で実施する（Ellenbecker et al. 2011）。

Bankart 修復術後の可動域運動を進めるうえで指針となる基礎科学研究がある。Black ら（1997）は，屍体肩の損傷のない前方関節包において，肩関節内転位での外旋 0〜46°では張力が低いことを明らかにした。この 46°の範囲での運動は，前方関節包や関節包–関節唇接合部に与えるストレスをほとんど増大させないため，術後リハビリテーション早期における 30〜45°までの外旋運動は推奨できる。Penna ら（2008）は，同様の屍体研究により，屈曲・外転・内転位外旋・外転位外旋運動中に Bankart 修復部位に加わるストスを調査した。

測定したすべての運動方向でストレスは予想よりもずっと小さく，リハビリテーション早期にこれらの運動を行うことは安全であり，Bankart 修復部位に生じうる有害なストレスが最小であることが示唆された。ただし肩関節外転と外旋の組み合わせは例外で，修復した前方関節唇に対するストレスが有意に増大した（Penna et al. 2008）。したがって，この研究結果と以前の提案（Ellenbecker et al. 2011）に基づき，Bankart 修復術後早期の術後6週間は，外転位での外旋運動を控えるべきである。45°までの外旋運動は修復した関節唇を危険にさらすことなく早期から実施可能であるが，外転位では行わず，身体に近い内転位で行う必要がある。外旋運動中の関節唇に対するストレスをよりいっそう制限するには，肩甲骨面で外旋運動を実施すべきである（Saha 1983）。

Bankart 修復術後の患者では，腱板修復術後に必要な注意深く保護された筋力増強プログラムと対照的に，術後初期から腱板や肩甲骨周囲筋に対する筋力増強運動を開始し，早期に最大下筋力増強エクササイズへと進める。リハビリテーション専門家の考えとして1つ加えて強調すべき点は，術後リハビリテーション初期の数週間，前方関節包や関節唇に加わるストレスが最小となる運動やエクササイズ肢位を選択することである。外転位での外旋運動，肩甲骨面でなく前額面での運動を採用すると，前方関節包に加わる張力が大きくなってしまう。90°未満の挙上角度で運動を実施すると，肩峰下での接触を最小化することができる（Flatow et al. 1994）。腱板や肩甲骨周囲筋に対するエクササイズの詳細については第5章で述べた。

術後6週間が経過したら，外旋を含む全方向で最終域への運動を進める（**図 6.10**）。外旋運動そのものを増加させることに加え，外旋運動を行う外転角度も段階的に増大させる。肩甲骨面での外転30〜45°から開始し，術後6〜12週で肩甲骨面外転90°に進め，最終的に前額面外転90°で外旋運動を実施する。このように段階的に肢位を変えていくことで，修復した前方関節包や関節唇に対するストレスを増加させることになり，頭上へのリーチ動作や最終的に投球動作への復帰が可能になる。可動域運動の進行と並行して，筋力増強エクササイズの強度を増大させ，エクササイズをより難易度の高い肢位での実施へと変更する。例えば90°外転位での回旋エクササイズを行うなど，スポーツ特異的な状況を再現し，最終的な完全復帰に備える。

まとめ

さまざまな病態が腱板や関節唇に影響を与える。数多くの損傷メカニズムが存在し，腱板・関節唇の病変が多様であることから，臨床検査は困難を伴うことが多い。このような損傷を的確に診断し治療するためには，正確なメカニズムと病変の重症度を適切に特定することが不可欠である。SLAP損傷に対する手術治療は，最小限のデブリドマンから広範囲に及ぶ関節唇修復まで多岐にわたる。術後リハビリテーションプログラムは，特定の損傷，特定の術式，そして腱板や関節唇の損傷と組織治癒に関する基礎科学に基づいて進める必要がある。術後リハビリテーションでは，修復組織に加わる力をコントロールしつつ，段階的に可動域・筋力・肩甲上腕関節動的安定化機能を回復していくことに焦点をあてる。患者にとっての最終的な目標は，可能なかぎり安全に，かつ早期に完全な活動に復帰することである。

（坂　　雅之）

IV

競技への復帰

　肩を損傷したアスリートのリハビリテーションにおいて，恐らく最も重要になるのが競技復帰の時期である。これはしばしば見落とされる点で，アスリートは何の指針もなく，負傷前のレベルで競技復帰できると考えがちである。PART IV では，肩損傷の患者が機能的活動へ復帰する際の重要な指標や，肩損傷のリハビリテーションの指針となる具体的なプログラムを示す。ここで示す競技復帰へのインターバルプログラムは，それぞれのスポーツに特異的な要求を段階的かつ着実に増加させ，最終的にはスポーツ競技へ完全に復帰するための手引きとなる。患者が肩損傷後に復帰する一般的なスポーツ活動において，特定の動作様式や負荷に適応し，再統合するために，そのスポーツに特有のストレス要因を整理し説明した。

競技復帰のための臨床的判断

「いつまた投げられますか（あるいはサーブ・バッティング・ゴルフができますか，泳げますか）？」これは多くの医師やアスレティックトレーナー，理学療法士が肩損傷から復帰するアスリートから尋ねられて困る質問である。また，これは肩の損傷や手術の後に，ほぼ一番最初に患者の口から発せられる質問である。一般的に，臨床的な問題として，この質問に答えることはそれほど単純ではなく，特に手術直後は複雑で多くの要因を判断するために具体的な時間枠を定めることは難しい。本章では，競技復帰へのインターバルプログラム（第8章を参照）を効果的に開始するために有用な，臨床的に証明されている客観的な判断基準を示し，肩損傷や手術後に順調に投球へ復帰できるような段階的なプログラムの実施法を示す。

競技復帰のための重要な基準の評価

オーバースローやサーブ動作は高いスキルが必要で，非常に高速で行われるが，それは柔軟性，筋力，協調性，同時性や神経筋系のコントロールが要求される（Wilk et al. 2002）。投球やサーブ動作は特別な要求を肩関節に課す（第2章を参照）。プロ野球選手において肩関節損傷が最も多くみられるのは，このような高反復の力が加えられるからである（Conte et al. 2009）。このように複雑な要因がかか

わってくるので，オーバーヘッドアスリートを競技復帰させることは，高いスキルでの熟達したアプローチが必要とされるため容易なことではない。

本章では，オーバーヘッドアスリートのための臨床的判断の過程について説明する。似たようなステップと臨床的判断は，テニスやゴルフ，水泳などの選手や主に腕を使用するその他のスポーツ活動にも応用できる。しかし，各スポーツに当てはめて詳細に説明することは本書の範囲外であり，紙面の関係からも不可能である。バイオメカニクスや臨床評価については本書の前半（第2章，第3章）で示したので，本章で解説するモデルや情報は，他のオーバーヘッドアスリートや主に腕を使用するアスリートに応用する助けとなる。アスリートは高いレベルのトレーニングドリルや制限のない運動をできるだけ早く再開することを望んでいる。それゆえ，合理的な段階的リハビリテーションプログラムと競技復帰を可能にするための，測定できる客観的な基準を確立することが重要になる。リハビリテーションプログラムの次の段階へ安全に進めるのはいつかは，治療家が及ぶかぎりの力を発揮して判断するものである。肩のような複雑な部位を治療し，投球のように要求の高い活動へ復帰するためには，特にそれが強く求められる。患者がリハビリテーションプログラムの各段階を順調に進むことができているかどうかは，より高いレベルのトレーニングや投球をいつ再開

図 7.1 判定基準をベースにしたリハビリテーションの段階とオーバーヘッドアスリートの目標

フェーズ 1：急性期

目　標
- 痛みと炎症を抑える
- 動作を常態にもどす
- 筋萎縮を遅らせる
- 動的安定性（筋バランス）を回復させる
- 機能的ストレス，緊張をコントロールする

エクササイズと物理療法
- クライオセラピー，イオントフォレーシス療法（電離療法），超音波，電気刺激
- 肩内旋と水平内転改善のための肩関節後方筋群のストレッチと柔軟
- 回旋筋腱板の強化（特に外旋筋群）
- 肩甲帯周囲筋群の強化（特に肩甲骨内転筋群と下制筋群）
- 動的安定性エクササイズ（リズミックスタビリゼーション）
- 荷重運動
- 固有受容性感覚トレーニング
- 投球の禁止

フェーズ 2：中間期

目　標
- 筋力エクササイズの漸増
- 筋バランスの回復
- 動的安定性の向上
- 柔軟性と伸張性のコントロール

エクササイズと物理療法
- ストレッチと柔軟性改善の継続（特に内旋と水平内転の関節可動域）
- 等張性収縮運動の強化
  - 肩のエクササイズプログラムの終了
  - Thrower's Ten プログラム
- リズミックスタビリゼーションドリル
- コア，腰骨盤部強化プログラムの開始
- 下肢強化プログラムの開始

フェーズ 3：強化進行期

目　標
- より強度を上げた筋力トレーニング
- 神経筋コントロールの改善
- 筋力，パワー，持久力の改善

エクササイズと物理療法
- 柔軟とストレッチ
- リズミックスタビリゼーションドリル
- 上級 Thrower's Ten プログラム
- プライオメトリックプログラムの開始
- 持久性ドリル
- 短距離投球プログラムの開始

フェーズ 4：競技復帰期

目　標
- 投球プログラムへの進行
- 競技レベルの投球パフォーマンスへの復帰
- 筋力トレーニング，柔軟ドリルの継続

エクササイズ
- ストレッチと柔軟ドリル
- Thrower's Ten プログラム
- プライオメトリックプログラム
- インターバル投球プログラムから競技レベルの投球への進行

図 7.2　インターバル投球プログラム開始の判断基準

1. 手術または損傷部位が治癒するために適切な時間
2. 十分な臨床検査
   - 痛みを伴わない完全な関節可動域（適切かつ動作に必須の関節可動域）
   - 十分な筋力（特に回旋筋腱板，肩甲帯周囲筋群，体幹筋群）
   - スペシャルテストとその容認できる結果（亜脱臼–整復テスト，SLAP テスト）
   - 投球プログラム開始にあたっての医師の許可
3. 十分な等速性運動テスト（実施が適切な場合）
   - 外旋と内旋のピークトルク / 体重比
     180°/秒での外旋ピークトルク / 体重比：18〜23%
     180°/秒での内旋ピークトルク / 体重比：26〜32%
   - 外旋 / 内旋比
     180°/秒で 68〜72%
   - 左右比
     外旋：95%以上
     内旋：110〜115%以上
   - 持久力比
     外旋と内旋のピークトルクの最後の 3 回が最初の 3 回に対して 10〜15%の減少
4. 十分な機能テスト
   - シングルレッグスクワット：バランスを損なうことなく 10 回（45〜50°までスクワット）
   - 腹臥位でのボールフリップ 30 秒間（痛みを伴わず十分な反復回数を行えるか）
   - 6 m の距離からプライオバックへ 0.45 kg プライオボールの投球：正常なメカニクスで痛みを伴わず野球の投球動作が行えるか
   - 壁に向けて 0.90 kg のプライオボールの投球（10 回），うち 5〜10 回はリズミックスタビリゼーションを伴う（立位で野球の投球のように行う）

できるかを判断するために重要な要素である。標準化された 4 段階のリハビリテーションプログラムを進めるための具体的な基準は，すべての投球系のアスリートにおいて効果的なリハビリテーションプログラムを計画するのに重要な要素である。投手のリハビリテーションプログラムの 4 つのそれぞれの段階，目標，漸増のための基準を**図 7.1**に示した。患者はすべての基準を満たした場合にのみ，プログラムの次の段階へ進める。そのため，プログラムの進行に必要な時間は個人によって変わってくるが，概説した特定の基準を達成しなければならないため，常に客観的にコントロールされる。患者が後期のリハビリテーションプログラムへと進むにしたがって，臨床家は投球プログラムを，最終的には制限のない運動をいつ安全に開始できるかを判断しなければならない。

アスリートを安全にかつ効果的に競技スポーツへ復帰させるには，段階的で目的をしっかりと確立した，はっきりと定義された評価基準が必要になる。術後の時間枠だけでは，患者が制限のない活動をいつ再開できるかの指針とならないのはもちろんのこと，投球をいつ開始できるかを判断するためにも不十分である。同様に，1 つの測定値だけで競技復帰の準備ができているかどうかを判断することも適切でない。運動機能は 1 つの活動や要素で構成されているわけではなく，そして肩の損傷や術後からの投球への復帰のような重要な事項を決定するにあたっては，そのように単純に判断すべきではない。投球系のアスリートを制限なく運動へと復帰させるためには，運動パフォーマンスに必須の機能的要素が重要であり，それを慎重に漸増し，次にテスト，測定を基準にしたがって連続的に進めていくことが必要となる。

インターバル投球プログラムをいつ安全に開始できるかを判断するために必要な評価とテスト基準を**図 7.2** に示した。この基準は，治癒期間，臨

床検査，等速性運動テスト，機能テスト，の４つのカテゴリーに分けられている。この一連のテストは再損傷のリスクを減らすため，要求が増える投球動作の機能的運動要素を取り入れる前にその準備ができているかを判断するために使用され，一定の成果を出している評価要素であり，投球系のアスリートの心理的な自信を回復させるためにも有用である。

治癒期間

まずはじめに重視すべき基準は，損傷，修復，または再建した組織が治癒するために必要な最低限の時間である。手術を行わない場合の関節内インピンジメントや前方不安定性の治癒のためには，リハビリテーションプログラムを開始してから８〜12週間が必要である。関節鏡視下除圧術や部分的な回旋筋腱板のデブリドマンの後に投球プログラムが開始できるようになるまでには，通常術後12〜16週間を要する。インターバル投球の開始は，タイプⅠとⅢのSLAP損傷の関節鏡視下デブリドマン術後，早くて８週後から検討するのが適切である。対照的に，タイプⅡSLAP損傷の修復後は，術後16〜20週経過してからでなければインターバル投球の開始は検討できない。関節鏡視下による関節包関節唇複合体の再建の場合は，術後16〜18週で投球再開可能かどうかを評価する。関節包関節唇複合体の再建や前方関節包縫縮術は術後，最も早くて14週からインターバル投球プログラムの開始を検討する。

臨床検査

アスリートは投球動作に特有の適切な関節可動域を示さなければならず，その動作は痛みを伴うことなく完全に行われなければならない。投手の多くは外転90°で測定すると投球肩は非投球肩と比べ過度の外旋と内旋の制限がみられる（Bigliani et al. 1997, Brown et al. 1988, Burkhart et al. 2003, Johnson 1996, Wilk & Arrigo 1992）。この投球肩の内旋の減少は，肩甲上腕関節内旋減少

（GIRD；詳細は第３章，第５章を参照）と呼ばれ，投球によるストレスによって二次的に起こる上腕骨の大きな後傾に骨が適応したものである（Chant et al. 2007, Crockett et al. 2002, Paine 1994, Pieper 1998）。投手は野手よりも投球肩の外旋可動域が大きい（Bigliani et al. 1997, Brown et al. 1988, Johnson 1996, Wilk et al. 1993）。Brownら（1988）は，プロ野球投手における外旋可動域が外転90°で平均141 ± 15°であることを示したが，これは非投球肩の外旋に比べて9°大きく，また野手の投球肩の外旋と比べても9°大きかった。Reaganら（2002）は，プロ野球投手の他動可動域を外転90°で測定した結果，外旋可動域が平均136.9 ± 14.7°，内旋可動域が40.1 ± 9.6°であったと報告した。投手においては投球肩の他動外旋可動域は約9°大きく，他動内旋可動域は非投球肩に比べて8.5°大きかった。

最も重要なのはWilkら（2002）が総関節可動域（TROM）と呼んだ概念である（詳細は第３章，第５章を参照）。外転90°位で測定するこの外旋と内旋の合計値は，動作可能な全体のアーク（弧）を示す。このアークは左右差が7°以内で，動作の合計アークは両腕ともに176.3 ± 16°であるべきとされている（Wilk et al. 2002）。したがって，投球プログラムを開始する前に非投球肩で測定された他動外旋可動域まで回復させ，動作可能値である合計アークを左右の肩で均等（± 7°）にすることが必要となる。

回旋筋腱板，肩甲帯周囲筋群，体幹筋群の筋力もインターバル投球プログラムを開始する前に許容範囲内になければならない。健康なアスリートにおいては徒手筋力テストの有用性に限界があるため，回旋筋腱板や肩甲帯周囲筋群の筋力評価にはハンドヘルドダイナモメーターを用いるとよい（図 7.3）。

肩の検査では，最低でも外転，内転（上腕骨の内旋または外旋を伴う肩甲骨面での動作；**肩甲骨面挙上 scaption** とも呼ばれる），腕を体側においた外旋と内旋，そして外転90°位での外旋と内旋，

そして4つすべての面での肩甲骨の動作を行わなければならない。これらのテストは，両側の比較と一側の主動筋−拮抗筋比（外旋/内旋比，外転/内転比）を評価するために行う。現時点では，これらの評価に関して，多くのオーバーヘッドアスリートを対象にした先行研究はないが，等速性運動テストで示された比は，ハンドヘルドダイナモメーターの値と比較する時の臨床的ガイドラインとなる。さらに体幹のコントロールを評価するためには，フロントプランクとサイドプランクを60秒ずつ行い，コントロールができているか，代償運動なしに肢位を保持できているかを評価する。この体幹テストの際，リハビリテーションを行っている側の肩甲骨が著しく隆起するかといった肩甲骨のコントロールも注意深く観察することが大切である。これは荷重動作の際にアスリートが肩甲骨を安定させ，そのフォースカップルを肩甲骨の動作のコントロールに使えているかという重要な洞察につながる。

スペシャルテストは誘発や痛み，不安感がなく陰性でなければならない。通常，テストは肩峰下インピンジメントやSLAP損傷の誘発，前方不安定性，関節内インピンジメントの徴候を除外するために行う（これらのテストについては第3章で詳細に説明した）。Hawkinsテストは，肩峰下インピンジメントの評価に使用する。オーバーヘッドアスリートのSLAP損傷の発見には，関節唇の状態と高い感度があるため，上腕二頭筋負荷テスト（biceps load test），上腕二頭筋回内負荷テスト（pronated biceps load test），回外を伴う外旋抵抗テスト（resisted ER with supination test）によって関節唇を検査する（Myers et al. 2005）。そして亜脱臼−整復テストは，関節内インピンジメントの有無と関節の安定性を評価するために行う。

臨床検査の最後の要素は，投球を開始するための医師の許可である。アスリートが医師や外科医による治療を受けているのであれば，段階的な投球プログラムをはじめる前に担当医の許可を得ることが必要である。

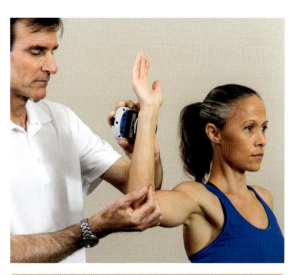

図7.3 ハンドヘルドダイナモメーターを使用した外転90°での外旋筋力テスト

等速性テスト

肩の等速性テストは，投球が開始できる状態にあるかを判断するために有効な検査であることが証明されているため，可能であれば実施すべきである。Wilkら（1995, 2009）は，投球肩の標準化された等速性の評価の有効性について報告し，Biodex等速性ダイナモメーターを用い投手の投球肩の外旋筋力は非投球肩に比べ6％弱く，内旋筋力は3％強いことを示した。さらに，投球肩の内転筋力も非投球肩に比べて9～10％強いことも見出した（Wilk et al. 2009）。

Biodex等速性ダイナモメーターを用いた等速性テスト結果の解釈に重要な，投手の外旋と内旋のピークトルクと体重比，外旋/内旋筋比，外旋と内旋の左右の比較，外旋と内旋の持久力比などの評価のパラメータは図7.2に示した。

機能テスト

負傷した投手が機能的パフォーマンスに復帰する際に，インターバル投球プログラムを開始する前に4つの機能テストが満足できる状態で実施できなければならない。これらのテストに含まれる要素は，全体的なバランス，体幹と下肢の筋力，投球という高度な要求に耐えうる準備状態が肩複

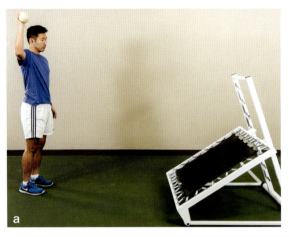
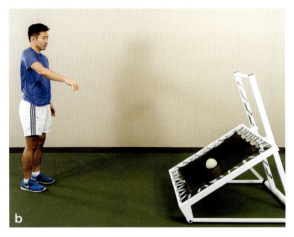

図 7.4 プライオメトリックリバウンダーへ向けての投球運動：(a) 90/90 位からの開始姿勢，(b) ボールがリバウンダーから返球される前のフォロースルー姿勢。

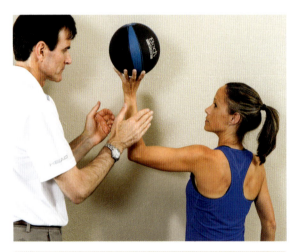

図 7.5 メディシンボールを使用したリズミックスタビリゼーションを伴う壁に向けてのプライオメトリック投球

合体にあるかを判断する手助けとなる。

- バランス，体幹コントロール，下肢筋力を評価するためにシングルレッグスクワットを 10 回，45〜50°まで行う。良好なアライメントとバランス，コントロールを保持しながら両側それぞれ 10 回連続で行えるようにする。
- 腹臥位 90/90 プライオメトリックドロップは投球側で 30 秒間行う（第 5 章の**図 5.36** を参照）。30 秒のテストで代償運動や痛みなく，最低でも 25 回のフリップを行えなければならない。
- 0.45 kg のプライオボールを 6 m の距離からプライオメトリックリバウンダーへ投げ，投球動作を評価する（**図 7.4**）。正常な投球動作で痛みなく 15 球を投げられなければならない。
- 最後に，0.9 kg の重さのボールを用い，壁に向けて野球のスタイルでの投球を 10 回行い，その動作を評価する。そのうち 5〜10 回目はリズミックスタビリゼーションを加える（**図 7.5**）。これは投球動作中に外部から力が加えられたときの肩複合体，腕，体幹のコントロールを評価するテストである。痛みなく，そしてコントロールやバランスを失うことなく投球を完了できなければならない。

インターバル投球プログラム

アスリートが適切なリハビリテーションを段階的に進み，本文や**図 7.2** に示した基準を十分に満たすことができたらインターバル投球プログラムを安全に開始することができる。インターバル投球プログラムでは，正常な腕の筋力と投球能力が回復していることを確認するため，投球の量，距離，強度，投球の種類を徐々に増加させていく。

インターバル投球プログラムの詳細については次章でさらに解説する。

まとめ

投球系のアスリートは，独特な筋骨格を有しており，投球動作の過程で機能的に適応していった結果，関節可動域，姿勢や筋力に変化がみられる。

この比類のなさが投手独特の病状を招き，特有のリハビリテーションや投球復帰への前提条件が必要になる。肩損傷や手術を受けた投手を問題なく復帰させるためには，投球や管理された投球復帰プログラムの適切な開始時期を判断するために，明確に定義された基準を用いることが重要である。

(坂内　　悠)

8

スポーツプログラムへの
復帰インターバル

肩損傷後のリハビリテーションの過程で見落とされ，重きを置かれない点の１つに競技復帰期，つまりスポーツプログラムへの復帰インターバル期がある。肩損傷や手術後のリハビリテーションに，スポーツプログラムへの復帰インターバルをしっかりと統合できないと，再受傷したり効率的な競技復帰が遅れることになる。

客観的基準

第７章で示した情報と一致するが，スポーツプログラムへの復帰インターバルを開始するための客観的基準，評価点は以下の通りである。

- これまでの章で示した肩甲骨，回旋筋腱板，遠位の上肢筋群の抵抗運動の進行を痛みなく実施できるか
- インピンジメントや不安定性誘発テストなどの検査が陰性であること（インピンジメントテストや亜脱臼−整復テストといった不安定性テストが陰性であること）
- 徒手的評価，ハンドヘルドダイナモメーターや等速性テストで回旋筋腱板が最低でも対側と同じレベルであるという客観的な証拠
- ダイナモメーターによる痛みの誘発のない握力測定値が，対側と同等かそれ以上であること
- 肩の機能的動作域，特に適切な総関節可動域と

クロスアームの内転関節可動域の回復

テニスプログラム

スポーツへの復帰インターバルプログラムの特徴は，スポーツ活動の強度や反復数を徐々に増やしながら隔日に行う点である。テニスのインターバルプログラムを例にあげると，まずフォームボールを使用し，次の段階として低圧縮テニスボールの使用へと移行していく（どちらも子どもにテニスを教える際に使用するボールである）。これらのボールを使用することで衝撃によるストレスを軽減でき，初期のテニス特有の活動への耐性を増加させることができるため，テニス復帰プログラムの最初の段階で用いることが推奨される。さらに，理学療法の時やテニス指導のプロ，コーチなどの管理のもとにインターバルプログラムを行うことで，テクニックのバイオメカニクス的な評価が可能になる。同時に，特に思春期のやる気に満ちたアスリートに共通してみられる，強度を過度にあげてしまうことを防ぐこともできる。復帰プログラムを隔日で行い，セッション間に休憩をはさむことによりリカバリーが可能になり，再損傷のリスクが減少する。

テニスのインターバルプログラムは過去に発表されており（Ellenbecker et al. 2006），その修正版を**図 8.1**に示した。このプログラムは，テニス

153

154 | PART IV　競技への復帰

図 8.1　テニスのためのスポーツプログラムへの復帰インターバル

ガイドライン

- 理学療法士や医師から指示されたステージから開始する。
- 関節痛がある場合はプログラムを漸増したり，続行しない。
- インターバルプログラムの前後には必ず肩関節，肘関節，手関節のストレッチを行い，プログラムを開始する前には全身の動的ウォームアップを行う。
- 隔日でプレーし，セッション間に身体のリカバリー日を入れる。
- ストローク間に休憩がなくなり筋の過大な収縮を招くので，壁やバックボードは使用しない。送球やボールマシーンの使用が好ましい。
- インターバルプログラムの各セッション後には損傷している腕をアイシングする。
- USPTA（米国プロテニス協会）のプロのテニス指導者にストロークのメカニクスを評価してもらうことが推奨される。
- インターバルプログラムの初期ではフォームボールや低圧縮テニスボールを使用する。関節負荷や衝撃力を最小限にするため，実際のテニスボールを打つ前にこれらのボールを使用することが推奨される。
- インターバルプログラムの後期に入るまでグラウンドストロークで重いトップスピンやアンダースピンを加えない。
- インターバルプログラムについて質問や問題があれば理学療法士や医師に連絡をとる。
- 局所的な関節痛がみられた場合はプレーを続行しない。

プログラム

　患者の既往歴や徴候，症状に基づいてそれぞれのステージを特定の回数で実施する。前回のセッションで痛みや過度の疲労があった場合は，次のステージへは進まない。疲労や痛みなしにプログラムが行えるまでは，そのステージにとどまる。

ステージ 1
- a. フォームボールを使用し，パートナーにネットから送球してもらいフォアハンドグラウンドストロークを 20 球打つ（パートナーはゆっくりとしたループするような送球をし，アスリートがボールにコンタクトするときに腰の高さにボールがバウンドするように打つ）。
- b. パートナーにフォームボールを送球してもらい，バックハンドグラウンドストロークを 20 球打つ。
- c. 5 分休憩。
- d. フォアハンドとバックハンドグラウンドストロークを 20 回ずつ繰り返す。

ステージ2
低圧縮ボールでステージ 1 を繰り返す（オレンジボール; Penn Racquet Sports, Phoenix, AZ）。

ステージ3
低圧縮ボールでステージ 1 を繰り返す（グリーンボール; Penn Racquet Sports, Phoenix, AZ）。

ステージ 4
既定のテニスボールでステージ 1 を繰り返す。

ステージ 5
- a. 前回のステージのようにパートナーにネットから送球してもらい，フォアハンドとバックハンドグラウンドストロークをウォームアップとして 10 球ずつ打つ。ウォームアップにはオレンジまたはグリーンボールを使用し，このステージのプレーではボールの衝撃ストレスを軽減させるために最初の 1〜2 セッションはグリーンボールを用いる。
- b. ベースラインからパートナーとラリーを行い，しっかりとボールをコントロールしながらグラウンドストロークを 50〜60 回打つ（フォアハンドとバックハンドグラウンドを交互に行い 2〜3 ラリーごとに 20〜30 秒休憩する）。
- c. 5 分休憩。
- d. 同様のラリーをさらに 50〜60 回行う。

ステージ 6
- a. ベースラインからのグラウンドストロークラリー（フォアハンドとバックハンド）を 15〜20 分行う。
- b. 5 分休憩。
- c. 身体の前のコンタクトポイントに重点を置きながらフォアハンドとバックハンドでそれぞれ 10〜

15球ボレーを打つ。
  d. ベースラインからのグラウンドストロークラリーをさらに15〜20分行う。
  e. 10〜15球ずつフォアハンドとバックハンドでボレーを打つ。

サーブ動作の前のインターバル（ステージ7の前に行う）
注意：これはコート外でも行うことができ，インターバルプログラムのステージ7へ進むべきかを単独で判断できる。
  a. ストレッチ後，ラケットを手に持ち，ボールを使わず，ボールに触らずにサーブ動作を10〜15回行う。
  b. フォームボールを使用する。ラケットを手に持ち，パフォーマンスの結果は気にせずサーブを10〜15回打つ（フォーム，コンタクトポイントや症状の有無にのみ注意する）。
  c. もし痛みなく順調に行えたらステージ7へ進む。

ステージ7
  a. グラウンドストロークを20〜30分行い，そのうちグラウンドストローク80%・ボレー20%の割合でボレーもミックスさせる。
  b. ボールを使わずサーブシミュレーションを5〜10回行う。
  c. フォームボールか低圧縮ボール（オレンジ）を使用し5〜10球サーブを打つ。
  d. 通常のテニスボールを使用し，75%程度の力で10〜15球サーブを打つ。
注意：インターバルプログラムの初期段階ではキックサーブではなくフラットやスライスサーブを打つことが重要である。
  e. 10〜15分間のグラウンドストロークを行い終了する。

ステージ8
  a. グラウンドストロークを30分打ち，グラウンドストローク80%・ボレー20%の割合でボレーもミックスさせる。
  b. フォームボールか低圧縮ボール（オレンジ）を使用し5〜10球サーブを打つ。
  c. 通常のテニスボールを使用し，75%程度の力で10〜15球サーブを打つ。
  d. 5分休憩。
  e. cのようにさらに10〜15球サーブを打つ。
  f. 15〜20分間のグラウンドストロークを行い終了する。

ステージ9
  a. ステージ8を繰り返すが，サーブ数を10〜15球から20〜25球へと増やす。
  b. サーブのセッション間の休憩の前に，パートナーに距離の短い簡単なロブを打ってもらい，コントロールされたオーバーヘッドを4〜5球打ってみる。

ステージ10
  マッチプレーを試みる前にステージ1〜10を痛みや上肢の過度な疲労なしに行えるようにする。グラウンドストロークやボレーでのラリーの時間を増やし続け，さらにワークアウトごとのサーブ数も増やしていき，合計で60〜80球打つまでワークアウト中，数回に分けてサーブを打っていく。プログラムの初期を終えたらキックサーブを開始する。テニス1試合で打つサーブは平均120球である。そのため，完全に競技へ参加する前にインターバルプログラムでサーブ数を徐々に増やして準備をする。

ボールを使用したさまざまな最新の方法が含まれており，グラウンドストロークからボレー，そして最終的にはオーバーヘッドのサーブ動作へと発展させていくプログラムである。肩損傷から復帰するアスリートに望ましいラケットやストリング（ガット）の特徴もあるので，それらの種類や張りは，資格をもつテニス指導のプロに評価してもらうことが推奨される。

　テニスのインターバルプログラムと同様の考え方がインターバル投球プログラムにも含まれる。テニスのインターバルプログラムのように，アスリートの投球メカニクスをビデオ撮影し，資格をもったコーチやバイオメカニクスの専門家などに評価してもらうことが，リハビリテーションの競技復帰期において非常に重要である。プログラムを理学療法に組み入れたり，知識のあるコーチの指導のもとで行うことが推奨される。

野球とソフトボールのプログラム

野球とソフトボールの復帰インターバルプログラムは，ゆっくりと徐々に投球距離を増やしていき，損傷や手術後の投球腕の動作や筋力，そして自信を徐々に取りもどしていくように計画されている。プログラムはまず医師による投球の再開の許可が出てからはじまり，リハビリテーションチーム（医師，理学療法士，アスレティックトレーナー）の管理のもとで行う。プログラムは再損傷の可能性を最小限に抑えるため，投球前のウォームアップとストレッチに重点を置くように組まれている。インターバル投球プログラム（ITP）を進めていく段階で，以下の要素が特に重要となる。

- 野球の投球動作は，足部から脚，骨盤，体幹へとエネルギーが移動し，さらに肩を通って肘，手へと伝わっていく。したがって，損傷後に復帰を目指すアスリートの全身を注意深く観察することが必要となる
- 再損傷の可能性は，インターバル投球の段階的な漸増により減少させることができる
- 適切なウォームアップは必須である
- 多くの損傷は疲労の結果から起こる
- 正しい投球技術は再受傷の発生を軽減させる
- 投球にあたって必要な基準は以下の通りである
  - 痛みのない関節可動域
  - 十分な筋パワー
  - 疲労に対する十分な筋の抵抗力

アスリートには個人差があるため，プログラムの完了までの決められたタイムテーブルはない。多くのアスリートは競争心が強く，一刻も早い競技復帰を望むものである。これはアスリートに大切な資質ではあるが，リハビリテーションの過程で再受傷のリスクを減少させるためには，アスリートのはやる気持ちを厳しく抑えた投球プログラムへと導いていくことが必要である。アスリートは投球プログラムの強度を増加させたがるかもし

れない。しかしそれは再受傷のリスクを増大させ，リハビリテーションの過程を大幅に遅らせる可能性がある。プログラムにきちんとしたがうことが，競技復帰への最も安全な道である。

回復の過程でアスリートは筋や腱に痛みや，鈍くびまん性の疼痛を感じることがある。もし特に関節に鋭い痛みを感じた場合は，痛みがやむまですべての投球運動を中止する。痛みが続くようであれば医師に連絡をする。

ウエイトトレーニング

インターバル投球プログラムは，高反復，低重量（負荷）のエクササイズプログラムで補われる。筋力トレーニングによって，前方と後方の筋群をバランスよく強化することで，肩が損傷しにくくなる。どの筋力トレーニングにおいても，特に後方回旋筋腱板に重点を置く。ウエイトトレーニングによって投球速度は速くならないが，疲労と損傷に対する腕の耐性が向上する。ウエイトトレーニングは投球プログラムと同じ日に，投球が終わってから行うべきで，プログラムの間の日は柔軟性エクササイズとリカバリー期にあてる。この時期のウエイトトレーニングの内容（もしくはルーティーン）は“メンテナンスプログラム”としての役割がある。このトレーニングによって，シーズンイン，そしてさらなる障害を受けることなくシーズン終了へと向かえるはずである。ここで強調すべきなのは，ウエイトトレーニングは，しっかりとした柔軟性プログラムと同時進行で行わなければ効果的ではないという点である。

個人差

インターバル投球プログラムは，次の段階を開始する前に，それぞれの段階を痛みや合併症なしに達成されるように計画されている。そして特定の時間枠にしたがってではなく，アスリートが決めた目標が達成できてはじめて次の段階へ進むように組み立てられている。このように計画されていることから，インターバル投球プログラムは高

校生からプロにいたるまで，技術や能力の異なるさまざまなレベルのアスリートに用いることができる。進め方については，インターバル投球プログラム全体を通して個人個人よって変化させる。隔日で投球を行う際に，間の日にウエイトトレーニング実施するアスリートもいれば，実施しないアスリートもいるだろうし，痛みや腫れのために3〜4日ごとの投球にしなければならないアスリートもいるかもしれない。痛があればプログラムの進行を遅くする必要があるかもしれない。そのため，自身の身体に耳を傾けなければならないということをアスリートによく言い聞かせる必要がある。繰り返すが，インターバル投球プログラムのそれぞれの段階の終了速度は個人個人によって異なる。プログラムを完了させるのに決まったタイムテーブルはない。

ウォームアップ

インターバル投球プログラムを開始する前に10回1セットのウォームアップを行うとよい。ジョギングもまたウォームアップの助けになる。ジョギングによって筋や関節への血流が増加し，その結果，柔軟性が向上し再受傷のリスクが減る。最適なウォームアップの量も個人個人によって異なるため，軽く汗をかくまでジョギングを行い，それからストレッチへと移るとよい。

ストレッチ

投球動作は身体のすべての筋がかかわるため，投球の前にはすべての筋群をストレッチすべきである。ストレッチは下肢からはじめ，体幹，背部，頸部そして上腕へと系統的に進めていく。続けて関節包のストレッチ，Lバーを使用した関節可動域エクササイズを行う。

投球のメカニクス

インターバル投球プログラムで重要なことは，プログラムを展開していく間，正しい投球のメカニクスを維持することである。クロウホップ（投

球前のステップ）は投球動作に似ている。これを実施することで正しい身体のメカニクスに焦点をあてることができるため，インターバル投球プログラムに取り入れるべきである。偏平足での投球は，誤った身体のメカニクスを助長し，投球腕にかかるストレスが増大し，結果的に再受傷しやすくなる。リハビリテーションチームにピッチングコーチやバイオメカニクスの専門家が入ることで投球のメカニクスに関する知識が活用できる。

クロウホップ法の構成要素は，まず最初にホップし，次にスキップ，そして投球である。投球の速さは距離によって決まるが，ボールにはあくまで決められた距離を投げるのに十分な推進力を与える。再度強調するが，再受傷のリスクを減らすために重要なことは正しい投球メカニクスである。

投　球

クロウホップ法によって楽な距離（約9.1〜13.7m）でウォームアップ投球を行い，次に**表8.1**の最初の欄に示した距離での投球へ進む。プログラムには投球が含まれているが，次の段階へ進む前に1つの段階を2〜3回，痛みや症状なく行えなければならない。各期の目標は，痛みなく特定の距離（13.7m，18.3m，27.4m，36.6m，45.7m，54.9m）を75球投げられるようになることである。指定された距離を痛みなく投げられたら，通常の投球メカニクスを使い平地で18.3m投げたり競技へ復帰する準備が整う。この時点で上肢の筋力と自信が回復しているはずである。

それぞれの投球の際のクロウホップ法と正しいメカニクスを重視することが非常に重要である。ここまでの展開がゆるやかで段階的であったように，制限のない投球への復帰も同様の原則にしたがう。投手ははじめは直球のみを50%の力で投げ，そこから段階的に75%，100%の力で投げていく。この時点で変化球など，よりストレスの多い投球を開始してもよい。野手は試合のシチュエーションをまね，50%から75%，そして100%の力で投げていく。繰り返すが，特に関節の痛みが増すよ

表 8.1　インターバル投球プログラム

45 フィート（13.7 m）期	60 フィート（18.3 m）期	90 フィート（27.4 m）期	120 フィート（36.6 m）期
ステップ 1 A）ウォームアップ投球 B）13.7 m（25 球） C）3～5 分休憩 D）ウォームアップ投球 E）13.7 m（25 球）	ステップ 3 A）ウォームアップ投球 B）18.3 m（25 球） C）3～5 分休憩 D）ウォームアップ投球 E）18.3 m（25 球）	ステップ 5 A）18.3 m（10 球） B）27.4 m（20 球） C）3～5 分休憩 D）18.3 m（10 球） E）27.4 m（20 球）	ステップ 7 A）18.3 m（5～7 球） B）27.4 m（5～7 球） C）36.6 m（15 球） D）3～5 分休憩 E）18.3 m（5～7 球） F）27.4 m（5～7 球） G）36.6 m（15 球）
ステップ 2 A）ウォームアップ投球 B）13.7 m（25 球） C）3～5 分休憩 D）ウォームアップ投球 E）13.7 m（25 球） F）3～5 分休憩 G）ウォームアップ投球 H）13.7 m（25 球）	ステップ 4 A）ウォームアップ投球 B）18.3 m（25 球） C）3～5 分休憩 D）ウォームアップ投球 E）18.3 m（25 球） F）3～5 分休憩 G）ウォームアップ投球 H）18.3 m（25 球）	ステップ 6 A）18.3 m（7 球） B）27.4 m（18 球） C）3～5 分休憩 D）18.3 m（7 球） E）27.4 m（18 球） F）3～5 分休憩 G）18.3 m（7 球） H）27.4 m（18 球）	ステップ 8 A）18.3 m（5 球） B）27.4 m（10 球） C）36.6 m（15 球） D）3～5 分休憩 E）18.3 m（5 球） F）27.4 m（10 球） G）36.6 m（15 球） H）3～5 分休憩 I）18.3 m（5 球） J）27.4 m（10 球） K）36.6 m（15 球）

平地での投球（投手のみ）
A）18.3 m 投球（10～15 球） B）27.4 m 投球（10 球） C）36.6 m 投球（10 球） D）ピッチングマシーンを使用して 18.3 m（平地）投球（20～30 球） E）3～5 分休憩 F）18.3～27.4 m 投球（10～15 球） G）ピッチングマシーンを使用して 18.3 m（平地）投球（20 球）

投球プログラムは隔日で行い，医師からの指示がないかぎりその間に休息日を入れる。次の段階に進む前に，各段階を 2～3 回行う。投手は上記の各段階を順調に終了できたら**図 8.2** に示すマウンドからのインターバル投球プログラムへと進む。

Journal of Orthopaedic & Sports Physical Therapy®, from Journal of Orthopaedic Sports Physical Therapy, "Interval sport programs: Guidelines for baseball, tennis, and golf," Michael M. Reinold, Kevin E. Wilk, Jamie Reed, Ken Crenshaw, and James R. Andrews, 32(6): 293-298, 2002, permission conveyed through Copyright clearance Center, Inc.より許可を得て引用。

うな場合は，投球プログラムをいったん中止し，リハビリテーションチームの指導のもとで再度痛みのない範囲からプログラムを徐々に進めていく。

バッティング

　損傷の種類にもよるので，バッティングへの復帰時期は，医師の判断に任せる。バッティング動作によって腕にかかるストレスは，投球動作のそれとはまったく別のものである。制限なくバットを使えるようになるには，投球プログラムと同様の段階的なガイドラインにしたがわなければならない。まず素振りから開始し，次にティーバッティング，ソフトトスでのバッティング，そして最後に実際のピッチングでのバッティングへと進めていく。

　表 8.1 のインターバル投球プログラムを終了し，指示された距離を痛みなく投げられるようになったら，マウンドから，または各自のポジションでの投球など，ポジションに特化したインターバル投球プログラムを開始する（**図 8.2**）。この時点で上肢の筋力と自信が回復していなければならない。

　捕手の場合は，特別なインターバル投球プログラムから，さらにポジションに特化したプログラムへと展開する。捕手に対する実際の試合の要求に対応できるようになるよう計画された 3 ステップのプログラムを**表 8.2** に示した。

図 8.2　インターバル投球プログラム － マウンドからの投球

ステージ 1：直球のみ

ステップ 1
- インターバル投球〔120 フィート（36.6 m）期のインターバル投球をウォームアップとして使用〕
- 50%強度でマウンドから 15 投球（ステップ 12, 13, 14 を除く）

ステップ 2
- インターバル投球
- 50%強度でマウンドから 30 投球

ステップ 3
- インターバル投球
- 50%強度でマウンドから 45 投球

ステップ 4
- インターバル投球
- 50%強度でマウンドから 60 投球

ステップ 5
- インターバル投球（力のコントロールのためスピードガンを使用）
- 50%強度でマウンドから 70 投球

ステップ 6
- 50%強度でマウンドから 45 投球
- 75%強度でマウンドから 30 投球

ステップ 7
- 50%強度でマウンドから 30 投球
- 75%強度でマウンドから 45 投球

ステップ 8
- 75%強度でマウンドから 65 投球
- 50%強度でマウンドから 10 投球

ステージ 2：直球のみ

ステップ 9
- 75%強度でマウンドから 60 投球
- バッティング練習で 15 投球

ステップ 10
- 75%強度でマウンドから 50〜60 投球
- バッティング練習で 30 投球

ステップ 11
- 75%強度でマウンドから 45〜50 投球
- バッティング練習で 45 投球

ステージ 3

ステップ 12
- 75%強度でマウンドから 30 投球（ウォームアップ）
- 50%強度でマウンドから 15 投球（変化球）
- バッティング練習で 45〜60 投球（直球のみ）

ステップ 13
- 75%強度でマウンドから 30 投球（ウォームアップ）
- 75%強度で変化球を 30 投球
- バッティング練習で 30 投球

ステップ 14
- 75%強度でマウンドから 30 投球（ウォームアップ）
- バッティング練習で 60〜90 投球（徐々に変化球を増やしていく）

ステップ 15
- 試合のシミュレーション：ワークアウトごとに 15 球ずつ漸増（ピッチカウント）

投手が**図 8.2** のプログラムを開始するためには，**表 8.1** に示したインターバル投球プログラムを滞りなく終了させることが必須である。

Journal of Orthopaedic & Sports Physical Therapy®, from Journal of Orthopaedic Sports Physical Therapy, "Interval sport programs: Guidelines for baseball, tennis, and golf," Michael M. Reinold, Kevin E. Wilk, Jamie Reed, Ken Crenshaw, and James R. Andrews, 32(6): 293-298, 2002, permission conveyed through Copyright clearance Center, Inc.より許可を得て引用。

　ウインドミル投法（ソフトボール独特の下投げ法）を用いるソフトボール投手も，初期のインターバル投球プログラム（**表 8.1** を参照）を順調に終えることができたら，より競技に特化したインターバル投球プログラムをリハビリテーションに適用する（**図 8.3**）。マウンドからの投球は隔日で週に 3 日行い，抵抗運動，ストレッチ，バッティング練習やすでに示したその他の投球ドリルを継続して行うことが重要である。

水泳プログラム

　反復性のオーバーユースによる肩の損傷は，水泳選手によくみられる。包括的なリハビリテーションプログラムで最終的に重要なことは，水泳プログラムに復帰することである。

160 | PART IV 競技への復帰

表 8.2　捕手のためのインターバル投球プログラム

ステップ 1	ウォームアップ投球として 180 フィート（54.9 m）期 スクワット位から投手へ 20 投球 スクワット位から 50%強度で各ベースへ 10 投球
ステップ 2	ウォームアップ投球として 180 フィート（54.9 m）期 スクワット位から投手へ 40 投球 スクワット位から 50%強度で各ベースへ 15 投球
ステップ 3	ウォームアップ投球として 180 フィート（54.9 m）期 スクワット位から投手へ 40 投球 スクワット位から 75%強度で各ベースへ 10 投球
ステップ 4	試合を模擬したバント処理，ベースへの投球，マウンドへの投球

Reinold et al. 2002 より転載。

水泳における一般的な復帰インターバルプログラムのガイドラインは，以下の通りである。

● トレーニングがはじまったら，初期の漸増の50〜70%は，"軽めの日"（ハードなトレーニング日の間のトレーニングを軽めにする日）を利用する。

● もし症状が出るようであれば順調に実施できたその前のレベルまでもどる。

● 症状の悪化がなく，漸増プログラムに対応できていることを確認するために，定常期を必要な頻度で組み入れる（毎週，隔月）。

● 知覚されるアスリートの耐性をもとに，トレーニングの段階的展開の方法をいくつかに"分解"する。

　● 自分の時間に合わせて目標設定を細かく分けて，毎日のトレーニングで徐々に増やしていく（例えば，距離を 1 日 182 m 増やしていくなど）。

　● トレーニング量をは，週ごとの合計距離で徐々に増やしていく（例えば，週に合計 457 m 泳いだ翌週の総距離は 914 m に増やすなど）。

● 漸増するときは経験に基づいたベストな判断を下されなければならない。通常では泳ぐ距離を基準に週に 15〜30%以上一度に増やさない（例えば，基準の距離が 2,743 m だとしたら週に 457〜914 m 以上は増やさない）。

● アスリートは強度を上げる前にウォームアップレベルのペース（通常強度の 50%）でトレーニングで目標とする距離の 40〜60%の距離に耐えられなければならない。例えばトレーニングの目標が 1 日 5,846 m ならば，1 日 2,743 m をウォームアップレベルの強度で泳ぎきることができてからインターバルやセンドオフなどをはじめる。

● トレーニングの距離や強度を急激に増加させることは避ける（例えば祝日で学校や大会がない日はトレーニングを大幅に増やしてしまうことが多いので，受傷しているアスリートは十分に監督しなければならない）。

● 損傷部位にさらなるストレスを加えるような新しいトレーニングや無理なドリルは避ける。よくあるドリルの 1 つである"ジッパードリル"は，ストロークを終える前のリカバリーで親指を脇へもっていくドリルで，リカバリーに肘を高く上げるようにするための方法である。このドリルはオーバーヘッド動作ごとにインピンジメントの徴候を再現するので，負傷しているアスリートの症状が悪化することが予測される。

● どのストロークも痛みなく行うことができたら，"プールの中で"クロストレーニングをするといった感覚で，不快に感じないようなストロークに変え，そこに重点を置くトレーニングも行う。

● 疲労によるストロークの乱れを減らすために頻

図 8.3　ウインドミルソフトボール投手のためのインターバル投球プログラム

ステップ 1

- ウォームアップとして 100 フィート (30.5 m) 期
- 50%強度で 20 ウインドミル

ステップ 2

- ウォームアップとして 100 フィート (30.5 m) 期
- 50%強度で 30 ウインドミル

ステップ 3

- ウォームアップとして 100 フィート (30.5 m) 期
- 50%強度で 40 ウインドミル
- 75%強度で 15 ウインドミル

ステップ 4

- ウォームアップとして 100 フィート (30.5 m) 期
- 50%強度で 20 ウインドミル
- 75%強度で 35 ウインドミル

ステップ 5

- ウォームアップとして 100 フィート (30.5 m) 期
- 75%強度で 50 ウインドミル
- 50%強度で 15 ウインドミル

ステップ 6

- ウォームアップとして 100 フィート (30.5 m) 期
- 75%強度で 60 ウインドミル
- バッティング練習で 15 投球

ステップ 7

- ウォームアップとして 100 フィート (30.5 m) 期
- 75%強度で 40 ウインドミル
- 90%強度で 10〜15 ウインドミル
- 50%強度で変化球を 20 投球
- バッティング練習で 30 投球

ステップ 8

- ウォームアップとして 100 フィート (30.5 m) 期
- 75%強度で 30 ウインドミル
- 90〜100%強度で 10〜15 ウインドミル
- 75%強度で変化球を 30 投球
- バッティング練習で 30 投球

ステップ 9

- 試合のシミュレーション
- 徐々に変化球数とトータルの投球数を増やしていく

ステップ 10

- 競技
- 徐々に競技へと復帰
- 必要であればピッチカウントを使用

ソフトボール投手はこのプロラグムを開始する前に**表 8.1** に示したインターバル投球プログラムを滞りなく終了させることが必須である。

Reinold, Wilk, Reed, Crenshaw, and Andrews 2002 をもとに作成。

図 8.4　水泳への復帰のためのプログラム

a.　いくつかの要因によって変化することがある
1.　水の外にいた時間：競泳選手が以前の競技レベルに復帰できるまでには，多くの場合，休養期間の 3 倍の時間がかかる。例えば，もし 1 ヵ月休んだとすると，以前のレベルにもどるには 3 ヵ月を要する。これは損傷の種類は考慮に入れない。
2.　損傷の程度：組織の損傷の程度によって治癒過程が変わるのでプログラムの漸増に影響を与える。
3.　泳者のレベル：若いエリート選手であればスキルの劣る泳者，または熟練の泳者よりは早期に復帰することができる可能性がある。

b.　距離の選択
1.　1 ヵ月以下の休養：以前泳いでいた距離の 50〜75％を泳ぐことができる。
2.　1〜3 ヵ月の休養：以前の距離の 25〜50％。
3.　3 ヵ月以上の休養：以前の距離の 25％。

c.　頻　度
1.　1 ヵ月以内の休養：週 5 日以下。
2.　1〜3 ヵ月の休養：週に 5 日，3 日は泳ぐが，その間 2 日"リカバリー"日を挟む。
3.　3 ヵ月以上の休養：週 3 日（連続させないこと）。

d.　練習の調節
1.　1 ヵ月以内の休養：75％強度；ハンドパドルなし。
2.　1〜3 ヵ月の休養：50〜75％強度；ハンドパドルなし；多種のストローク（バタフライを除く）。
3.　3 ヵ月以上の休養：50％以下の強度；ハンドパドルなし；多種のストローク（バタフライを除く）。

e.　漸　増
1.　問題がないようであれば，週 457〜914 m の漸増。
2.　5 km を痛みなく泳げるようであれば，パドルを使ってプルセットを開始する。
3.　5 km を痛みなく泳げ，問題なくプルセットを行うことができたらバタフライを加える。

f.　肩の痛みがある場合
1.　距離を少なくする前に練習の 25％にズーマースかフィンを使用してみる。もし痛みが続くようであれば，練習の 50％にズーマースかフィンを使用する。もしそれでも痛みが続くようならば，痛みなく泳げるようになるまで距離を 25％減らす。
2.　バタフライでは泳がない。
3.　ボードなしでキックセットを行う。
4.　平泳ぎを多く用いる。

g.　その他
1.　安定化手術からの復帰：前方関節包の保護。
2.　6 週間でプールにもどることが可能であるが，損傷腕は体側に置き，フィンかズーマースを使用する。患者の協力性と医者の許可が必須である。
3.　調節してフリースタイルを泳げるのは 12〜16 週目からである。
4.　プールにもどり最初の 6〜8 週は背泳ぎでは泳がない。さらに平泳ぎを再開する時はフィンかズーマースを使用する。
5.　プールにもどって少なくとも最初の 3 ヵ月は背泳ぎや通常のスターティングは行わない。

© Brian Tovin and Todd Ellenbecker

繁に休憩を入れる。
● 水泳選手からストロークの乱れに関して観察やフィードバック（またはその両方）をしてもらう。疲労によるストロークの質の劣化が最初に現われた時点で，そのトレーニングのセットを中止する。

● はじめの基礎が達成できたら，さらに距離とペースを上げるが，コーチの助言を含めて判断していく。
● ウォームアップペースのトレーニングに耐えうる距離（例えば 457 m）に"セット"で分けていく。はじめはセット数を増やしていくが"疲

第 8 章　スポーツプログラムへの復帰インターバル　　163

表 8.3　ゴルフのスポーツプログラムへの復帰インターバル

	1 日目	2 日目	3 日目
1 週目	パット 10 チップ 10 休憩 チップ 15	パット 15 チップ 15 休憩 チップ 25	パット 20 チップ 20 休憩 パット 20 チップ 20 休憩 チップ 10 ショートアイアン 10
2 週目	チップ 20 ショートアイアン 10 休憩 ショートアイアン 10	チップ 20 ショートアイアン 15 休憩 ショートアイアン 10 チップ 15	ショートアイアン 15 ミディアムアイアン 10 休憩 ショートアイアン 20 チップ 15
3 週目	ショートアイアン 15 ミディアムアイアン 10 休憩 ロングアイアン 5 ショートアイアン 15 休憩 チップ 20	ショートアイアン 15 ミディアムアイアン 10 ロングアイアン 10 休憩 ショートアイアン 10 ミディアムアイアン 10 ロングアイアン 5 ウッド 5	ショートアイアン 15 ミディアムアイアン 10 ロングアイアン 10 休憩 ショートアイアン 10 ミディアムアイアン 10 ロングアイアン 10 ウッド 10
4 週目	ショートアイアン 15 ミディアムアイアン 10 ロングアイアン 10 ドライブ 10 休憩 上記の繰り返し	9 ホールプレー	9 ホールプレー
5 週目	9 ホールプレー	9 ホールプレー	18 ホールプレー

チップ＝ピッチングウエッジ；ショートアイアン＝9，8；ミディアムアイアン＝7，6，5；ロングアイアン＝4，3，2；ウッド＝3，5；ドライブ＝ドライバー。

Journal of Orthopaedic & Sports Physical Therapy®, from Journal of Orthopaedic Sports Physical Therapy, "Interval sport programs: Guidelines for baseball, tennis, and golf," Michael M. Reinold, Kevin E. Wilk, Jamie Reed, Ken Crenshaw, and James R. Andrews, 32(6): 293-298, 2002, permission conveyed through Copyright clearance Center, Inc.より許可を得て引用。

労に対する耐性"が向上するにつれてセットの持続期間（距離）を増やしていく。

● ほとんどの水泳による損傷は，柔軟性の制限が主たる原因ではないが，もし柔軟性の制限が原因であればストレッチのための頻回の休憩が必要である。

● 一次推進力にかかわる肩へのストレスを軽減し，痛みのないオーバーヘッドのサイクルをより多くの回数をできるようにするために，フィンや"ズーマース（ハーフフィン）"の使用するのもよい。

● インターバル水泳プログラムに適応していくた

め，日々のパフォーマンストレーニングに段階的にレベルを上げていくステップを追加する必要がある。

　図 8.4 に Tim Murphy と Brian Tovin という水泳選手の肩損傷の評価と治療を長年行ってきた 2 人の理学療法士が推奨したガイドラインを Ellenbecker ら（2006）が改定したプログラムを示した（Murphy 1994, Tovin 2006）。負傷した水泳選手を復帰させる際には，医師はこれらの概念にしたがうことが推奨される。

ゴルフプログラム

損傷後や手術後には，徐々にそして順調にゴルフへと復帰するために，インターバルゴルフプログラムを行う。

ゴルフへのスポーツ復帰プログラムの一般的なガイドラインを以下に示す。

- 常に正しいゴルフスイングを意識する。
- セッションの間には休息日を1日挟む。
- トレーニングの前に全身のウォームアップと動的ストレッチのルーティンを行う。
- 次のステップへ進む前に，併発症なく示された通りのプログラムを行えなければならない。
- 小さな不快感が断続的に起こることが予測されるが，痛みがある場合，ゴルフクラブを振ることは避ける。
- もし痛みや腫れが続くようであれば，専門医に検査をしてもらうまでプログラムは中断する。再開する時は，前回問題があった段階から開始する。

表8.3 に示したプログラムは，肩や肩甲骨まわりだけでなく全体の運動連鎖，特に体幹トレーニングと体幹の回旋運動の事前コンディショニングが必要となる。プログラムを通して順次肩への負荷が増すよう，徐々にステップが踏まれている。損傷のリスクを最小限に抑えるため，そしてパフォーマンス向上のために資格を有する公認のゴルフ指導のプロにアスリートのメカニクスを厳密に評価してもらうことが非常に重要である。

まとめ

スポーツプログラムへの復帰インターバルプログラムをリハビリテーションプログラムと併せて行うアスリートは，完全に競技に復帰できる状態を取りもどし，再損傷のリスクも最小限に抑えられているはずである。プログラムとその漸増は各アスリートそれぞれの必要性に合わせて調整しなければならない。メンテナンス的筋力トレーニングと柔軟性プログラム，適切なウォームアップとクールダウン，正しいメカニクスと段階的なスポーツ復帰へのインターバルプログラムからなる包括的なプログラムによって，アスリートは安全に競技へと復帰できるだろう。

(坂内　悠)

付録A：
Thrower's Ten エクササイズ

　Thrower's Ten プログラムは，投球に必要な主要な筋のためにデザインされている。このプログラムの目標は，体系的で効率的なプログラムを作成することである。すべてのエクササイズは投手に特化したもので，肩複合体筋の筋力，パワー，持久力の改善を目的として計画されている。

外転0°での外旋：肘を体側に90°で固定して立ち，手を身体の前に置く。その状態で反対側の端を固定したチューブのハンドルを握る。肘を体側に固定したままチューブを引き，ゆっくりとチューブをもどす。
（　）回を（　）セット，1日（　）回行う。

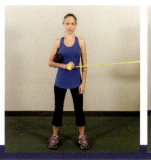 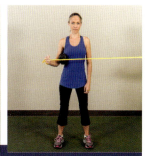

外転90°での外旋：肩を外転90°の状態にして立つ。チューブは肩の位置より若干低い高さに固定し，たるみのない状態でチューブのハンドルを握る。肩外転位，肘を90°に保ったまま肩を外旋させる。肘の位置を固定したままチューブと手を最初の位置にもどす。
I. 低速セット（コントロールしながらゆっくり行う）：
（　）回を（　）セット，1日（　）回行う。II. 高速セット：（　）回を（　）セット，1日（　）回行う。

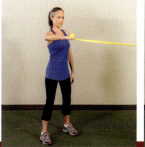 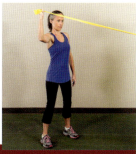

外転0°での内旋：肘を体側に90°で固定して立ち，肩は外旋位にする。その状態で反対側の端を固定したチューブのハンドルを握る。肘を体側に固定したまま，腕をお腹につけるように動かしチューブを引き，ゆっくりとチューブをもどす。
（　）回を（　）セット，1日（　）回行う。

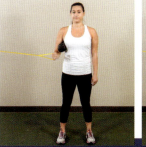 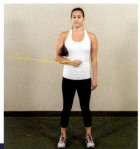

外転 90°での内旋：肩を外転 90°，外旋 90°の状態にして立ち，肘も 90°に曲げる。肩外転位，肘 90°屈曲を保持したまま肩を内旋させる。肘の位置を固定したままチューブと手を最初の位置にもどす。

I. 低速セット（コントロールしながらゆっくり行う）：（　）回を（　）セット，1日（　）回行う。II. 高速セット：（　）回を（　）セット，1日（　）回行う。

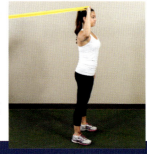 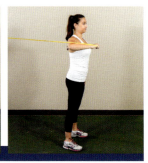

90°までの外転：手のひらが内側に向くようにして肘をまっすぐにして体側に置いて立つ。腕を 90°（肩の位置）に達するまで，手のひらを下に向けたまま上げる。

（　）回を（　）セット，1日（　）回行う。

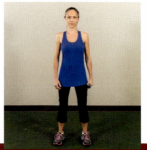 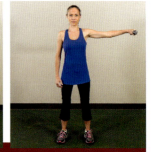

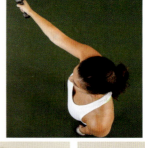

肩甲骨面挙上，"フルカンエクササイズ"：肘をまっすぐに伸ばし，親指が上を向くようにして立つ。肩外旋位で身体に対して前方へ 30°の角度（肩甲骨面）で，肩の位置まで腕を上げていく。肩よりも高い位置まで腕を上げない。2秒間保持し，ゆっくりと腕を下げる。
（　）回を（　）セット，1日（　）回行う。

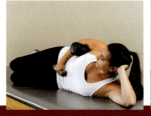 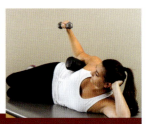

側臥位での外旋：エクササイズを実施する腕が上になるように横向きに寝て，肘を 90°に曲げ体側に置く。肘を体側に固定したまま腕を上げる。2秒間保持し，ゆっくりと腕を下げる。
（　）回を（　）セット，1日（　）回行う。

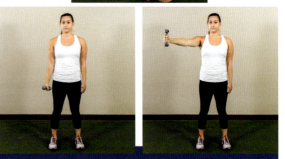

腹臥位での水平外転（中間位）：テーブル上で腹臥位になる。その際手のひらをテーブル側に向け，腕はまっすぐ床に垂らす。床に対して平行になるまで腕を横に上げる。2秒間保持し，ゆっくりと下ろす。
（　）回を（　）セット，1日（　）回行う。

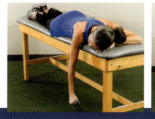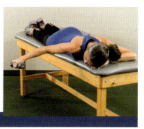

腹臥位での水平外転（完全外旋，外転100°）：テーブル上で腹臥位になる。親指を上に向けた状態で（ヒッチハイカー），腕をまっすぐ床に垂らす。腕が肩より若干前にくる位置で，床に対して平行になるまで腕を横に上げていく。2秒間保持し，ゆっくりと下ろす。
（　）回を（　）セット，1日（　）回行う。

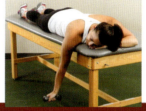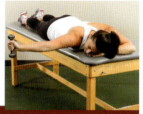

腹臥位ローイング：テーブル上で腹臥位になり，腕をテーブルから垂らす。その際ダンベルを手に持ち，肘はまっすぐに伸ばす。ゆっくりと腕を上げ，肘を曲げてダンベルをできるだけ高く上げる。一番上で2秒間保持し，ゆっくりと下ろす。
（　）回を（　）セット，1日（　）回行う。

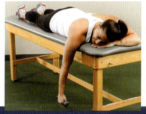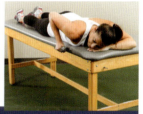

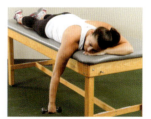

腹臥位ローイングから外旋：テーブル上で腹臥位になり，腕をテーブルから垂らす。その際ダンベルを手に持ち，肘はまっすぐに伸ばす。ゆっくりと腕を上げ肘をテーブルの高さまで上げる。1秒間止め，そこから肘90°屈曲を保持したまま，ダンベルがテーブルと同じ位置にくるまで肩を外旋させる。一番上で2秒間保持し，2〜3秒かけてゆっくりと下ろす。
（　）回を（　）セット，1日（　）回行う。

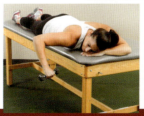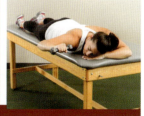

スタビリティボールに座り 90°外転ローイング：両腕をまっすぐに伸ばし，チューブを握りながらスタビリティボールの上に座る．腕は肩の高さに保ちながら肘を曲げ，肘が肩と同じ高さで肩のすぐ横にくるまでチューブを身体の方向へひっぱる（外転 90°）．その姿勢を 2 秒間保持し，ゆっくりと開始姿勢にもどる．
（　　）回を（　　）セット，1 日（　　）回行う．

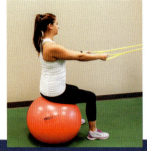 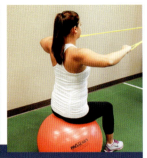

スタビリティボールに座り 90°外転ローイングから外旋：両腕をまっすぐに伸ばし，チューブを握りながらスタビリティボールの上に座る．腕は肩の高さに保ちながら肘を曲げ，肘が肩と同じ高さで肩のすぐ横にくるまでチューブを身体の方向へひっぱる（外転 90°）．その状態を 1 秒間保持し，肩が外旋，外転 90°になるまで外旋する．一番上で 2 秒間保持し，ゆっくりと開始姿勢にもどる．
（　　）回を（　　）セット，1 日（　　）回行う．

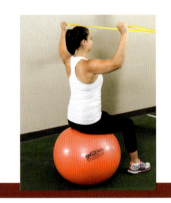

スタビリティボールに座り僧帽筋下部：両肘を体側に固定して 90°屈曲し，親指を上に向けた状態でスタビリティボールの上に座る．両手にチューブを握り両肩を外旋させ，親指が床と平行になるまで回旋させる．2 秒間保持し，開始姿勢にもどる．
（　　）回を（　　）セット，1 日（　　）回行う．

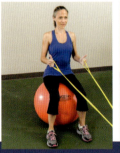 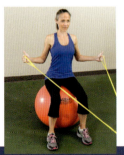

肘屈曲：腕を体側に置き，手のひらを体側に向けて立つ．手のひらを上に向けながら肘を上方に屈曲させる．2 秒間保持しゆっくりと下ろす．
（　　）回を（　　）セット，1 日（　　）回行う．

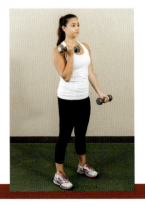

肘伸展，上腕三頭筋プッシュダウン：腕を体側に置き，肘を90°屈曲させ，ケーブルマシーンに向かって立つ。ショートバーのハンドルをつかみ，肘がまっすぐになるまで引き下げる。下で2秒間保持し，ゆっくりと開始姿勢にもどる。

（　　）回を（　　）セット，1日（　　）回行う。

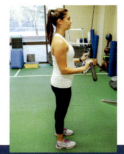 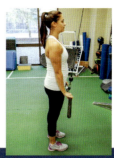

手関節伸展：前腕を支えながら手のひらを下に向け，手に持ったおもりをできるだけ上に上げる。2秒間保持し，ゆっくりを下ろす。

（　　）回を（　　）セット，1日（　　）回行う。

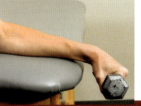 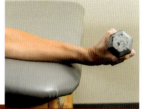

手関節屈曲：前腕を支えながら手のひらを上に向け，手に持ったおもりをできるだけ下ろし，そこからできるだけ高くカールアップする。2秒間保持し，ゆっくりと下ろす。

（　　）回を（　　）セット，1日（　　）回行う。

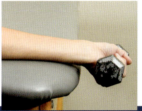 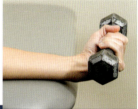

回外：手関節を中間位にして前腕をテーブルで支える。おもりやハンマーを使い，写真のように手のひらが上を向く位置まで前腕と手関節を回外させる。2秒間保持し，開始姿勢にもどす。

（　　）回を（　　）セット，1日（　　）回行う。

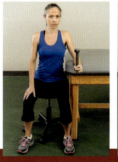 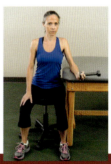

回内：手関節を中間位にして前腕をテーブルで支える。おもりやハンマーを使い，写真のように手のひらが下を向く位置まで前腕と手関節を回内させる。2秒間保持し，開始姿勢にもどす。

（　　）回を（　　）セット，1日（　　）回行う。

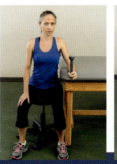 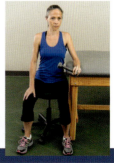

Text for Thrower's Ten Program is copyright © 2004 by the Advanced Continuing Education Institute, LLC. All Rights Reserved. Any redistribution or reproduction of any materials is allowed for classroom use only. Otherwise reuse is strictly prohibited. Photos © Human Kinetics.

（坂内　悠）

付録 B：
上級 Thrower's Ten エクササイズ

オーバースロー動作をするアスリートは，一般的に独特の筋骨格系を有している。このようなアスリートは，非常に大きな動作範囲を必要とするが，その結果，肩甲上腕複合体が不安定になり，症状なしにレベルの高い動作を行うためには動的安定化機構に大きく頼ることになる。この独特なアスリートには，他とは異なる肩の病態がみられ，しばしば治療家を悩ませる。筋バランスと対称性の回復に重点を置いた積極的な筋力増強運動は，投手が競技に復帰するためには必須である。上級Thrower's Ten エクササイズは，オーバーヘッドアスリートに対する包括的なリハビリテーションの基準になる。このプログラムは，投球に特化したエクササイズを独特かつ段階的な方法で行い，動的安定化，神経筋コントロール，回旋筋腱板促通，協調運動といった原理を用いて，リハビリテーションから投球競技への復帰の橋渡しをする。

上級 Thrower's Ten エクササイズは，動的安定性，共同筋活動，高いレベルの神経筋コントロール，持久力，回旋筋腱板の促通，正しい姿勢，体幹筋力−持久力や協調作用の原理を組み合わせ，アスリートが途切れなくインターバル投球プログラムへと進み，競技復帰への準備ができるように計画されている。このプログラムにおけるエクササイズは神経生理のオーバーフローを利用し，アスリートの身体全体をトレーニングし，腕や上半身の神経学的損傷を最小限に抑えるために両側とも実施する。レベルの高い固有受容性神経筋コントロールエクササイズを両側とも実施することで，上半身や体幹，腰椎骨盤複合体や下半身の動的安定性を促進させることができる。肩の外旋筋，肩

甲骨内転筋，外転筋と下制筋の弱化はオーバーヘッドアスリートによくみられるので特に焦点をあてるべき部位である。

上級 Thrower's Ten エクササイズは，肩に対する要求を増やし，持続的保持や持続的保持を伴う腕の交互の動きを通して，姿勢筋や筋の持久力−易疲労に働きかけることに重点が置かれている。筋疲労は神経筋コントロールの低下と関連しているので，上級 Thrower's Ten エクササイズは，肩や肩甲胸郭筋だけでなく，投球時に身体や脚を正しい位置に保ち，安定させるために必要な筋群の持久力トレーニングに重きを置いている。エクササイズ量の目標は，アスリートの肩の持久性を向上させ，肩の固有受容性や神経筋コントロールを徐々に増すように計画されている。プログラムの動作を交互に行うパターンは，エクササイズ中，動的そして持続的保持を連続で交互に行い，回旋筋腱板を促通しつつ，肩と肩甲骨の神経筋コントロールに働きかけている。この様式でエクササイズを行うことができれば，筋力や動的安定性，固有受容に対処できるだけでなく，投球のような要求が高く反復性の高いスポーツ動作に必要な高いレベルの持久力を獲得することにもなる。

上級 Thrower's Ten エクササイズでは，それぞれの連鎖（動作様式）を 10 回反復するように指示されるものが多い。それぞれのエクササイズで行われる動作様式は 2 セット行い，セット間に休憩をはさまずに行う。このプログラムのパフォーマンスに組み入れられている様式は 3 つの特有の動作様式を統合して連続的に漸増させていくものである。はじめに両側の等張性動作セット，続いて

171

当該腕の片側性の等張性動作と逆側の持続的保持，そして3セット目には持続的等尺性保持と自動の等張性動作様式を交互の腕で反復して行う。アスリートは腕を挙上した位置を保持し，その間逆側の腕はダンベルやチューブを用いた等張性の抵抗運動を行い持続的保持を取り入れることで難易度を上げることになる。

加えて，不安定な面での姿勢保持に挑戦させるために，上級 Thrower's Ten エクササイズではスタビリティボールを使用する。それぞれのエクササイズを反復する間，スタビリティボールの上で正しいアライメント，すなわち坐骨結節の上に体重を乗せるようにし，足は肩幅に開き，腹横筋をしっかり使った状態で座らなければならない。正しい姿勢と肢位，特に肩甲骨についてはプログラム内のエクササイズを最大限効果的に行うために必須である。肩甲骨を後傾させ，外旋，そして内転位に保持することを常に意識する。すべてのエクササイズ中，常にこの肩甲骨の肢位を保持できるようになるまでは，アスリートに指示を与えるとよい。筋活性や同時収縮，動的安定性を向上させ，持久力を促進し回旋筋腱板の易疲労に挑戦するためにもスタビリティボール上でのエクササイズに徒手抵抗を加えてもよい。

外転 0°での外旋：スタビリティボールの上に座り，肘を 90°に曲げて体側に固定し，その腕を身体の前に置く．チューブを握り肘を体側に固定したままチューブを引く．方向と速さをコントロールしながらゆっくりとチューブをもどす．
（　）回を（　）セット，1 日（　）回行う．

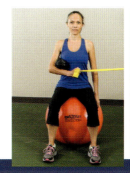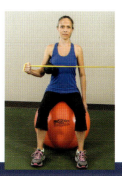

外転 0°での内旋：スタビリティボールの上に座り，肘を 90°に曲げて体側に固定し，肩は外旋させる．チューブを握り，肘を体側に固定したまま腕をお腹につけるように動かしチューブを引く．コントロールしながらゆっくりとチューブをもどす．
（　）回を（　）セット，1 日（　）回行う．

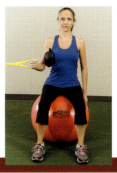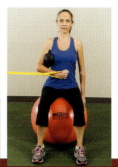

持続的保持を伴う外転 0°での外旋：スタビリティボールの上に座り，肘を 90°に曲げて体側に固定し，その腕を身体の前に置く．チューブを握り，肘を体側に固定したまま肩を外旋する．逆側の腕は肘を伸ばし，親指を上にして 90°（肩の位置）に達するまで横に上げる．外旋は逆側の腕の位置を保持したまま行う．
（　）回を（　）セット，1 日（　）回行う．

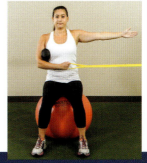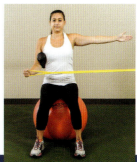

持続的保持を伴う外転 0°での内旋：スタビリティボールの上に座り，肘を 90°に曲げて体側に固定し，肩は外旋させる．チューブを握り，肘を体側に固定したままお腹につけるようにして内旋する．逆側の腕は肘を伸ばし，親指を上にして 90°（肩の位置）に達するまで横に上げる．内旋は逆側の腕の位置を保持したまま行う．コントロールしながらゆっくりとチューブをもどす．
（　）回を（　）セット，1 日（　）回行う．

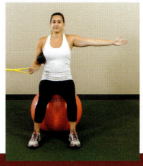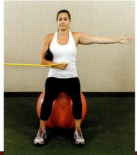

持続的保持を伴う外転90°:

1セット目：スタビリティボールの上に座り，両腕の肘を伸ばし，手のひらを身体に向けて体側に置く。親指を上にして90°（肩の位置）に達するまで両腕を横に上げる。

2セット目：スタビリティボールの上に座り，両腕の肘を伸ばし，手のひらを身体に向けて体側に置く。親指を上にして90°に達するまで両腕を横に上げる。当該の腕をもとの位置にもどし，また上げるという動作を繰り返す。その間逆側の腕は上げた状態を保持する。次に保持する腕を交替し（当該の腕を保持する），繰り返す。

3セット目：スタビリティボールの上に座り，両肘を伸ばし，手のひらを身体に向けて体側に置く。親指を上にして90°に達するまで両腕を横に上げる。体側にもどす腕を交互に替えながら，逆側の腕は肩の位置で保持できるようにする。

（　）回を（　　）セット，1日（　　）回行う。

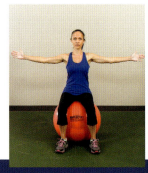 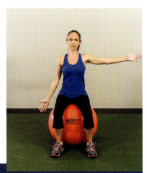

肩甲骨面挙上，肩外旋位"フルカンエクササイズ":

1セット目：スタビリティボールの上に座り，両腕の肘を伸ばし，親指を上に向けて体側に置く。身体に対して前方30°の角度（肩甲骨面）で両腕を挙上させる。腕は肩の位置より高く上げない。2秒間保持し，ゆっくりと下ろす。

2セット目：スタビリティボールの上に座り，両腕の肘を伸ばし，親指を上に向けて体側に置く。身体に対して前方30°の角度（肩甲骨面）で両腕を挙上させる。腕をもとの位置にもどし，挙上動作を繰り返す。その間，逆側の腕は上げた状態を保持する。保持する腕を交替し，動作を繰り返す。

3セット目：スタビリティボールの上に座り，両腕の肘を伸ばし，親指を上に向けて体側に置く。身体に対して前方30°の角度（肩甲骨面）で両腕を挙上させる。体側にもどす腕を交互に替えながら逆側の腕は肩の位置で保持できるようにする。

（　）回を（　　）セット，1日（　　）回行う。

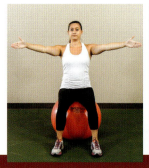 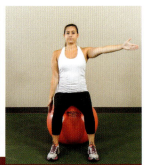

側臥位での外旋：エクササイズをする腕を上にして横向きになり，肘を90°に曲げ体側に置く。肘を体側に固定したままダンベルを手に持ち腕を上げる。2秒間保持し，開始位置に下ろす。

（　）回を（　　）セット，1日（　　）回行う。

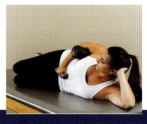 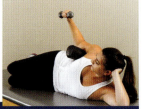

付録B 175

腹臥位での水平外転：

1セット目：スタビリティボールの上で腹臥位になる。この時両腕は床にまっすぐ垂らし，手のひらはボール側に向ける。床と平行になるように両腕を横に上げ，2秒間保持し，ゆっくりと開始位置まで下ろす。

2セット目：スタビリティボールの上で腹臥位になる。この時両腕は床にまっすぐ垂らし，手のひらはボール側に向ける。床と平行になるように両腕を横に上げ，片腕を開始位置にもどす動作を繰り返す。この動作中，逆側の腕は床と平行に挙上した姿勢を保持する。保持する腕を交替して繰り返す。

3セット目：スタビリティボールの上で腹臥位になる。この時両腕は床にまっすぐ垂らし，手のひらはボール側に向ける。床と平行になるように両腕を横に上げる。開始位置にもどす腕を交互に替え，その間，逆側の腕は床と平行に挙上した姿勢を保持する。
（　　）回を（　　）セット，1日（　　）回行う。

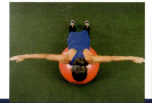 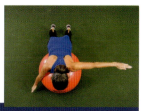

腹臥位での水平外転（全外旋，外転100°）：

1セット目：スタビリティボールの上で腹臥位になる。この時両腕は床にまっすぐ垂らし，親指は上方に向ける（ヒッチハイカー）。両腕が若干肩より前にくる位置で，床と平行になるまで腕を引き上げる。一番上で2秒間保持し，ゆっくりと下ろす。

2セット目：スタビリティボールの上で腹臥位になる。この時両腕は床にまっすぐ垂らし，親指は上方に向ける（ヒッチハイカー）。両腕が若干肩より前にくる位置で，床と平行になるまで腕を上げ，片腕を開始位置にもどす動作を繰り返す。この動作中，逆側の腕は床と平行に挙上した姿勢を保持する。保持する腕を交替して繰り返す。

3セット目：スタビリティボールの上で腹臥位になる。この時両腕は床にまっすぐ垂らし，親指は上方に向ける（ヒッチハイカー）。両腕が若干肩より前にくる位置で，床と平行になるまで腕を引き上げる。開始位置にもどす腕を交互に替え，その間，逆側の腕は床と平行に挙上した姿勢を保持する。
（　　）回を（　　）セット，1日（　　）回行う。

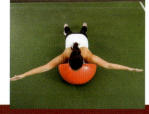 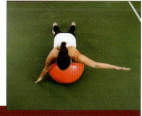

腹臥位ローイング： スタビリティボールの上で腹臥位になる。この時両腕は肘をまっすぐにして床に垂らし，ダンベルを手に持つ。それぞれの腕をゆっくり上げ，肘を曲げてダンベルをできるだけ高い位置まで上げる。
（　　）回を（　　）セット，1日（　　）回行う。

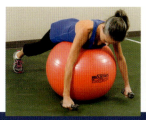 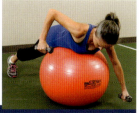

腹臥位ローイングから外旋:

1セット目：スタビリティボールの上で腹臥位になり，両腕は肘をまっすぐにして床に垂らし，両手にダンベルを持つ。ゆっくりと両腕を上げ，肘をスタビリティボールのトップの位置まで曲げる。1秒止め，そこから肘の90°屈曲を保持したまま，ダンベルが床と平行になるまで肩を外旋させる。一番上で2秒間保持し，開始位置にゆっくりともどす。

2セット目：スタビリティボールの上で腹臥位になり，両腕は肘をまっすぐにして床に垂らし，両手にダンベルを持つ。ゆっくりと両腕を上げ，肘をスタビリティボールのトップの位置まで曲げる。1秒止め，そこから肘の90°屈曲を保持したまま，ダンベルが床と平行になるまで肩を外旋し，片腕を開始位置にもどす動作を繰り返す。この間，逆側の腕は一番上の位置で保持する。保持する腕を交替して繰り返す。

3セット目：スタビリティボールの上で腹臥位になり，両腕は肘をまっすぐにして床に垂らし，両手にダンベルを持つ。ゆっくりと両腕を上げ，肘をスタビリティボールのトップの位置まで曲げる。1秒止め，そこから肘の90°屈曲を保持したまま，ダンベルが床と平行になるまで肩を外旋させる。開始位置にもどす腕を交互に替え，その間，逆側の腕は挙上した姿勢を保持する。

（　　）回を（　　）セット，1日（　　）回行う。

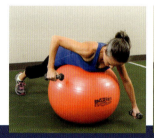
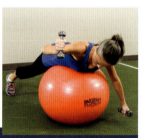

座位での肩甲骨内転からの外旋:

1セット目：スタビリティボールの上に座り，両腕はまっすぐ前に伸ばしチューブをつかむ。腕を肩の高さに保ちながら肘が肩のすぐ横にくるまで（外転90°）肘を曲げ，チューブを身体の方向へ引く。1秒間保持した後，腕が90°外転，外旋位になるまで肩を外旋させる。一番上で2秒間保持し，ゆっくりと開始位置にもどす。

2セット目：スタビリティボールの上に座り，両腕はまっすぐ前に伸ばしチューブをつかむ。腕を肩の高さに保ちながら肘が肩のすぐ横にくるまで（外転90°）肘を曲げ，チューブを身体の方向へ引く。1秒間保持した後，腕が90°外転，外旋位になるまで肩を外旋し，片腕を開始位置にもどす。その間，逆側の腕はトップの位置を保持する。保持する腕を交替して繰り返す。

3セット目：スタビリティボールの上に座り，両腕はまっすぐ前に伸ばしチューブをつかむ。腕を肩の高さで保ちながら肘が肩のすぐ横にくるまで（外転90°）肘を曲げ，チューブを身体の方向へ引く。1秒間保持した後，腕が90°外転，外旋位になるまで肩を外旋させる。開始位置にもどす腕を交互に替え，その間，逆側の腕はトップの位置を保持する。

（　　）回を（　　）セット，1日（　　）回行う。

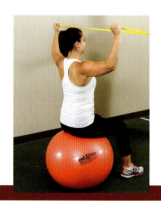

座位での僧帽筋下部：両肘を体側に固定して 90°屈曲し，親指を上に向けた状態でスタビリティボールの上に座る。両手にチューブを握り両肩を外旋させ親指を上にしながら腕が「W」の位置になるまで回旋させる。2 秒間保持し，開始位置にもどす。
（　　）回を（　　）セット，1 日（　　）回行う。

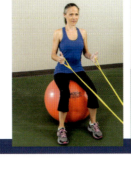 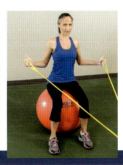

座位での神経筋コントロール：腕を体側に置き，肘を 90°まで屈曲させてスタビリティボールの上に座る。エクササイズ中に腋の下にタオルを丸めたものを挟むとよい。肩の上部に抵抗を加え，それに対抗するように肩を竦める。次にタオルロールの下部に抵抗を与え，その力に対抗するために肩を下方へ動かす。そして肩の前面に抵抗を加え，それに対抗して肩を前方に動かす。最後に肩の後面に抵抗を加え，対抗するように肩を後方へ動かし，肩甲骨を互いに寄せる。
（　　）回を（　　）セット，1 日（　　）回行う。

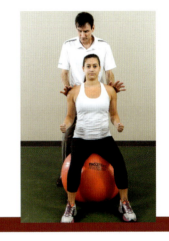

ティルトボード上でプッシュアップ：ティルトボードの上で腕を快適な位置に置いてダウンポジションをとる。手は肩幅より広くならない位置に置く。身体を一直線に保ったまま，できるだけ高くプッシュアップをする。肘がまっすぐになったら姿勢を維持したまま身体を前方に移動させる。その後，ゆっくりと開始姿勢にもどる。
（　　）回を（　　）セット，1 日（　　）回行う。

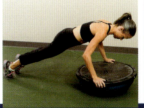 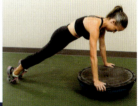

肘屈曲（バイセプスカール）：両腕を内側に向けたままスタビリティボールの上に座る。手のひらを上に向けながら肘を屈曲する。一番上で 2 秒間保持し，ゆっくりと下げる。
（　　）回を（　　）セット，1 日（　　）回行う。

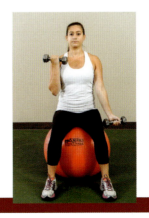

肘伸展（上腕三頭筋）：スタビリティボールの上に座り，腕を頭上に上げる．逆側の手で肘を支える（写真には載っていない）．頭上で肘を伸展する．2秒間保持し，ゆっくりと下ろす．逆の腕も同様に行う．
（　　）回を（　　）セット，1日（　　）回行う．

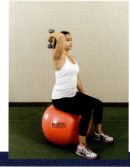 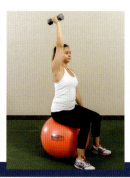

手関節伸展：前腕を支えながら手のひらを下に向け，手に持ったおもりをできるだけ上に上げる．2秒間保持し，ゆっくりを下ろす．
（　　）回を（　　）セット，1日（　　）回行う．

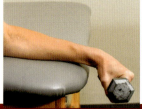 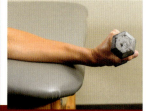

手関節屈曲：前腕を支えながら手のひらを上に向け，手に持った重りをできるだけ下ろし，そこからできるだけ高くカールアップする．2秒間保持し，ゆっくりと下ろす．
（　　）回を（　　）セット，1日（　　）回行う．

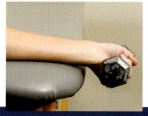 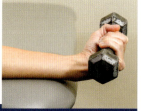

回外：手関節を中間位にして前腕をテーブルで支える．おもりやハンマーを使い，写真のように手のひらが上を向く位置まで前腕と手関節を回外させる．2秒間保持し，開始姿勢にもどす．
（　　）回を（　　）セット，1日（　　）回行う．

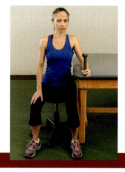 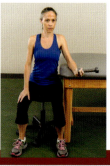

回内：手関節を中立位にして前腕をテーブルで支える．おもりやハンマーを使い，写真のように手のひらが下を向く位置まで前腕と手関節を回内させる．2秒間保持し，開始姿勢にもどす．
（　　）回を（　　）セット，1日（　　）回行う．

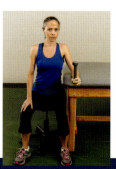 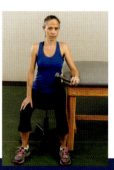

（坂内　悠）

文　献

■ **第 1 章** ■

Abbott LC, Lucas DB. The function of the clavicle: its surgical significance. *Ann Surg*. 1954:140:583-597.

Basmajian JV, Bazant FJ. Factors preventing downward dislocation of the adducted shoulder joint. *J Bone Joint Surg Am*. 1959;41-A:1182-1186.

Bassett R, Browne A, Morrey BF, et al. Glenohumeral muscle force and moment mechanics in a position of shoulder instability. *J Biomech*. 1990;23:405-415.

Bateman JE. *The Shoulder and Neck*. Philadelphia: Saunders; 1971.

Bearn JG. Direct observations on the function of the capsule of the sternoclavicular joint in clavicular support. *J Anat*. 1967;101:159-170.

Bechtol CO. Biomechanics of the shoulder. *Clin Orthop*. 1980;46:37-41.

Bigliani LU, Morrison DS, April EW. The morphology of the acromion and its relationship to rotator cuff tears. *Orthop Trans*. 1986;10:228.

Boileau P, Baque F, Valerio L, et al. Isolated arthroscopic biceps tentomy or tendodesis improves symptoms in patients with massive irreparable rotator cuff tears. *J Bone Joint Surg Am*. 2007;89:747-757.

Bost FC, Inman VTG. The pathological changes in recurrent dislocations of the shoulder. *J Bone Joint Surg*. 1942;24:595-613.

Brewer BJ. Aging of the rotator cuff. *Am J Sports Med*. 1979;7:102-110.

Brown MK, Warren RF. Ligamentous control of shoulder stability based on selective cutting and static translation experiments. *Clin Sports Med*. 1991;10:4.

Clark JM, Harryman DT 2nd. Tendons, ligaments, and the capsule of the rotator cuff. *J Bone Joint Surg Am*. 1992;74:713-725.

Codman EA. *The Shoulder*. Boston: Thomas Todd; 1934.

Comtet JJ, Herberg G, Naasan IA. Biomechanical basis of transfers for shoulder paralysis. *Hand Clin*. 1989;5:1-14.

Conte S, Requa RF, Garrick JG. Disability days in major league baseball. *Am J Sports Med*. 2001;29(4):431-436.

Cooper DE, Arnoczky SP, O'Brien SJ, Warren RF, DiCarlo E, Allen AA. Anatomy, histology, and vascularity of the glenoid labrum: An anatomical study. *J Bone Joint Surgery*. 1992;74A:46-52.

Crockett HC, Gross LB, Wilk KE, et al. Osseous adaptation and range of motion at the glenohumeral joint in professional baseball pitchers. *Am J Sports Med*. 2002;30:20-26.

Curtis AS, Burbank KM, Tierney JJ, et al. The insertional footprint of the rotator cuff: an anatomic study. *Arthroscopy*. 2006;22:609.

Cyprien JM, Vasey HM, Burdet A, et al. Humeral retrotorsion and glenohumeral relationship in the normal shoulder and in recurrent anterior dislocation (scapulometry). *Clin Orthop*. 1983;175:8-17.

DeLuca CJ, Forrest WJ. Force analysis of individual muscles acting simultaneously on the shoulder joint during isometric abduction. *J Biomech*. 1973;6:385-393.

Dempster WT. Mechanisms of shoulder movement. *Arch Phys Med Rehabil*. 1965;46:49-70.

DePalma AF. *Surgery of the Shoulder*. 2nd ed. Philadelphia: Lippincott; 1973.

DePalma A, Callery G, Bennet G. Variational anatomy and degenerative lesions of the shoulder joint. In: Blount W, Banks S. eds. *The A.A.O.S. Instructional Course Lectures*. Vol VI. Ann Arbor, MI: J W Edwards; 1949:255.

Dugas JR, Campbell DA, Warren RF, et al. Anatomy and dimensions of rotator cuff insertions. *J Shoulder Elbow Surg*. 2002;11:498-503.

Dvir Z, Berme N. The shoulder complex in elevation of the arm: mechanism approach. *J Biomech*. 1978;11:219-225.

Fealy S, Dodeo SA, Dicarlo EF, O'Brien SJ. The developmental anatomy of the glenohumeral joint. *J Shoulder Elbow Surg*. 2000;9:217-222.

Ferrari DA. Capsular ligaments of the shoulder: anatomical and functional study of the anterior superior capsule. *Am J Sports Med*. 1990;18:20-24.

Fitzpatrick MJ, Powell SE, Tibone JE, Warren RF. The anatomy, pathology, and definitive treatment of rotator interval lesions: current concepts. *Arthroscopy*. 2003;19:70-79.

Flatow EL, Soslowsky LJ, Ticker JB, et al. Excursion of the rotator cuff under the acromion. Patterns of subacromial contact. *Am J Sports Med*. 1994;22:779-788.

Fleisig GS, Andrews JA, Dillman CJ, Escamilllia RF. Kinetics of baseball pitching with implications about injury. *Am J Sports Med*. 1995;23(2):234-239.

Frankel VH, Nordin M. *Basic Biomechanics of the Skeletal System*. Philadelphia: Lea & Febiger; 1980.

Gagey O, Bonfait H, Gillot C, et al. Anatomic basis of ligamentous control of elevation of the shoulder (reference position of the shoulder joint). *Surg Radiol Anat*. 1987;9:19-26.

Harryman DT, Sidles JA, Harris SL, Matsen FA. The role of the rotator interval capsule in passive motion and stability of the shoulder. *J Bone Joint Surg Am*. 1992;74:53-66.

Hovelius L, Olosson A, Sandstrom B, et al. Non-operative treatment of primary anterior shoulder dislocation in patients forty years of age or younger. A prospective 25 year follow-up study. *J Bone Joint Surg Am*. 2008;90(5): 945-952.

Howell SM, Imobersteg AM, Seger DH, Marone PJ. Clarification of the role of the supraspinatus muscle in shoulder function. *J Bone Joint Surg Am*. 1986;68:398-404.

Huber WP, Putz RV. Periarticular fiber system of the shoulder joint. *Arthroscopy*. 1997;13:680-691.

Hunt SA, Kwon YW, Zuckerman JD. The rotator interval: anatomy, pathology, and strategies for treatment. *J Am Acad Orthop Surg*. 2007;15:4:218-227.

Hurchler C, Wulker N, Mendilia M. The effect of negative intraarticular pressure and rotator cuff force on glenohumeral translation during simulated active elevation. *Clin Biomech*. 2000;15:306-314.

Inman VT, Saunders JB, Abbott LC. Observations on the function of the shoulder joint. *J Bone Joint Surg Am*. 1944;26(1):1-30.

Johnston TB. The movements of the shoulder-joint: a plea for the use of the "plane of the scapula" as the plane of reference for movements occurring at the humeroscapular joint. *Br J Surg*. 1937;25:252-260.

Jost B, Koch PP, Gerber C. Anatomy and functional aspects of the rotator interval. *J Shoulder Elbow Surg*. 2000;9:336-341.

Kaltsas DS. Comparative study of the properties of the shoulder joint capsule with those of other joint capsules. *Clin Orthop*. 1983;173:20-26.

Kazar B, Relouszky E. Prognosis of primary dislocation of the shoulder. *Acta Orthop Scand*. 1969;40:216-219.

Kelley DL. *Kinesiological Fundamentals of Motion Description*. Englewood Cliffs, NJ: Prentice Hall; 1971.

Kelly AM, Drakos MC, Fealy S, et al. Arthroscopic release of the long head of the biceps tendon: functional outcome and clinical results. *Am J Sports Med*. 2005;33:208-213.

Kent BE. Functional anatomy of the shoulder complex. *Phys Ther*. 1971;51:947.

Kessler RM, Hertling D. *Management of Common Musculoskeletal Disorders: Physical Therapy Principles and Methods*. New York: Harper & Row; 1983.

Kovacs M, Ellenbecker TS, Kibler WB, Roetert EP, Lubbers P. Injury trends in American competitive junior tennis players. *Journal of Medicine and Science in Tennis*. 2014;18(1).

Kumar VP, Satku K, Balasubramaniam P. The role of the long head of biceps brachii in the stabilization of the head of the humerus. *Clin Orthop*. 1989;244:172-175.

Lambert AE. A rare variation in the pectoralis minor muscle. *Anat Rec*. 1925;31:193.

Laumann U. Kinesiology of the shoulder joint. In: Kolbel R, ed. *Shoulder Replacement*. Berlin: Springer-Verlag; 1987.

Lieberson F. Os acromiale—a contested anomaly. *J Bone Joint Surg*. 1937;19:683-689.

Ljungren AE. Clavicular function. *Acta Orthop Scand*. 1979;50:261-268.

Lucas DB. Biomechanics of the shoulder joint. *Arch Surg*. 1973;107:425-432.

Matsen FA, Harryman DT, Didles JA. Mechanics of glenohumeral instability. In: Hawkins RJ, ed. *Clinics in Sports Medicine: Basic Science and Clinical Application in the Athlete's Shoulder*. Philadelphia: Saunders; 1991.

Mazzocca AD, Brown FR, Carreira DS, et al. Arthroscopic shoulder stabilization in collision and contact athletes. *Am J Sports Med*. 2005;33(1):52-60.

Mileski RA, Snyder SJ. Superior labral lesions in the shoulder: patho-anatomy and surgical management. *J Am Acad Orthop Surg*. 1998;6:121-131.

Miller SL, Gladstone JN, Cleeman E, et al. Anatomy of the posterior rotator interval: implications for cuff mobilization. *Clin Orthop Relat Res*. 2003;408:152-156.

Moore KL. *Clinically Oriented Anatomy*. Baltimore: Williams & Wilkins; 1980.

Morrey BF, An KN. Biomechanics of the shoulder. In: Rockwood CA, Matsen FA, eds. *The Shoulder*. Philadelphia: Saunders; 1990:235.

Moseley HF. The clavicle: its anatomy and function. *Clin Orthop*. 1968;58:17-27.

Moseley HF, Overgaard B. The anterior capsular mechanism in recurrent anterior dislocation of the shoulder: morphological and clinical studies with special reference to the glenoid labrum and the glenohumeral ligaments. *J Bone Joint Surg Br*. 1962;44:913-927.

Nicholson GP, Goodman DA, Flatow EL. The acromion: morphologic condition and age-related changes. A study of 420 scapulas. *J Shoulder Elbow Surg*. 1996;5:1-11.

Nobuhara K, Ikeda H. Rotator interval lesion. *Clin Orthop*. 1987;223:44-50.

Norkin C, Levangie P. *Joint Structure and Function: A Comprehensive Analysis*. Philadelphia: Davis; 1983.

O'Brien SJ, Neeves MC, Arnoczky SN, et al. The anatomy and histology of the inferior glenohumeral ligament complex of the shoulder. *Am J Sports Med*. 1990;18: 449-456.

O'Brien SJ, Pagnani MJ, Fealy S, McGlynn SR, Wilson JB. The active compression test: a new and effective test for diagnosing labral tears and acromioclavicular joint abnormality. *Am J Sports Med*. 1998;26(5):610-613.

Osbahr DC, Cannon DL, Speer KP. Retroversion of the humerus in the throwing shoulder of college baseball players. *Am J Sports Med*. 2002;3:347-353.

Ovesen J, Nielsen S. Anterior and posterior shoulder instability: a cadaver study. *Acta Orthop Scand*. 1986a;57: 324-327.

Ovesen J, Nielsen S. Posterior instability of the shoulder: a cadaver study. *Acta Orthop Scand*. 1986b;57:436-439.

Perry J. Normal upper extremity kinesiology. *Phys Ther*. 1973;58:265.

Perry J. Anatomy and biomechanics of the shoulder in throwing, swimming, gymnastics, and tennis. *Clin Sports Med*. 1983;2:247-270.

Petersson CJ, Redlund-Johnell I. The subacromial space in normal shoulder radiographs. *Acta Orthop Scand*. 1984; 55:57-58.

Pieper HG. Humeral torsion in the throwing arm of handball players. *Am J Sports Med*. 1998;26:247-253.

Poppen NK, Walker PS. Forces at the glenohumeral joint in abduction. *Clin Orthop*. 1978;135:165-170.

Posner M, Cameron KL, Wolf JM, et al. Epidemiology of major league baseball injuries. *Am J Sports Med*. 2011; 39(8):1676-1680.

Randelli M, Gambrioli PL. Glenohumeral osteometry by computed tomography in normal and unstable shoulders. *Clin Orthop*. 1986;208:151-156.

Rathbun JB, Macnab I. The microvascular pattern of the rotator cuff. *J Bone Joint Surg Br*. 1970;52:540.

Reagan KM, Meister K, Horodyski MB, et al. Humeral retroversion and its relationship to glenohumeral rotation in the shoulder of college baseball players. *Am J Sports Med*. 2002;30:354-360.

Reeves B. Experiments on the tensile strength of the anterior capsular structures of the shoulder in man. *J Bone Joint Surg Br*. 1968;50:858-865.

Resch H, Golser K, Thoeni H. Arthroscopic repair of superior glenoid labral detachment (the SLAP lesion). *J Shoulder Elbow*. 1993;2:147-155.

Rothman RH, Marvel JP, Heppenstall RB. Anatomic considerations in the glenohumeral joint. *Orthop Clin North Am*. 1975;6:341-352.

Rothman RH, Parke WW. The vascular anatomy of the rotator cuff. *Clin Orthop*. 1965;41:176-186.

Rowe CR, Zarins B. Recurrent transient subluxation of the shoulder. *J Bone Joint Surg*. 1981;63A:863-872.

Saha AK. Dynamic stability of the glenohumeral joint. *Acta Orthop Scand*. 1971;42:491.

Saha AK. Mechanics of elevation of glenohumeral joint: its application in rehabilitation of flail shoulder in upper brachial plexus injuries and poliomyelitis and in replacement of the upper humerus by prosthesis. *Acta Orthop Scand*. 1973;44:668-678.

Saha AK. Mechanism of shoulder movements and a plea for the recognition of "zero position" of the glenohumeral joint. *Clin Orthop*. 1983;173:3-10.

Sarrafian SK. Gross and functional anatomy of the shoulder. *Clin Orthop*. 1983;173:11-19.

Schwartz E, Warren RF, O'Brien SJ, et al. Posterior shoulder instability. *Orthop Clin North Am*. 1987;18:409-419.

Simonet WT, Cofield RH. Prognosis in anterior shoulder dislocation. *Am J Sports Med*. 1984;12:19-24.

Steindler A. *Kinesiology of Human Body Under Normal and*

Pathological Conditions. Springfield, IL: Charles C Thomas; 1955.

Turkel SJ, Panio MW, Marshall JL, Girgis FG. Stabilizing mechanisms preventing anterior dislocation of the glenohumeral joint. *J Bone Joint Surg Am*. 1981;63:1208-1217.

Vare AM, Indurak GM. Some anomalous findings in the axillary muscles. *J Anat Soc India*. 1965;14:34.

Walch G, Edwards TB, Boulahia A, et al. Arthroscopic tenotomy of the long head of the biceps in the treatment of rotator cuff tears: clinical and radiographic results of 307 cases. *J Shoulder Elbow Surg*. 2005;14:238-246.

Warwick R, Williams P, eds. *Gray's Anatomy*. 35th ed. London: Longman; 1973.

Weiner DS, Macnab I. Superior migration of the humeral head: a radiological aid in the diagnosis of tears of the rotator cuff. *J Bone Joint Surg Br*. 1970;52:524-537

Wilk KE, Arrigo C. Current concepts in the rehabilitation of the athletic shoulder. *J Orthop Sports Phys Ther*. 1993; 18:365-378.

Wilk KE. Rehabilitation after shoulder stabilization surgery. In: Warren RF, Craig EV, Altchek DW, eds. *The Unstable Shoulder*. Philadelphia: Lippincott-Raven; 1999:367-402.

Wulker N, Rossig S, Korell M, Thren K. Dynamic stability of the glenohumeral joint. A biomechanical study. *Sportverletz Sportschaden*. 1995;9:1-8.

■ 第2章 ■

Alyas F, Turner M, Connell D. MRI findings in the lumbar spines of asymptomatic adolescent elite tennis players. *Br J Sports Med*. 2007;41:836-841.

Atwater AE. Biomechanics of overarm throwing movements and of throwing injuries. *Exerc Sport Sci Rev*. 1979;7: 43-85.

Bagg SD, Forrest WJ. A biomechanical analysis of scapular rotation during arm abduction in the scapular plane. *Am J Phys Med Rehabil*. 1988;67(6):238-245.

Bahamonde RE. Joint power production during flat and slice tennis serves. In: Wilkerson JD, Ludwig KM, Zimmerman WJ, eds. *Proceedings of the 15th International Symposium on Biomechanics in Sports*. Denton, TX: Texas Woman's University; 1997:489-494.

Bahamonde RE, Knudson D. Ground reaction forces of two types of stances and tennis serves. *Med Sci Sports Exerc*. 2001;33:S102.

Bak K. Nontraumatic glenohumeral instability and coracoacromial impingement in swimmers. *Scand J Med Sci Sports*. 1996;6(3):132-144.

Barrentine S, Fleisig G, Whiteside J, Escamilla RF, Andrews JR. Biomechanics of windmill softball pitching with implications about injury mechanisms at the shoulder and elbow. *J Orthop Sports Phys Ther*. 1998a;28:405-415.

Barrentine SW, Matuso T, Escamillia RF, Fleisig GS, Andrews JR. Kinematic analysis of the wrist and forearm during baseball pitching. *Journal of Applied Biomechanics*. 1998b;14:24-39.

Bigliani LU, Codd TP, Connor WP, et al. Shoulder motion and laxity in the professional baseball player. *Am J Sports Med*. 1997;25:609-613.

Blackburn TA. Shoulder injuries in baseball. In: Donatelli R, ed. *Physical Therapy of the Shoulder*. 2nd ed. New York: Churchill Livingstone; 1991:239-245.

Bradley JP. Electromyographic analysis of muscle action about the shoulder. *Clin Sports Med*. 1991;10:789-805.

Briner WW Jr, Kaemar I. Common volleyball injuries: mechanisms of injury, prevention and rehabilitation. *Sports Med*. 1997;24(1):65-71.

Brose DE, Hanson DL. Effects of overload training on velocity and accuracy of throwing. *Res Q*. 1967;38:528.

Brown LP, Niehues SL, Harrah A. Upper extremity range of motion and isokinetic strength of internal and external shoulder rotators in major league baseball players. *Am J Sports Med*. 1988;16:577-585.

Burkhart SS, Morgan CD, Kibler WB. The disabled throwing shoulder: spectrum of pathology Part I: pathoanatomy and biomechanics. *Arthroscopy*. 2003;19(4):404-420.

Cain PR. Anterior stability of the glenohumeral joint. *Am J Sports Med*. 1987;15:144-148.

Campbell KR, Hagood SS, Takagi Y, et al. Kinetic analysis of the elbow and shoulder in professional and little league pitchers. *Med Sci Sports Exerc*. 1994;26:S175.

Chow JW, Carleton LG, Lim YT. Comparing the pre- and post-impact ball and racquet kinematics of elite tennis players' first and second serves: a preliminary study. *J Sports Sci*. 2003;21(7):529-537.

Chow JW, Park S, Tillman MD. Lower trunk kinematics and muscle activity during different types of tennis serves. *Sports Med Arthosc Rehabil Ther Technol*. 2009;1(24): 1-24.

Cools AM, Witvrouw EE, Mahieu NN, et al. Isokinetic scapular muscle performance in overhead athletes with and without impingement symptoms. *J Athl Train.* 2005;40:104-110.

Cordo PJ, Nasher LM. Properties of postural adjustments associated with rapid arm movements. *J Neurophysiol.* 1982;47:287-308.

Cosgarea AJ, Campbell KR, Hagood SS, et al. Comparative analysis of throwing kinematics from the little league to professional baseball pitchers. *Med Sci Sports Exerc.* 1993;25:S131.

Costill DL, Maglischo EW, Richardson AB. *Swimming (Handbook of Sports Medicine and Science)*. Champaign IL: Human Kinetics; 1992.

Counsilman JE. *The New Science of Swimming*. 2nd ed. Englewood Cliffs, NJ: Prentice Hall; 1994.

Davies GJ. *A Compendium of Isokinetics in Clinical Usage*. La Crosse, WI: S & S Publishers; 1992.

Davies GJ, Matheson JW, Ellenbecker TS, Manske R. The shoulder in swimming. In: Wilk KE, Reinold MM, Andrews JR, eds. *The Athlete's Shoulder*. 2nd ed. Philadelphia: Churchill Livingstone Elsevier; 2009.

Davis JT, Limpivasti O, Fluhme D, et al. The effect of pitching biomechanics on the upper extremity in youth and adolescent baseball pitchers. *Am J Sports Med.* 2009; 37:1484-1491.

DeRenne C, House T. *Power Baseball*. New York: West; 1993:202.

DiGiovine NM. An electromyographic analysis of the upper extremity in pitching. *J Shoulder Elbow Surg.* 1992;1: 15-25.

Dillman CJ. Proper mechanics of pitching. *Sports Med Update.* 1990;5:15-18.

Dillman CJ, Fleisig GS, Andrews JR. Biomechanics of pitching with emphasis upon shoulder kinematics. *J Orthop Sports Phys Ther.* 1993;18:402-408.

Douoguhi WA, Dolce DL, Lincoln AE. Early cocking phase mechanics and upper extremity surgery risk in starting professional baseball pitchers. *Orthop J Sports Med.* 2015;3(4):1-5.

Ellenbecker TS. A total arm strength isokinetic profile of highly skilled tennis players. *Isokinet Exerc Sci.* 1991;1: 9-21.

Ellenbecker TS. Shoulder internal and external rotation strength and range of motion in highly skilled tennis players. *Isokinet Exerc Sci.* 1992;2:1-8.

Ellenbecker TS. Rehabilitation of shoulder and elbow injuries in tennis players. *Clin Sports Med.* 1995;14(1):87-110.

Ellenbecker TS. *Shoulder Rehabilitation: Non-Operative Treatment*. New York: Thieme; 2006.

Ellenbecker TS, Cools A. Rehabilitation of shoulder impingement syndrome and rotator cuff injuries: an evidenced based review. *Br J Sports Med.* 2010;44:319-327.

Ellenbecker TS, Ellenbecker GA, Roetert EP, Silva RT, Keuter G, Sperling F. Descriptive profile of hip rotation range of motion in elite tennis players and professional baseball pitchers. *Am J Sports Med.* 2007;35(8):1371-1376.

Ellenbecker TS, Reinold MM, Nelson CO. Clinical concepts for treatment of the elbow in the adolescent overhead athlete. *Clin Sports Med.* 2010;29(4):705-724.

Ellenbecker TS, Roetert EP. Age specific isokinetic glenohumeral internal and external rotation strength in elite junior tennis players. *J Sci Med Sport.* 2003;6(1):63-70.

Ellenbecker TS, Roetert EP, Baillie DS, Davies GJ, Brown SW. Glenohumeral joint total rotation range of motion in elite tennis players and baseball pitchers. *Med Sci Sports Exerc.* 2002;34(12):2052-2056.

Ellenbecker TS, Roetert EP, Kibler WB, Kovacs MS. Applied biomechanics of tennis. In: Magee DJ, Manske RC, Zachazewski JE, Quillen WS, *Athletic and Sport Issues in Musculoskeletal Rehabilitation*. St. Louis: Saunders; 2010.

Elliott BC. Biomechanics of tennis. In: Renstrom P, ed. *Tennis*. Oxford, UK: Blackwell; 2002:1-28.

Elliott B, Fleisig GS, Nicholls R, Escamilla R. Technique effects on upper limb loading in the tennis serve. *J Sci Med Sport.* 2003;6(1):76-87.

Elliott BC, Marhs T, Blanksby B. A three-dimensional cinematographical analysis of the tennis serve. *Int J Sport Biomech.* 1986;2:260-270.

Elliott BC, Marshall RN, Noffal GJ. Contributions of upper limb segment rotations during the power serve in tennis. *J Appl Biomech.* 1995;11:433-442.

Elliott BC, Wood GA. The biomechanics of the foot-up and foot-back tennis service techniques. *Aust J Sports Sci.* 1983;3:3-6.

Escamilla R, Fleisig G, Barrentine S, Andrews J, Moorman C III. Kinematic and kinetic comparisons between American and Korean professional baseball pitchers. *Sports Biomech.* 2002;1(2):213-228.

Escamilla R. Electromyographic activity during upper extremity sports. In: Wilk KE, Reinold MM, Andrews JR, eds. *The Athlete's Shoulder*. 2nd ed. Philadelphia: Churchill

Livingstone Elsevier; 2009.

Escamilla RF, Fleisig GS, Barrentine SW, et al. Kinematic comparisons of throwing different types of baseball pitches. *J Appl Biomech*. 1998;14:1-23.

Feltner ME, Dapena J. Three-dimensional interactions in a two-segment kinetic chain. Part I: General model. *Int J Sport Biomech*. 1989a;5:403-419.

Feltner ME, Dapena J. Three-dimensional interactions in a two-segment kinetic chain. Part II: Application to throwing arm in baseball pitching. *Int J Sport Biomech*. 1989b;5:420-450.

Feltner M, Dapena J. Dynamics of the shoulder and elbow joints of the throwing arm during the baseball pitch. *Int J Sport Biomech*. 1986;2:235-259.

Flatow EL, Soslowsky LJ, Ticker JB, et al. Excursion of the rotator cuff under the acromion. Patterns of subacromial contact. *Am J Sports Med*. 1994;22(6):779-788.

Fleisig GS, Andrews JR, Cutter GR, et al. Risk of serious injury for young baseball pitchers: a 10 year prospective study. *Am J Sports Med*. 2011a;39:253-257.

Fleisig GS, Andrews JR, Dillman CJ, Escamilla RF. Kinetics of baseball pitching with implications about injury mechanisms. *Am J Sports Med*. 1995;23:233-239.

Fleisig GS, Barrentine SW, Zheng N, Escamilla RF, Andrews J. Kinematic and kinetic comparison of baseball pitching among various levels of development. *J Biomech*. 1999; 32:1371-1375.

Fleisig GS, Dillman CJ, Andrews JR. Biomechanics of the shoulder during throwing. In: Andrews JR, Wilk KE, eds. *The Athlete's Shoulder*. New York: Churchill Livingstone; 1993:355.

Fleisig GS, Escamilla RF, Andrews JR, et al. Kinematic and kinetic comparison between baseball pitching and football passing. *J Appl Biomech*. 1996;12:207-224.

Fleisig GS, Escamilla RF, Andrews JR. Applied biomechanics of baseball pitching. In: Magee DJ, Manske RC, Zachazewski JE, Qiullen WS, eds. *Athletic and Sport Issues in Musculoskeletal Rehabilitation*. St. Louis: Elsevier; 2011b.

Fleisig GS, Jameson EG, Dillman CJ, et al. Biomechanics of overhead sports. In: Garrett WE, Kirkendall DT, eds. *Exercise and Sport Science*. Philadelphia: Lippincott Williams & Wilkins; 2000:563-584.

Fleisig GS, Kingsley DS, Loftice JW, et al. Kinetic comparison among fastball, curveball, change-up, and slider in collegiate baseball pitchers. *Am J Sports Med*. 2006;34: 423-430.

Fleisig G, Nicholls R, Elliott B, Escamilla R. Kinematics used by world class tennis players to produce high-velocity serves. *Sports Biomech*. 2003;2(1):51-71.

Fleisig GS, Weber A, Hassell N, Andrews JR. Prevention of elbow injuries in youth baseball pitchers. *Curr Sports Med Rep*. 2009;8:250-254.

Girard O, Micallef JP, Millet GP. Lower-limb activity during the power serve in tennis: effects of performance level. *Med Sci Sports Exerc*. 2005;37(6):1021-1029.

Gowan ID, Jobe FW, Tibone JE, Perry J, Moynes DR. A comparative electromyographic analysis of the shoulder during pitching. Professional versus amateur pitchers. *Am J Sports Med*. 1987;15(6):586-590.

Groppel JL. *Tennis for Advanced Players and Those Who Would Like to Be*. Champaign, IL: Human Kinetics; 1984.

Groppel JL. *High Tech Tennis*. 2nd ed. Champaign, IL: Human Kinetics; 1992.

Harryman DT, Sidles JA, Clark JM, Mcquade KJ, Gibb TD, Matsen FA. Translation of the humeral head on the glenoid with passive glenohumeral joint motion. *J Bone Joint Surg*. 1990;72A(9):1334-1343.

Inman VT, Saunders JB, Abbott LC. Observations on the function of the shoulder joint. *J Bone Joint Surg*. 1944;26(1):1-30.

Jacobs P. The overhand baseball pitch: a kinesiological analysis and related strength-conditioning programming. *Natl Cond Strength Assoc J*. 1987;9:5-13.

Jobe FW, Moynes DR, Anotonelli DJ. Rotator cuff function during a golf swing. *Am J Sports Med*. 1986;14(5).388-392.

Jobe FW, Moynes DR, Tibone JE, et al. An EMG analysis of the shoulder in pitching: a second report. *Am J Sports Med*. 1984;12:218-220.

Jobe FW, Tibone JE, Perry J, Moynes D. An EMG analysis of the shoulder in throwing and pitching: a preliminary report. *Am J Sports Med*. 1983;11(1):3-5.

Johnson JE, Sim FH, Scott SG. Musculoskeletal injuries in competitive swimmers. *Mayo Clin Proc*. 1987;62(4):289-304.

Kao JT, Pink M, Jobe FW. Electromyographic analysis of the scapular muscles during a golf swing. *Am J Sports Med*. 1995;23(1):19-23.

Kapandji IA. *The Physiology of the Joints. Upper Extremity*. Philadelphia: Churchill Livingstone; 1985.

Kibler WB. Role of the scapula in the overhead throwing motion. *Contemp Orthop*. 1991;22:525.

Kibler WB. Biomechanical analysis of the shoulder during tennis activities. *Clin Sports Med*. 1995;14(1):79-85.

Kibler WB. The role of the scapula in athletic shoulder function. *Am J Sports Med*. 1998; 26(2):325-337.

Kibler WB. The 4000-watt tennis player: power development for tennis. *Med Sci Tennis*. 2009;14(1):5-8.

Kibler WB, Chandler TJ. Range of motion in junior tennis players participating in an injury risk modification program. *J Sci Med Sport*. 2003;6(1):51-62.

Kibler WB, Chandler TJ, Livingston BP, Roetert EP. Shoulder range of motion in elite tennis players. *Am J Sports Med*. 1996;24(3):279-285.

Kovacs M, Ellenbecker TS. An 8-stage model for evaluating the tennis serve: implications for performance enhancement and injury prevention. *Sports Health*. 2011;3(6): 504-513.

Kovacs M, Ellenbecker TS, Kibler WB, Roetert EP, Lubbers P. Injury trends in American competitive junior tennis players. *J Sci Med Tennis*. 2014;19(1):19-23.

Litwhiler D, Hamm L. Overload: effect on throwing velocity and accuracy. *Athl Train J*. 1973;53:64.

Lyman S, Fleisig GS, Andrews JR, Osinski ED. Effect of pitch type, pitch count, and pitching mechanics on risk of elbow and shoulder pain in youth baseball pitchers. *Am J Sports Med*. 2002;30:463-468.

Maffet MS, Jobe FW, Pink MM, et al. Shoulder muscle firing patterns during the windmill softball pitch. *Am J Sports Med*. 1994;25:369-374.

Mallon WJ. Golf. In: Hawkins RJ, Misamore GW, eds. *Shoulder Injuries in the Athlete*. New York: Churchill Livingstone; 1996.

Manske RC, Meschke M, Porter A, Smith B, Reiman M. A randomized controlled single-blinded comparison of stretching versus stretching and joint mobilization for posterior shoulder tightness measured by internal rotation loss. *Sports Health*. 2010;2(2):94-100.

Matsuo T, Escamilla RF, Fleisig GS, Barrentine SW, Andrews JR. Original research comparison of kinematic and temporal parameters between different pitch velocity groups. *J Appl Biomech*. 2001;17:1-13.

Matsuo T, Matsumoto T, Takada Y, Mochizuki Y. Influence of lateral trunk tilt on throwing arm kinetics during baseball pitching. In: Hong Y, Johns DP, eds. *Proceedings of XVIII International Symposium on Biomechanics in Sports*. Hong Kong: The Chinese University of Hong Kong; 2000a:882-886.

Matsuo T, Takada Y, Matsumoto T, Saito K. Biomechanical characteristics of sidearm and underhand baseball pitching: comparison with those of overhand and three-quarter-hand pitching. *Jpn J Biomech Sports Exerc*. 2000b;4: 243-252.

McClure P, Balaicuis J, Heiland D, Broersma ME, Thorndike CK, Wood A. A randomized controlled comparison of stretching procedures for posterior shoulder tightness. *J Orthop Sports Phys Ther*. 2007;37:108-114.

McCulloch PC, Patel JK, Ramkumar PN, Noble PC, Lintner DM. Asymmetric hip rotation in professional baseball pitchers. *Orthop J Sports Med*. 2014;2(2):1-6. doi: 10.1177/2325967114521575.

McLeod WD. The pitching mechanism. In: Zarin B, Andrews JR, Carson WR, eds. *Injuries to the Throwing Arm*. Philadelphia: Saunders; 1985:22.

McMahon PJ, Jobe FW, Pink MM, Brault JR, Perry J. Comparative electromyographic analysis of shoulder muscles during planar motions: anterior glenohumeral instability versus normal. *J Shoulder Elbow Surg*. 1996; 5(2 Pt 1):118-23.

McMaster WC, Troup J. A survey of interfering shoulder pain in United States competitive swimmers. *Am J Sports Med*. 1993;21(1):67-70.

Michaud T. Biomechanics of unilateral overhead throwing motion: an overview. *Chiropr Sports Med*. 1990;4:13-16.

Mihata T, Gates J, McGarry MH, Neo M, Lee TQ. Effect of posterior shoulder tightness on internal impingement in a cadaveric model of throwing. *Knee Surg Sports Traumatol Arthrosc*. 2015;23:548-554.

Mihata T, McGarry MH, Kinoshita M, Lee TQ. Excessive glenohumeral horizontal abduction as occurs during the late cocking phase of the throwing motion can be critical for internal impingement. *Am J Sports Med*. 2010;38(2): 369-374.

Miyashita M, Tsunoda T, Sakurai S, Nishizono H, Mizuno T. Muscular activities in the tennis serve and overhead throwing. *Scand J Sport Sci*. 1980;2:52-58.

Monad H. Contractivity of muscle during prolonged and static and repetitive activity. *Ergonomics*. 1985;28:81-89.

Mones DR, Perry J, Antonelli DJ, Jobe FW. Electromyography and motion analysis of the upper extremity in sports. *Phys Ther*. 1986;66(12):1905-1911.

Nagano A, Gerritsen KGM. Effects of neuromuscular strength

training on vertical jumping performance—a computer simulation study. *J Appl Biomech*. 2001;17: 113-128.

Neumann DA. *Kinesiology of the Musculoskeletal System: Foundations for Physical Rehabilitation*. St. Louis: Mosby; 2002.

Nissen CW, Westwell M, Ounpuu S, et al. A biomechanical comparison of the fastball and curveball in adolescent baseball pitchers. *Am J Sports Med*. 2009;37:1492-1498.

Penny JN, Smith C. The prevention and treatment of swimmer's shoulder. *Can J Appl Sport Sci*. 1980;5(3):195-202.

Perry J, Gousman R. Biomechanics of throwing. In: Nicholas JA, Hershman EB, eds. *The Upper Extremity in Sports Medicine*. St. Louis: Mosby; 1990:735.

Pink M, Jobe FW, Perry J. Electromyographic analysis of the shoulder during a golf swing. *Am J Sports Med*. 1990; 18(2):137-140.

Pink M, Perry J, Browne A, et al. The normal shoulder during freestyle swimming: an electromyographic and cinematographic analysis of twelve muscles. *Am J Sports Med*. 1991;19(6):569-576.

Pink M, Perry J, Jobe FW. Electromyographic analysis of the trunk in golfers. *Am J Sports Med*. 1993;21(3):385-388.

Pluim BM, Staal JB, Windler GE, Jayanthi N. Tenis injuries: occurence, aetiology, and prevention. *Br J Sports Med*. 2006;40:415-423.

Reece LA, Fricker PA, Maguire KF. Injuries to elite young tennis players at the Australian Institute of Sport. *Aust J Sci Med Sports*. 1986;18:11-15.

Reeser JC, Fleisig GS, Bolt B, Ruan M. Upper limb biomechanics during the volleyball serve and spike. *Sports Health*. 2010;2(5):368-374.

Reid M, Elliott B, Alderson J. Lower-limb coordination and shoulder joint mechanics in the tennis serve. *Med Sci Sports Exerc*. 2008;40(2):308-315.

Richardson AB, Jobe FW, Collins HR. The shoulder in competitive swimming. *Am J Sports Med*. 1980;8(3):159-163.

Roetert EP, Ellenbecker TS. *Complete Conditioning for Tennis*. Champaign, IL: Human Kinetics; 2007.

Roetert EP, Ellenbecker TS, Brown SW. Shoulder internal and external rotation range of motion in nationally ranked junior tennis players: a longitudinal analysis. *J Strength Cond Res*. 2000;14(2):140-143.

Roetert EP, Groppel JL. Mastering the kinetic chain. In: Roetert EP, Groppel JL, eds. *World Class Tennis Technique*. Champaign, IL: Human Kinetics; 2001:99-113.

Roetert EP, Kovacs MS. *Tennis Anatomy*. Champaign, IL: Human Kinetics; 2011.

Rokito AS, Jobe FW, Pink MM, Brault J. Electromyographic analysis of shoulder function during the volleyball serve and spike. *J Shoulder Elbow Surg*. 1998;7(3):256-263.

Ryu KN, McCormick FW, Jobe FW, Moynes DR, Antonell DJ. An electromyographic analysis of shoulder function in tennis players. *Am J Sports Med*. 1988;16:481-485.

Saha AK. Mechanism of shoulder movements and a plea for the recognition of "zero position" of glenohumeral joint. *Clin Orthop*. 1983;173:3-10.

Scovazzo ML, Browne A, Pink M, et al. The painful shoulder during freestyle swimming. An electromyographic cinematographic analysis of twelve muscles. *Am J Sports Med*. 1991;19(6):577-582.

Segal DK. *Tenis. Sistema Biodinamico*. Buenos Aires: Tennis Club Argentino; 2002.

Sisto DJ, Jobe FW, Moynes DR, Antonelli DJ. An electromyographic analysis of the elbow in pitching. *Am J Sports Med*. 1987;15(3):260-3.

Stocker D, Pink M, Jobe FW. Comparison of shoulder injury in collegiate and masters' level swimmers. *Clin J Sports Med*. 1995;5(1):4-8.

Toyoshima S, et al. *Contribution of the Body Parts to Throwing Performance*. Biomechanics IV. Baltimore: University Park Press; 1974:169-174.

Tullos HS, King JW. Lesions of the pitching arm in adolescents. *JAMA*. 1972; 220:264-271.

Van Gheluwe B, Hebbelinck M. Muscle actions and ground reaction forces in tennis. *Int J Sport Biomech*. 1986; 2:88-99.

Watkins RG, Dennis S, Dillin WH, Schnebel B, Schneiderman G, Jobe F, Farfan H, Perry J, Pink M. Dynamic EMG analysis of torque transfer in professional baseball pitchers. *Spine*. 1989;14(4):404-408.

Weiner DS, MacNab I. Superior migration of the humeral head. *J Bone Joint Surg Br*. 1970;52:524-527.

Werner SL, Fleisig GS, Dillman CJ, et al. Biomechanics of the elbow during baseball pitching. *J Orthop Sports Ther*. 1993;17:274-278.

Werner SL, Jones DG, Guido JA, Brunet ME. Kinematics and kinetics of elite windmill softball pitching. *Am J Sport Med*. 2006;34(4):597-603.

Wilk KE. Conditioning and training techniques. In: Hawkins RJ, Misamore GW, eds. *Shoulder Injuries in the Athlete*.

New York: Churchill Livingstone; 1996:339-364.

Wilk KE. Physiology of baseball. In: Garrett WE, Kirkendall DT, eds. *Exercise and Sport Science*. Philadelphia: Lippincott Williams & Wilkins; 2000:709-731.

Wilk KE, Andrews JR, Arrigo CA, et al. *Preventive and Rehabilitative Exercises for the Shoulder and Elbow*. 5th ed. Birmingham, AL: American Sports Medicine Institute; 2007.

Wilk KE, Meister K, Andrews JR. Current concepts in the rehabilitation of the overhead throwing athlete. *Am J Sports Med*. 2002;30:136-151.

Wilk KE, Obma P, Simpson CD, et al. Shoulder injuries in the overhead athlete. *J Orthop Sports Phys Ther*. 2009a; 39:38-54.

Wilk KE, Reinold MM, Macrina LC, et al. Glenohumeral internal rotation measurements differ depending on stabilization techniques. *Sports Health*. 2009b;1(2):131-136.

Wilk KE, Yenchak AJ, Arrigo CA, Andrews JR. The advanced throwers ten program: a new exercise series for enhanced dynamic shoulder control in the overhead throwing athlete. *Phys Sportsmed*. 2011;39:90-97.

Wilson FD, Andrews JR, Blackburn TA, McCluskey G. Valgus extension overload in the pitching elbow. *Am J Sports Med*. 1983;11(2):83-88.

Wuelker N, Korell M, Thren K. Dynamic glenohumeral joint stability. *J Shoulder Elbow Surg*. 1998;7:43-52.

Zattara M, Bouisset S. Posturo-kinetic organization during the early phase of voluntary upper-limb movement. *J Neurol Neurosurg Psychol*. 1988;51:956-965.

■ 第3章 ■

Altchek DW, Dines DW. The surgical treatment of anterior instability: selective capsular repair. *Oper Tech Sports Med*. 1993;1:285-292.

Altchek DW, Warren RF, Wickiewicz TL, Ortiz G. Arthroscopic labral debridement: a three year follow-up study. *Am J Sports Med*. 1992;20(6):702-706.

Andrews JR, Gillogly S. Physical examination of the shoulder in throwing athletes. In: Zarins B, Andrews JR, Carson WG, eds. *Injuries to the Throwing Arm*. Philadelphia: Saunders; 1985.

Bankart AS. Recurrent or habitual dislocation of the shoulder joint. *Br Med J*. 1923;2:1132-1133.

Bankart AS. The pathology and treatment of recurrent dislocation of the shoulder joint. *Br Med J*. 1938;26:23-29.

Bassett RW, Browne AO, Morrey BF, An KN. Glenohumeral muscle force and moment mechanics in a position of shoulder instability. *J Biomech*. 1994;23:405-415.

Beighton P, Horan F. Orthopaedic aspects of the Ehlers-Danlos syndrome. *J Bone Joint Surg Br*. 1969;51(3): 444-453.

Bennet WF. Specificity of the speeds test: arthroscopic technique for evaluating the biceps tendon at the level of the bicipital groove. *Arthroscopy*. 1998;14(8):789-796.

Bourne DA, Choo AMT, Regan WD, Macintyre DL, Oxland TR. Three dimensional rotation of the scapula during functional movements: an in-vivo study in healthy volunteers. *J Shoulder Elbow Surg*. 2007;16(2):150-162.

Burkhart SS, Morgan CD. The peel-back mechanism: its role in producing and extending posterior type II SLAP lesions and its effect on SLAP repair rehabilitation. *Arthroscopy*. 1998;14:637-640.

Burkhart SS, Morgan CD, Kibler WB. The disabled throwing shoulder: spectrum of pathology. Part I: pathoanatomy and biomechanics. *Arthroscopy*. 2003;19:404-420.

Byram IR, Bushnell BD, Dugger K, Charron K, Harrell FE Jr, Noonan TJ. Preseason shoulder strength measurements in professional baseball pitchers: identifying players at risk for injury. *Am J Sports Med*. 2010;38(7):1375-1382.

Cameron KL, Duffey ML, DeBerardino TM, Stoneman PD, Jones CJ, Owens BD. Association of generalized joint hypermobility with a history of glenohumeral joint instability. *J Athl Train*. 2010;45(3):253-258.

Carter C, Wilkinson J. Persistent joint laxity and congenital dislocation of the hip. *J Bone Joint Surg Br*. 1964;46:40-45.

Chandler TJ, Kibler WB, Uhl TL, Wooten B, Kiser A, Stone E. Flexibility comparisons of elite junior tennis players to other athletes. *Am J Sports Med*. 1990;18:134-136.

Cheng JC, Karzel RP. Superior labrum anterior posterior lesions of the shoulder: operative techniques of management. *Oper Tech Sports Med*. 1997;5(4):249-256.

Collins DR, Hodges PB. *A Comprehensive Guide to Sports Skills Tests and Measurement*. Springfield, IL: Charles C Thomas; 1978:330-333.

Cook C, Beaty S, Kissenberth MJ, Siffri P, Pill SG, Hawkins RJ. Diagnostic accuracy of five orthopedic clinical tests for diagnosis of superior labrum anterior posterior (SLAP) lesions. *J Shoulder Elbow Surg*. 2012;21(1): 13-22. doi: 10.1016/j.jse.2011.07.012.

Daniels L, Worthingham C. *Muscle Testing: Techniques of Manual Examination*. 4th ed. Philadelphia: Saunders;

1980.

Davies GJ. *A Compendium of Isokinetics in Clinical Usage and Rehabilitation Techniques*. 4th ed. Onalaska, WI: S & S; 1992.

Davies GJ, DeCarlo MS. Examination of the shoulder complex. *Current Concepts in Rehabilitation of the Shoulder*. La Crosse, WI: Sports Physical Therapy Association; 1995.

Davies GJ, Dickhoff-Hoffman S. Neuromuscular testing and rehabilitation of the shoulder complex. *J Orthop Sports Phys Ther*. 1993;18:449-458.

Ellenbecker TS. Shoulder internal and external rotation strength and range of motion of highly skilled junior tennis players. *Isokinet Exerc Sci*. 1992:2:1-8.

Ellenbecker TS. Rehabilitation of shoulder and elbow injuries in tennis players. *Clin Sports Med*. 1995;14:87.

Ellenbecker TS. Muscular strength relationship between normal grade manual muscle testing and isokinetic measurement of the shoulder internal and external rotators. *Isokinet Exerc Sci*. 1996;6:51-56.

Ellenbecker TS. *Clinical Examination of the Shoulder*. St. Louis: Elsevier Saunders; 2004a.

Ellenbecker TS. Etiology and evaluation of rotator cuff pathologic conditions and rehabilitation. In: Donatelli RA, ed. *Physical Therapy of the Shoulder*. 4th ed. Philadelphia: Churchill Livingstone; 2004b:337-358.

Ellenbecker TS, Bailie DS, Mattalino AJ, et al. Intrarater and interrater reliability of a manual technique to assess anterior humeral head translation of the glenohumeral joint. *J Shoulder Elbow Surg*. 2002;11(5):470-475.

Ellenbecker TS, Davies GJ. The application of isokinetics in testing and rehabilitation of the shoulder complex. *J Athl Train*. 2000;35(3):338-350.

Ellenbecker TS, Kibler WB, Caplinger R, Davies GJ, Riemann BL. Reliability of scapular classification in examination of professional baseball players. *Clin Orthop Relat Res*. 2012;470(6):1540-1544.

Ellenbecker TS, Kovacs M. Bilateral comparison of shoulder horizontal adduction range of motion in elite tennis players. *J Orthop Sports Phys Ther*. 2013;43(1):A51-A52.

Ellenbecker TS, Mattalino AJ. *The Elbow in Sport*. Champaign, IL: Human Kinetics; 1997.

Ellenbecker TS, Mattalino AJ. Concentric isokinetic shoulder internal and external rotation strength in professional baseball pitchers. *J Orthop Sports Phys Ther*. 1999;25: 323-328.

Ellenbecker TS, Mattalino AJ, Elam EA, Caplinger RA. Medial elbow laxity in professional baseball pitchers: a bilateral comparison using stress radiography. *Am J Sports Med*. 1998;26(3):420-424.

Ellenbecker TS, Roetert EP. Age specific isokinetic glenohumeral internal and external rotation strength in elite junior tennis players. *J Sci Med Sport*. 2003;6(1):63-70.

Ellenbecker TS, Roetert EP, Bailie DS, Davies GJ, Brown SW. Glenohumeral joint total rotation range of motion in elite tennis players and baseball pitchers. *Med Sci Sports Exerc*. 2002;34(12):2052-2056.

Ellenbecker TS, Roetert EP, Piorkowski P. Shoulder internal and external rotation range of motion of elite junior tennis players: a comparison of two protocols [abstract]. *J Orthop Sports Phys Ther*. 1993;17:A65.

Elliott B, Marsh T, Blanksby B. A three dimensional cinematographic analysis of the tennis serve. *Int J Sports Biomech*. 1986;2:260-271.

Fleisig G, Nicholls R, Elliott B, Escamilla R. Kinematics used by world class tennis players to produce high-velocity serves. *Sports Biomech*. 2003;2(1):51-71.

Gerber C, Ganz R. Clinical assessment of instability of the shoulder with special reference to anterior and posterior drawer tests. *J Bone Joint Surg Br*. 1984;66(4):551-556.

Gerber C, Krushell RJ. Isolated rupture of the tendon of the subscapularis muscle. Clinical features in 16 cases. *J Bone Joint Surg Br*. 1991;73:389-394.

Gill TJ, Micheli LJ, Gebhard F, Binder C. Bankart repair for anterior instability of the shoulder. *J Bone Joint Surg Am*. 1997;79:850-857.

Goldbeck TG, Davies GJ. Test-retest reliability of the closed kinetic chain upper extremity stability test: a clinical field test. *J Sport Rehabil*. 2000;9:35-45.

Gould JA. The spine. In: Gould JA, Davies GJ, eds. *Orthopaedic and Sports Physical Therapy*. St. Louis: Mosby; 1985.

Grossman MG, Tibone JE, McGarry MH, Schneider DJ, Veneziani S, Lee TQ. A cadaveric model of the throwing shoulder: a possible etiology of superior labrum anterior-to-posterior lesions. *J Bone Joint Surg Am*. 2005;87(4):824-831.

Hamner DL, Pink MM, Jobe FW. A modification of the relocation test: arthroscopic findings associated with a positive test. *J Shoulder Elbow Surg*. 2000;9:263-267.

Harryman DT 2nd, Sidles JA, Clark JM, McQuade KJ, Gibb TD, Matsen FA 3rd. Translation of the humeral head on the glenoid with passive glenohumeral joint motion. *J Bone Joint Surg Am*. 1990;72:1334-1343.

Harryman DT, Sidles JA, Harris SL, Matsen FA. Laxity of the normal glenohumeral joint: in-vivo assessment. *J Shoulder Elbow Surg*. 1992;1:66-76.

Hawkins RJ, Kennedy JC. Impingement syndrome in athletes. *Am J Sports Med*. 1980;8:151-158.

Hawkins RJ, Mohtadi NGH. Clinical evaluation of shoulder instability. *Clin J Sports Med*. 1991;1:59-64.

Hawkins RJ, Schulte JP, Janda DH, Huckell GH. Translation of the glenohumeral joint with the patient under anesthesia. *J Shoulder Elbow Surg*. 1996;5:286-292.

Hegedus EJ, Goode A, Campbell S, et al. Physical examination tests of the shoulder: a systematic review with meta-analysis of individual tests. *Br J Sports Med*. 2008;42:80-92.

Hegedus EJ, Goode AP, Cook CE, et al. Which physical examination tests provide clinicians with the most value when examining the shoulder? Update of a systematic review with meta-analysis of individual tests. *Br J Sports Med*. 2012;46(14);964-978.

Hoppenfeld S. *Physical Examination of the Spine and Extremities*. Norwalk, CT: Prentice Hall; 1976.

Itoi E, Kido T, Sano A, Urayama M, Sato K. Which is more useful, the "full can test" or the "empty can test" in detecting the torn supraspinatus tendon? *Am J Sports Med*. 1999;27(1):65-68.

Jaeschke R, Guyatt GH, Sackett DL. Users' guides to the medical literature: III, how to use an article about a diagnostic test. B, What are the results and will they help me in caring for my patients? The Evidence Based Working Group. *JAMA*. 1994;271(9):703-707.

Jee WH, McCauley TR, Katz LD, Matheny JM, Ruwe PA, Daigneault JP. Superior labral anterior posterior (SLAP) lesions of the glenoid labrum. Reliability and accuracy of MR arthrography for diagnosis. *Radiology*. 2001;218:127-132.

Jenp YN, Malanga BA, Gowney ES, An KN. Activation of the rotator cuff in generating isometric shoulder rotation torque. *Am J Sports Med*. 1996;24:477-485.

Jobe FW, Bradley JP. The diagnosis and nonoperative treatment of shoulder injuries in athletes. *Clin Sports Med*. 1989;8:419-437.

Juul-Kristensen B, Rogind H, Jensen DV, Remvig L. Interexaminer reproducibility of tests and criteria for generalized joint hypermobility and benign joint hypermobility

syndrome. *Rheumatology (Oxford)*. 2007;46(12):1835-1841.

Kawasaki T, Yamakawa J, Kaketa T, Kobayahsi H, Kaneko K. Does scapular dyskinesis affect top rugby players during a game season? *J Shoulder Elbow Surg*. 2012;21(6):709-714.

Kelley MJ, Kane TE, Leggin BG. Spinal accessory nerve palsy: associated signs and symptoms. *J Orthop Sports Phys Ther*. 2008;38(2):78-86.

Kelly BT, Kadrmas WH, Speer KP. The manual muscle examination for rotator cuff strength. An electromyographic investigation. *Am J Sports Med*. 1996;24:581-588.

Kendall FD, McCreary EK. *Muscle Testing and Function*. 3rd ed. Baltimore: Williams & Wilkins; 1983.

Kibler WB. Role of the scapula in the overhead throwing motion. *Contemp Orthop*. 1991;22:525.

Kibler WB. The role of the scapula in athletic shoulder function. *Am J Sports Med*. 1998;26:325-337.

Kibler WB. Specificity and sensitivity of the anterior slide test in throwing athletes with superior glenoid labral tears. *Arthroscopy*. 1995;11(3):296-300.

Kibler WB, Chandler J, Livingston BP, Roetert EP. Shoulder range of motion in elite tennis players: effect of age and years of tournament play. *Am J Sports Med*. 1996;24(3):279-285.

Kibler WB, Sciascia A, Dome D. Evaluation of apparent and absolute supraspinatus strength in patients with shoulder injury using the scapular retraction test. *Am J Sports Med*. 2006;34(10):1643-1647.

Kibler WB, Uhl TL, Cunningham TJ. The effect of the scapular assistance test on scapular kinematics in the clinical exam. *J Orthop Sports Phys Ther*. 2009;39(11):A12.

Kibler WB, Uhl TL, Maddux JW, Brooks PV, Zeller B, McMullen J. Qualitative clinical evaluation of scapular dysfunction: a reliability study. *J Shoulder Elbow Surg*. 2002;11:550-556.

Kim SH, Ha KI, Ahn JH, et al. The biceps load test II: a clinical test for SLAP lesions of the shoulder. *Arthroscopy*. 2001;17(2):160-164.

Knops JE, Meiners TK, Davies GJ, et al. Isokinetic test retest reliability of the modified neutral shoulder test position. Unpublished master's thesis. La Crosse, WI: University of Wisconsin-La Crosse, 1998.

Koffler KM, Bader D, Eager M, et al. The effect of posterior capsular tightness on glenohumeral translation in the late-cocking phase of pitching: a cadaveric study [Abstract SS-15]. Presented at the annual meeting of the Arthroscopy Association of North America, Washington, DC, 2001.

Kuhn JE, Bey MJ, Huston LJ, Blasier RB, Soslowsky LJ. Ligamentous restraints to external rotation in the humerus in the late-cocking phase of throwing: a cadaveric biomechanical investigation. *Am J Sports Med*. 2000;28:200-205.

Kurokawa D, Sano H, Nagamoto H, Omi R, Shinozaki N, Watanuki S, Kishimoto KN, Yamamoto N, Hiraoka K, Tashiro M, Itoi E. Muscle activity pattern of the shoulder external rotators differs in adduction and abduction: an analysis using positron emission tomography. *J Shoulder Elbow Surg*. 2014;23(5):658-64. doi: 10.1016/j.jse.2013.12.021.

Laudner KG, Moline MT, Meister K. The relationship between forward scapular posture and posterior shoulder tightness among baseball players. *Am J Sports Med*. 2010;38(10):2106-2112.

Leroux JL, Codine P, Thomas E, Pocholle M, Mailhe D, Flotman F. Isokinetic evaluation of rotational strength in normal shoulders and shoulders with impingement syndrome. *Clin Orthop*. 1994;304:108-115.

Liu SH, Henry MH, Nuccion S. A prospective evaluation of a new physical examination in predicting glenoid labrum tears. *Am J Sports Med*. 1996;24(6):721-725.

Magee DJ. *Orthopaedic Physical Assessment*. 3rd ed. Philadelphia: Saunders; 1997.

Magee DJ. *Orthopaedic Physical Assessment*. 5th ed. St. Louis: Saunders; 2009.

Magee DJ, Manske RC, Zachezewski JE, Quillen WS. *Athletic and Sport Issues in Musculoskeletal Rehabilitation*. St. Louis: Elsevier Saunders; 2011.

Malanga GA, Jemp YN, Growney E, An K. EMG analysis of shoulder positioning in testing and strengthening the supraspinatus. *Med Sci Sports Exerc*. 1996;28:661-664.

Manske RM, Wilk KE, Davies GJ, Ellenbecker TS, Reinold M. Glenohumeral motion deficits: friend or foe? *Int J Sports Phys Ther*. 2013;8(5):537-553.

Matsen FA III, Artnz CT. Subacromial impingement. In: Rockwood CA Jr, Matsen FA III, eds. *The Shoulder*. Philadelphia: Saunders; 1990.

Matsen FA, Harryman DT, Sidles JA. Mechanics of glenohumeral instability. *Clin Sports Med*. 1991;10:783-788.

McClure PW, Tate AR, Kareha S, Irwin D, Zlupko E. A clini-

cal method for identifying scapular dyskinesis, part 1: reliability. *J Athl Train*. 2009;44:160-164.

McFarland EG. *Examination of the Shoulder: The Complete Guide*. New York: Theime; 2006.

McFarland EG, Torpey BM, Carl LA. Evaluation of shoulder laxity. *Sports Med*. 1996;22:264-272.

Michener LA, Doukas WC, Murphy KP, Walsworth MK. Diagnostic accuracy of history and physical examination of superior labrum anterior-posterior lesions. *J Athl Train*. 2011;46(6):343-348.

Mihata T, McGarry MH, Kinoshita M, Lee TQ. Excessive glenohumeral horizontal abduction as occurs during the late cocking phase of the throwing motion can be critical for internal impingement. *Am J Sports Med*. 2010;38(2): 369-374.

Moen MH, de Vos RJ, Ellenbecker TS, Weir A. Clinical tests in shoulder examination: how to perform them. *Br J Sports Med*. 2010;44:370-375.

Morgan CD, Burkhart SS, Palmeri M, Gillespie M. Type II SLAP lesions: three subtypes and their relationships to superior instability and rotator cuff tears. *Arthroscopy*. 1998;14:553-565.

Morrey B, An KN. Articular and ligamentous contributions to the stability of the elbow joint. *Am J Sports Med*. 1983; 11:315-319.

Muraki T, Yamamoto N, Zhao KD, et al. Effect of posterior inferior capsule tightness on contact pressure and area beneath the coracoacromial arch during the pitching motion. *Am J Sports Med*. 2010;38(3):600-607.

Myers JP, Laudner KG, Pasquale MR, Bradley JP, Lephart SM. Glenohumeral range of motion deficits and posterior shoulder tightness in throwers with pathologic internal impingement. *Am J Sports Med*. 2006;34(3):385-391.

Myers TH, Zemanovic JR, Andrews JR. The resisted supination external rotation test: a new test for the diagnosis of superior labral anterior posterior lesions. *Am J Sports Med*. 2005;33(9):1315-1320.

Neer CS, Welsh RP. The shoulder in sports. *Orthop Clin North Am*. 1977;8:583-591.

Nirschl RP, Ashman ES. Tennis elbow tendinosis (epicondylitis). *Instr Course Lect*. 2004;53:587-598.

O'Brien SJ, Neves MC, Arnvoczky SP, et al. The anatomy and histology of the inferior glenohumeral ligament complex of the shoulder. *Am J Sports Med*. 1990;18: 449-456.

O'Brien SJ, Pagnani MJ, Fealy S, McGlynn SR, Wilson JB.

The active compression test: a new and effective test for diagnosing labral tears and acromioclavicular joint abnormality. *Am J Sports Med*. 1998;26(5):610-613.

Pagnani MJ, Warren RF. Stabilizers of the glenohumeral joint. *J Shoulder Elbow Surg*. 1994;3:73-90.

Pandya NK, Colton A, Webner D, Sennett B, Huffman GR. Physical examination and magnetic resonance imaging in the diagnosis of superior labrum anterior-posterior lesions of the shoulder: a sensitivity analysis. *Arthroscopy*. 2008; 24(3):311-317.

Patte D, Goutallier D, Monpierre H, Debeyre J. Over-extension lesions. *Rev Chir Orthop*. 1988;74:314-318.

Pennock AT, Pennington WW, Torry MR, et al. The influence of arm and shoulder position on the bear-hug, belly-press, and lift-off tests: an electromyographic study. *Am J Sports Med*. 2011;39:2338-2346.

Perthes G. Ueber operationen der habituellen schulterluxation. *Deutsche Ztschr Chir*. 1906;85:199.

Piatt BE, Hawkins RJ, Fritz RC, Ho CP, Wolf E, Schickendantz M. Clinical evaluation and treatment of spinoglenoid notch ganglion cysts. *J Shoulder Elbow Surg*. 2002;11:600-604.

Portney LG, Watkins MP. *Foundations of Clinical Research: Applications to Practice*. Stamford, CT: Appleton and Lange; 1993.

Priest JD, Nagel DA. Tennis shoulder. *Am J Sports Med*. 1976;4(1):28-42.

Rabin A, Irrgang JJ, Fitzgerald GK, Eubanks A. The intertester reliability of the Scapular Assistance Test. *J Orthop Sports Phys Ther*. 2006;36(9):653-660.

Rankin SA, Roe JR. Test-retest reliability analysis of Davies clinically oriented functional throwing performance index (FTPI) over extended time intervals. Unpublished master's thesis. Lexington, KY: University of Kentucky; 1996.

Reiman MP, Manske RC. *Functional Testing in Human Performance*. Champaign, IL: Human Kinetics; 2009.

Reuss BL, Schwartzberg R, Ziatkin MB, Cooperman A, Dixon JR. Magnetic imaging accuracy for the diagnosis of superior labrum anterior-posterior lesions in the community setting. Eighty-three arthroscopically confirmed cases. *J Shoulder Elbow Surg*. 2006;15:580-585.

Riemann BL, Davies GJ, Ludwig L, Gardenhour H. Hand-held dynamometer testing of the internal and external rotator musculature based on selected positions to establish normative data and unilateral ratios. *J Shoulder*

Elbow Surg. 2010;19(8):1175-1183.

Roetert EP, Ellenbecker TS, Brown SW. Shoulder internal and external rotation range of motion in nationally ranked junior tennis players: a longitudinal analysis. *J Strength Cond Res*. 2000;14(2):140-143.

Safran M. Nerve injury about the shoulder in athletes. Part 1: suprascapular nerve and axillary nerve. *Am J Sports Med*. 2004;32(3):803-819.

Saha AK. Mechanism of shoulder movements and a plea for the recognition of "zero position" of the glenohumeral joint. *Clin Orthop*. 1983;173:3-10.

Seitz AL, McClure PW, Lynch SS, Ketchum JM, Michener LA. Effects of scapular dyskinesis and scapular assistance test on subacromial space during static arm elevation. *J Shoulder Elbow Surg*. 2012;21(5):631-640.

Shanley E, Rauh MJ, Michener LA, Ellenbecker TS, Garrison JC, Thigpen CA. Shoulder range of motion measures as risk factors for shoulder and elbow injuries in high school softball and baseball players. *Am J Sports Med*. 2011;39:1997-2006.

Snyder SJ, Karzel RP, Del Pizzo W, Ferkel RD, Friedman MJ. SLAP lesions of the shoulder. *Arthroscopy*. 1990; 6:274-279.

Speer KP, Hannafin KP, Altchek DW, Warren RF. An evaluation of the shoulder relocation test. *Am J Sports Med*. 1994;22(2):177-183.

Stefko JM, Jobe FW, VanderWilde RS, Carden E, Pink M. Electromyographic and nerve block analysis of the subscapularis liftoff test. *J Shoulder Elbow Surg*. 1997;6:347-355.

Stetson WB, Templin K. The crank test, the O'Brien test, and routine magnetic resonance imaging scans in the diagnosis of labral tears. *Am J Sports Med*. 2002;30(6):806-809.

Tate AR, McClure P, Kareha S, Irwin D, Barbe MF. A clinical method for identifying scapular dyskinesis, part 2. Validity. *J Athl Train*. 2009;44:165-173.

T'Jonck L, Lysens R, Gunther G. Measurement of scapular position and rotation: a reliability study. *Physiother Res Int*. 1996;1(3):148-158.

Tong HC, Haig AJ, Yamakawa K. The Spurling test and cervical radiculopathy. *Spine*. 2002;27(2):156-159.

Tyler TF, Nicholas SJ, Lee SJ, Mullaney M, McHugh MP. Correction of posterior shoulder tightness is associated with symptom resolution in patients with internal impingement. *Am J Sports Med*. 2010;38(1):114-119.

Uhl TL, Cunningham TJ, Kibler WB. Kinematic and neuromuscular actions during the scapular retraction test (SRT). *J Orthop Sports Phys Ther*. 2009a;39(11):A12.

Uhl TL, Kibler WB, Grecewich B, Tripp BL. Evaluation of clinical assessment methods for scapular dyskinesis. *Arthroscopy*. 2009b;11:1240-1248.

Valadie AL 3rd, Jobe CM, Pink MM, Ekman EF, Jobe FW. Anatomy of provocative tests for impingement syndrome of the shoulder. *J Shoulder Elbow Surg*. 2000; 9(1):36-46.

Walch F, Boulahia A, Calderone S, Robinson AH. The "dropping" and "hornblower's" signs in evaluation of rotator cuff tears. *J Bone Joint Surg Br*. 1998;80(4):624-628.

Warner JJP, Micheli LJ, Arslanian LE, Kennedy J, Kennedy R. Patterns of flexibility, laxity, and strength in normal shoulders and shoulders with instability and impingement. *Am J Sports Med*. 1990;18:366.

Wilk KE, Andrews JR, Arrigo CA, Keirns MA, Erber DJ. The strength characteristics of internal and external rotator muscles in professional baseball pitchers. *Am J Sports Med*. 1993;21:61-66.

Wilk KE, Macrina LC, Arrigo C. Passive range of motion characteristics in the overhead baseball pitcher and their implications for rehabilitation. *Clin Orthop Relat Res*. 2012;470(6):1586-1594.

Wilk KE, Macrina LC, Fleisig GS, et al. Correlation of glenohumeral internal rotation deficit and total rotational motion to shoulder injuries in professional baseball pitchers. *Am J Sports Med*. 2011;39:329-335.

Wilk KE, Reinold MM, Macrina LC, et al. Glenohumeral internal rotation measurements differ depending on stabilization techniques. *Sports Health*. 2009;1(2):131-136.

Yocum LA. Assessing the shoulder. *Clin Sports Med*. 1983;2:281-289.

■ 第 4 章 ■

Andrews JR, Alexander EJ. Rotator cuff injury in throwing and racquet sports. *Sports Med Arthrosc*. 1995;3:30-38.

Andrews JR, Carson WG, McLeod WD. The arthroscopic treatment of glenoid labrum tears in the throwing athlete. *Am J Sports Med*. 1985;13:337-341.

Bankart AS. Recurrent or habitual dislocation of the shoulder joint. *Br Med J*. 1923;2:1132-1133.

Bankart AS. The pathology and treatment of recurrent dislocation of the shoulder joint. *Br Med J*. 1938;26:23-29.

Beaton D, Richards RR. Assessing the reliability and responsiveness of 5 shoulder questionnaires. *J Shoulder Elbow Surg*. 1998;7:565-572.

Bigliani LU, Ticker JB, Flatow EL, Soslowsky LJ, Mow VC. The relationship of acromial architecture to rotator cuff disease. *Clin Sports Med*. 1991;10:823-828.

Borsa PA, Sauers EL, Herling DE. In vivo assessment of AP laxity in healthy shoulders using an instrumented arthrometer. *J Sports Rehabil*. 1999;8:157-170.

Burkhart SS, Morgan CD. The peel-back mechanism: its role in producing and extending posterior type II SLAP lesions and its effect on SLAP repair rehabilitation. *Arthroscopy*. 1998;14:637-640.

Cave EF, Burke JF, Boyd RJ. *Trauma Management*. Chicago: Year Book Medical; 1974:437.

Cofield R. Rotator cuff disease of the shoulder. *J Bone Joint Surg Am*. 1985;67:974-979.

Cotton RE, Rideout DF. Tears of the humeral rotator cuff: a radiological and pathological necropsy survey. *J Bone Joint Surg Br*. 1964;46:314-328.

Field LD, Savoie FH. Arthroscopic suture repairs of superior labral lesions of the shoulder. *Am J Sports Med*. 1993; 21:783-790.

Fleisig GS, Andrews JR, Dillman CJ, Escamilla RF. Kinetics of baseball pitching with implications about injury mechanisms. *Am J Sports Med*. 1995;23:233-239.

Gartsman GH, Hammerman SM. Superior labrum, anterior and posterior lesions. When and how to treat them. *Clin Sports Med*. 2000;19:115-124.

Gill TJ, Micheli LJ, Gebhard F, Binder C. Bankart repair for anterior instability of the shoulder. *J Bone Joint Surg Am*. 1997;79:850-857.

Glousman RE, Jobe FW, Tibonne JE, Moynes D, Antonelli D, Perry J. Dynamic electromyographic analysis of the throwing shoulder with glenohumeral instability. *J Bone Joint Surg*. 1988;70:220-226.

Golding FC. The shoulder: the forgotten joint. *Br J Radiol*. 1962;35:149.

Halbrecht JL, Tirman P, Atkin D. Internal impingement of the shoulder: comparison of findings between the throwing and non-throwing shoulders of college baseball players. *Arthroscopy*. 1999;15(3):253-258.

Handelberg F, Willems S, Shahabpour M, Huskin JP, Kute J. SLAP lesions: a retrospective study. *Arthroscopy*. 1998; 14:856-862.

Hawkins RJ, Mohtadi NGH. Clinical evaluation of shoulder instability. *Clin J Sports Med*. 1991;1:59-64.

Hawkins RJ, Neer CS, Pianta R, Mendoza FX. Locked posterior dislocation of the shoulder. *J Bone Joint Surg*. 1987; 69(A):9-18.

Jobe CM. Posterior superior glenoid impingement: expanded spectrum. *Arthroscopy*. 1995;11:530-536.

Jobe FW, Bradley JP. The diagnosis and nonoperative treatment of shoulder injuries in athletes. *Clin Sports Med*. 1989;8:419-437.

Jobe FW, Kivitne RS, Giangarra CE. Shoulder pain in the overhand or throwing athlete: the relationship of anterior instability and rotator cuff impingement. *Orthop Rev*. 1989;28:963-975.

Jobe FW, Pink M. The athlete's shoulder. *J Hand Ther*. 1994; 7:107-110.

Kazar B, Relovszky E. Prognosis of primary dislocation of the shoulder. *Acta Orthop Scand*. 1969;40:216.

Kim S-H, Ha K-I, Ahn J-H, Kim S-H, Choi H-J. Biceps load test II: a clinical test for SLAP lesions of the shoulder. *Arthroscopy*. 2001;17:160-164.

Kim TK, Queale WS, Cosgarea AJ, McFarland EG. Clinical features of the different types of SLAP lesions: an analysis of one hundred and thirty-nine cases. *J Bone Joint Surg*. 2003;85A:66-71.

Kraeutler MJ, Ciccotti MG, Dodson CC, Frederick RW, Cammarota B, Cohen SB. Kerlan-Jobe Orthopaedic Clinic overhead athlete scores in asymptomatic professional baseball pitchers. *J Shoulder Elbow Surg*. 2013; 22:329-332.

Kraushaar BS, Nirschl RP. Tendinosis of the elbow (tennis elbow). Clinical features and findings of histological, immunohistochemical, and electron microscopy studies. *J Bone Joint Surg Am*. 1990;81(2):259-278.

Kuhn JE, Lindholm SR, Huston LJ, Soslowsky LJ, Blasier RB. Failure of the biceps superior labral complex: a cadaveric biomechanical investigation comparing the late cocking and early deceleration positions of throwing. *Arthroscopy*. 2003;19:373-379.

Kuhn JE, Dunn WR, Sanders R, et al. Effectiveness of physical therapy in treating atraumatic full-thickness rotator cuff tears: a multi-center prospective cohort study. *J Shoulder Elbow Surg*. 2013;22:1371-1379.

Maffet MW, Gartsman GM, Moseley B. Superior labrum-biceps tendon complex lesions of the shoulder. *Am J Sports Med*. 1995;23:93-98.

Matsen FA, Fu FH, Hawkins RJ. *The Shoulder: A Balance of Mobility and Stability*. Park Ridge, IL: American Academy of Orthopaedic Surgeons; 1992.

Matsen FA, Harryman DT, Sidles JA. Mechanics of glenohumeral instability. *Clin Sports Med*. 1991;10:783.

Matsen FA, Lippittt SB, Sidles JA, Harryman DT. *Practical Evaluation and Management of the Shoulder*. Philadelphia: Saunders; 1994.

Matsen FA, Thomas SC, Rockwood CA, Wirth MA. Glenohumeral instability. In: Rockwood CA, Matsen FA, eds. *The Shoulder*. Philadelphia: Saunders; 1998.

McFarland EG, Torpey BM, Carl LA. Evaluation of shoulder laxity. *Sports Med*. 1996;22:264-272.

Mihata T, McGarry MH, Kinoshita M, Lee TQ. Excessive glenohumeral horizontal abduction as occurs during the late cocking phase of the throwing motion can be critical for internal impingement. *Am J Sports Med*. 2010;38(2): 369-374.

Morgan CD, Burkhart SS, Palmeri M, Gillespie M. Type II SLAP lesions: three subtypes and their relationships to superior instability and rotator cuff tears. *Arthroscopy*. 1998;14:553-565.

Moseley HF, Overgaard B. The anterior capsular mechanism in recurrent anterior dislocation of the shoulder: morphological and clinical studies with special reference to the glenoid labrum and gleno-humeral ligaments. *J Bone Joint Surg*. 1962;443(4):913-927.

Neer CS. Anterior acromioplasty for the chronic impingement syndrome in the shoulder. *J Bone Joint Surg Am*. 1972; 54:41-50.

Neer CS. Impingement lesions. *Clin Orthop*. 1983;173:70-77.

Neer CS, Foster CR. Inferior capsular shift for involuntary inferior and multidirectional instability of the shoulder: a preliminary report. *J Bone Joint Surg*. 1980;62A:897.

Nirschl RP. Shoulder tendonitis. In: Pettrone FP, ed. *Upper Extremity Injuries in Athletes*. American Academy of Orthopaedic Surgeons Symposium, Washington, DC. St. Louis: Mosby; 1988.

O'Brien SJ, Beves MC, Arnoczky SJ, et al. The anatomy and histology of the inferior glenohumeral ligament complex of the shoulder. *Am J Sports Med*. 1990;18:449-456.

O'Brien SJ, Pagnani MJ, Fealy S, McGlynn SR, Wilson SB. The active compression test: a new effective test for diagnosing labral tears and acromioclavicular joint abnormality. *Am J Sports Med*. 1998;26:610-613.

Pagnani MJ, Deng XH, Warren RF, Torzilli PA, Altchek DW. Effect of lesions of the superior portion of the glenoid labrum on glenohumeral translation. *J Bone Joint Surg Am*. 1995a;77:1003-1010.

Pagnani MJ, Speer KP, Altchek DW, Warren RF, Dines DW. Arthroscopic fixation of superior labral lesions using a biodegradable implant: a preliminary report. *Arthroscopy*. 1995b;11:194-198.

Paley KJ, Jobe FW, Pink MM, Kvitne RS, ElAttrache NS. Arthroscopic findings in the overhand throwing athlete: evidence for posterior internal impingement of the rotator cuff. *Arthroscopy*. 2000;16(1):35-40.

Perthes G. Ueber operationen der habituellen schulterluxation. *Deutsche Ztschr Chir*. 1906;85:199.

Poppen NK, Walker PS. Forces at the glenohumeral joint in abduction. *Clin Orthop*. 1978;135:165-170.

Powell SE, Nord KD, Ryu RN. The diagnosis, classification, and treatment of SLAP lesions. *Oper Tech Sports Med*. 2012;20(1):45-56.

Pradham RL, Hoi E, Hatakeyama Y, Urayama M, Sato K. Superior labral strain during the throwing motion: a cadaveric study. *Am J Sports Med*. 2001;29:488-492.

Reinold MM, Wilk KE, Fleisig GS, et al. Electromyographic analysis of the rotator cuff and deltoid musculature during common shoulder external rotation exercises. *J Orthop Sports Phys Ther*. 2004;34(7):385-394.

Reinold MM, Wilk KE, Reed J, Crenshaw K, Andrews JR. Interval sport programs: guidelines for baseball, tennis and golf. *J Orthop Sports Phys Ther*. 2002;32(6):293-298.

Resch H, Golser K, Thoeni H. Arthroscopic repair of superior glenoid labral detachment (the SLAP lesion). *J Shoulder Elbow*. 1993;2:147-155.

Rowe CR. Acute and recurrent dislocations of the shoulder. *J Bone Joint Surg*. 1962;44A:998.

Shepard MF, Dugas JR, Zeng N, Andrews JR. Differences in the ultimate strength of the biceps anchor and the generation of Type II superior labral anterior posterior lesions in a cadaveric model. *Am J Sports Med*. 2004;32:1197-1201.

Snyder SJ, Banas MP, Karzel RP. An analysis of 140 consecutive injuries to the superior glenoid labrum. *J Shoulder Elbow Surg*. 1995;7:243-248.

Snyder SJ, Kollias LK. Labral tears. In: Timmerman JR, ed. *Diagnostic and Operative Arthroscopy*. Philadelphia: Saunders; 1997.

Speer KP, Hannafin KP, Altchek DW, Warren RF. An evaluation of the shoulder relocation test. *Am J Sports Med*. 1994;22(2):177-183.

Stetson WB, Templin K. The crank test, O'Brien test, and routine magnetic resonance imaging scans in the diagnosis of labral tears. *Am J Sports Med*. 2002;30:806-809.

Walch G, Boileau P, Noel E, Donell ST. Impingement of the deep surface of the supraspinatus tendon on the postero-superior glenoid rim: an arthroscopic study. *J Shoulder Elbow Surg*. 1992;1:238-245.

Wilk KE, Reinold MM, Andrews JR. Postoperative treatment principles in the throwing athlete. *Sports Med Arthrosc Rev*. 2001;9:69-95.

Williams GN, Gangel TJ, Arciero RA, Uhorchak JM, Taylor DC. Comparison of the single assessment numeric evaluation method and two shoulder rating scales: outcomes measures after shoulder surgery. *Am J Sports Med*. 1999;27(2):214-221.

Williams MM, Snyder SJ, Buford D Jr. The Buford complex–the "cord-like" middle glenohumeral ligament and absent anterosuperior labrum complex: a normal anatomic capsulolabral variant. *Arthroscopy*. 1994;10: 241-247.

Wuelker N, Plitz W, Roetman B. Biomechanical data concerning the shoulder impingement syndrome. *Clin Orthop*. 1994;303:242-249.

Zuckerman JD, Kummer FJ, Cuomo F, Simon J, Rosenblum S, Katz N. The influence of coracoacromial arch anatomy on rotator cuff tears. *J Shoulder Elbow Surg*. 1992;1: 4-14.

■ 第 5 章 ■

Altchek DW, Dines DW. The surgical treatment of anterior instability: selective capsular repair. *Oper Tech Sports Med*. 1993;1:285-292.

Awan R, Smith J, Boon AJ. Measuring shoulder internal rotation range of motion: a comparison of 3 techniques. *Arch Phys Med Rehabil*. 2002;83:1229-1234.

Ballantyne BT, O'Hare SJ, Paschall JL, et al. Electromyographic activity of selected shoulder muscles in commonly used therapeutic exercises. *Phys Ther*. 1993;73:668-677.

Basset RW, Browne AO, Morrey BF, An KN. GH muscle force and moment mechanics in a position of shoulder instability. *J Biomech*. 1994;23:405-415.

Bitter NL, Clisby EF, Jones MA, Magarey ME, Jaberzadeh S, Sandow MJ. Relative contributions of infraspinatus and deltoid during external rotation in healthy shoulders. *J Shoulder Elbow Surg*. 2007;16(5):563-568.

Blackburn TA, McLeod WD, White B, Wofford L. EMG analysis of posterior rotator cuff exercises. *Athl Train*.

1990;25:40-45.

Boon AJ, Smith J. Manual scapular stabilization: its effect on shoulder rotational range of motion. *Arch Phys Med Rehabil*. 2000;81(7):978-983.

Brown LP, Neihues SL, Harrah A, Yavorsky P, Hirshman HP. Upper extremity range of motion and isokinetic strength of the internal and external shoulder rotators in major league baseball players. *Am J Sports Med*. 1988; 16:577-585.

Burkhart SS, Morgan CD, Kibler WB. The disabled throwing shoulder: spectrum of pathology part I: pathoanatomy and biomechanics. *Arthroscopy*. 2003a;19:404-420.

Burkhart SS, Morgan CD, Kibler WB. The disabled throwing shoulder. Spectrum of pathology. Part II: evaluation and treatment of SLAP lesions in throwers. *Arthroscopy*. 2003b;19:531-539.

Burkhart SS, Morgan CD, Kibler WB. The disabled throwing shoulder: spectrum of pathology part III: the SICK scapula, scapular dyskinesis, the kinetic chain, and rehabilitation. *Arthroscopy*. 2003c;19:641-661.

Byrum IR, Bushnell BD, Dugger K, Charron K, Harrell FE, Noonan TJ. Preseason shoulder strength measurements in professional baseball pitchers: identifying players at risk for injury. *Am J Sports Med*. 2010;38(7):1375-1382.

Carter AB, Kaminsky TW, Douex AT Jr, Knight CA, Richards JG. Effects of high volume upper extremity plyometric training on throwing velocity and functional strength ratios of the shoulder rotators in collegiate baseball players. *J Strength Cond Res*. 2007;21(1):208-215.

Castelein B, Cagnie B, Parlevliet, Cools A. Superficial and deep scapulothoracic muscle electromyographic activity during elevation exercises in the scapular plane. *J Orthop Sports Phys Ther*. 2016; 46(3):184-193.

Chant CB, Litchfield R, Griffin S, Thain LM. Humeral head retroversion in competitive baseball players and its relationship to GH rotation range of motion. *J Orthop Sports Phys Ther*. 2007;37(9):514-520.

Crockett HC, Gross LB, Wilk KE, et al. Osseous adaptation and range of motion at the GH joint in professional baseball pitchers. *Am J Sports Med*. 2002;30:20-26.

Cyriax J. *Textbook of Orthopaedic Medicine*. 8th ed. London: Bailliere Tindall; 1982.

Davies GJ. *A Compendium of Isokinetics in Clinical Usage and Rehabilitation Techniques*. 4th ed. Onalaska, WI: S & S; 1992.

Decker MJ, Hintermeister RA, Faber KJ, Hawkins RJ.

Serratus anterior muscle activity during selected rehabilitation exercises. *Am J Sports Med*. 1999;27:784-791.

Ebaugh DD, McClure PW, Karduna AR. Scapulothoracic and GH kinematics following an external rotation fatigue protocol. *J Orthop Sports Phys Ther*. 2006;36(8):557-571.

Ekstrom RA, Donatelli RA, Soderberg GL. Surface electromyographic analysis of exercises for the trapezius and serratus anterior muscles. *J Orthop Sports Phys Ther*. 2003;33:247-258.

Ellenbecker TS. Shoulder internal and external rotation strength and range of motion in highly skilled tennis players. *Isokinet Exerc Sci*. 1992;2:1-8.

Ellenbecker TS. Rehabilitation of shoulder and elbow injuries in tennis players. *Clin Sports Med*. 1995;14:87.

Ellenbecker TS. Musculoskeletal examination of elite junior tennis players. *Aspetar Sports Medicine Journal*. 2014; 3(5):548-556.

Ellenbecker TS, Cools A. Rehabilitation of shoulder impingement syndrome and rotator cuff injuries: an evidence based review. *Br J Sports Med*. 2010;44(5):319-327.

Ellenbecker TS, Davies GJ. The application of isokinetics in testing and rehabilitation of the shoulder complex. *J Athl Train*. 2000;35(3):338-350.

Ellenbecker TS, Davies GJ. *Closed Kinetic Chain Exercise: A Comprehensive Guide to Multiple Joint Exercises*. Champaign, IL: Human Kinetics; 2001.

Ellenbecker TS, Davies GJ, Rowinski MJ. Concentric versus eccentric isokinetic strengthening of the rotator cuff: objective data versus functional test. *Am J Sports Med*. 1988;16:64-69.

Ellenbecker TS, Kovacs M. Bilateral comparison of shoulder horizontal adduction range of motion in elite tennis players. *J Orthop Sports Phys Ther*. 2013;43(1):A51-A52.

Ellenbecker TS, Manske RM, Sueyoshi T, Bailie DS. The acute effect of a contract/relax horizontal cross-body adduction stretch on shoulder internal rotation. *J Orthop Sports Phys Ther*. 2016;46(1):A37 (Abstract).

Ellenbecker TS, Mattalino AJ. Concentric isokinetic shoulder internal and external rotation strength in professional baseball pitchers. *J Orthop Sports Phys Ther*. 1999;25: 323-328.

Ellenbecker TS, Roetert EP. Age specific isokinetic GH internal and external rotation strength in elite junior tennis players. *J Sci Med Sport*. 2003;6(1):63-70.

Ellenbecker TS, Roetert EP, Bailie DS, Davies GJ, Brown SW. GH joint total rotation range of motion in elite tennis players and baseball pitchers. *Med Sci Sports Exerc*. 2002;34(12):2052-2056.

Ellenbecker TS, Roetert EP, Piorkowski PA, Schulz DA. GH joint internal and external rotation range of motion in elite junior tennis players. *J Orthop Sports Phys Ther*. 1996;24(6):336-341.

Ellenbecker TS, Sueyoshi T, Bailie DS. Muscular activation during plyometric exercises in 90° of glenohumeral joint abduction. *Sports Health*. 2015a;7(1):75-9. doi: 10.1177/1941738114553165.

Ellenbecker TS, Windler G, Dines D, Renstrom R. Musculoskeletal profile of tennis players on the ATP world tour: results of a 9-year screening program. *Journal of Medicine and Science in Tennis*. 2015b;20(3): 94-106.

Elliott B, Marsh T, Blanksby B. A three dimensional cinematographic analysis of the tennis serve. *Int J Sports Biomech*. 1986;2:260-271.

Englestad ED, Johnson RL, Jeno SHN, Mabey RL. An electromyographical study of lower trapezius muscle activity during exercise in traditional and modified positions [abstract]. *J Orthop Sports Phys Ther*. 2001;31(1):A29 A30.

Fleck SJ, Kraemer WJ. *Designing Resistance Training Programs*. 4th edition, Champaign IL: Human Kinetics; 2014.

Fleisig GS, Andrews JR, Dillman CJ, Escamilla RF. Kinetics of baseball pitching with implications about injury mechanisms. *Am J Sports Med*. 1995;23:233-239.

Gerber C, Ganz R. Clinical assessment of instability of the shoulder with special reference to anterior and posterior drawer tests. *J Bone Joint Surg Br*. 1984;66(4):551-556.

Graichen H, Hinterwimmer S, von Eisenhart-Roth R, Vogl T, Englmeier KH, Eckstein F. Effect of abducting and adducting muscle activity on GH translation, scapular kinematics and subacromial space width in vivo. *J Biomech*. 2005;38(4):755-760.

Happee R, VanDer Helm CT. The control of shoulder muscles during goal directed movements, an inverse dynamic analysis. *J Biomech*. 1995;28(10):1179-1191.

Hurd WJ, Kaplan KM, ElAttrache NS, Jobe FW, Morrey BF, Kaufman KR. A profile of GH internal and external rotation motion in the uninjured high school baseball pitcher: part I: motion. *J Athl Train*. 2011;46(3):282-288.

Ivey FM, Calhoun JH, Rusche K, Bierschenk J. Isokinetic testing of shoulder strength: normal values. *Arch Phys Med Rehabil*. 1985;66:384-386.

Izumi T, Aoki M, Muraki T, Hidaka E, Miyamoto S. Stretching positions for the posterior capsule of the GH joint: strain measurement using cadaveric measurements. *Am J Sports Med*. 2008;36:2014-2022.

Jensen BR, Sjogaard G, Bornmyr S, Arborelius M, Jørgensen K. Intramuscular laser-Doppler flowmetry in the supraspinatus muscle during isometric contractions. *Eur J Appl Physiol Occup Physiol*. 1995;71:373-378.

Kaltenborn FM. *Mobilization of the Extremity Joints. Examination and Basic Treatment Techniques*. Olaf Norlis Bokhandel; 1980.

Kibler WB. The role of the scapula in athletic shoulder function. *Am J Sports Med*. 1998;26:325-337.

Kibler WB, Sciascia AD, Uhl TL, Tambay N, Cunningham T. Electromyographic analysis of specific exercises for scapular control in the early phases of shoulder rehabilitation. *Am J Sports Med*. 2008;39(6):1789-1798.

Laudner KG, Sipes RC, Wilson JT. The acute effects of sleeper stretch on shoulder range of motion. *J Athl Train*. 2008;43(4):359-363.

Ludewig P, Cook T. Alterations in shoulder kinematics and associated muscle activity in people with symptoms of shoulder impingement. *Phys Ther*. 2000;80:276-291.

MacConaill MA. Movements of bones and joints: function of musculature. *J Bone Joint Surg*. 1949;31B:100-104.

Maitland GD. *Maitland's Vertebral Manipulations*. 6th ed. London: Butterworth-Heineman; 2000.

Malanga GA, Jemp YN, Growney E, An K. EMG analysis of shoulder positioning in testing and strengthening the supraspinatus. *Med Sci Sports Exerc*. 1996;28:661-664.

Manske R, Wilk KE, Davies G, Ellenbecker T, Reinold M. GH motion deficits: friend or foe? *Int J Sports Phys Ther*. 2013;8(5):537-553.

McCabe RA, Tyler TF, Nicholas SJ, McHugh M. Selective activation of the lower trapezius muscle in patients with shoulder impingement [abstract]. *J Orthop Sports Phys Ther*. 2001;31(1):A45.

McClure P, Balaicuis J, Heiland D, Broersma ME, Thorndike CK, Wood A. A randomized controlled comparison of stretching procedures in recreational athletes with posterior shoulder tightness [abstract]. *J Orthop Sports Phys Ther*. 2005;35(1):A5.

McFarland EG, Torpey BM, Carl LA. Evaluation of shoulder laxity. *Sports Med*. 1996;22:264-272.

Meister K, Day T, Horodyski MB, Kaminski TW, Wasik MP, Tillman S. Rotational motion changes in the GH joint of the adolescent little league baseball player. *Am J Sports Med*. 2005;33(5):693-698.

Moesley JB, Jobe FW, Pink M, Perry J, Tibone J. EMG analysis of the scapular muscles during a shoulder rehabilitation program. *Am J Sports Med*. 1992;20:128-134.

Moncrief SA, Lau JD, Gale JR, Scott SA. Effect of rotator cuff exercise on humeral rotation torque in healthy individuals. *J Strength Cond Res*. 2002;16(2):262-270.

Mont MA, Cohen DB, Campbell KR, Gravare K, Mathur SK. Isokinetic concentric versus eccentric training of the shoulder rotators with functional evaluation of performance enhancement in elite tennis players. *Am J Sports Med*. 1994;22:513-517.

Mulligan, BR. *Manual Therapy NAGS, SNAGS, MWMS etc*. 5th edition, New Zealand: Plane View Services Ltd.; 2016.

Myers JP, Laudner KG, Pasquale MR, Bradley JP, Lephart SM. GH range of motion deficits and posterior shoulder tightness in throwers with pathologic internal impingement. *Am J Sports Med*. 2006;34(3):385-391.

Niederbracht Y, Shim AL, Sloniger MA, Paternostro-Bayles M, Short TH. Effects of a shoulder injury prevention strength training program on eccentric external rotation muscle strength and GH joint imbalance in female overhead activity athletes. *J Strength Cond Res*. 2008;22(1):140-145.

Osbahr DC, Cannon DL, Speer KS. Retroversion of the humerus in the throwing shoulder of college baseball pitchers. *Am J Sports Med*. 2002;30(3):347-353.

Quincy RI, Davies GJ, Kolbeck KJ, Szymanski JL. Isokinetic exercise: the effects of training specificity on shoulder strength development. *J Athl Train*. 2000;35:S64.

Rathburn JB, Macnab I. The microvascular pattern of the rotator cuff. *J Bone Joint Surg*. 1970;52(3):540-553.

Reagan KM, Meister K, Horodyski MB, Werner DW, Carruthers C, Wilk K. Humeral retroversion and its relationship to GH rotation in the shoulder of college baseball players. *Am J Sports Med*. 2002;30(3):354-360.

Reeser JC, Joy EA, Porucznic CA, Berg RL, Colliver EB, Willick SE. Risk factors for volleyball-related shoulder pain and dysfunction. *Phys Med Rehabil*. 2012;2:27-36.

Reinold MM, Macrina LC, Wilk KE, et al. Electromyographic analysis of the supraspinatus and deltoid muscles during 3 common rehabilitation exercises. *J Athl Train*. 2007;42(4):464-469.

Reinold MM, Wilk KE, Fleisig GS, et al. Electromyographic analysis of the rotator cuff and deltoid musculature during common shoulder external rotation exercises. *J Orthop Sports Phys Ther*. 2004;34(7):385-394.

Saha AK. Mechanism of shoulder movements and a plea for the recognition of "zero position" of the GH joint. *Clin Orthop*. 1983;173:3-10.

Schulte-Edelmann JA, Davies GJ, Kernozek TW, Gerberding ED. The effects of plyometric training of the posterior shoulder and elbow. *J Strength Cond Res*. 2005;19(1):129-134.

Shanley E, Rauh MJ, Michener LA, Ellenbecker TS, Garrison JC, Thigpen CA. Shoulder range of motion measures as risk factors for shoulder and elbow injuries in high school softball and baseball players. *Am J Sports Med*. 2011;39:1997-2006.

Solem-Bertoft E, Thuomas K, Westerberg C. The influence of scapula retraction and protraction on the width of the subacromial space. *Clin Orthop*. 1993;266:99-103.

Sullivan PE, Markos PD, Minor MD. *An Integrated Approach to Therapeutic Exercise: Theory and Clinical Application*. Reston, VA: Reston; 1982.

Townsend H, Jobe FW, Pink M, Perry J. Electromyographic analysis of the GH muscles during a baseball rehabilitation program. *Am J Sports Med*. 1991;19:264-272.

Tsai NT, McClure PW, Karduna AR. Effects of muscle fatigue on 3-dimensional scapular kinematics. *Arch Phys Med Rehabil*. 2003;84:1000-1005.

Tsuruike M, Ellenbecker TS. Serratus anterior and lower trapezius muscle activities during multi-joint isotonic scapular exercises and isometric contractions. *J Athl Train*. 2015;50(2):199–210. doi: 10.4085/1062-6050-49.3.80

Uhl TL, Carver TJ, Mattacola CG, Mair SD, Nitz AJ. Shoulder musculature activation during upper extremity weight-bearing exercise. *J Orthop Sports Phys Ther*. 2003;33(3):109-117.

Vincenzino B, Hing W, Rivett D, Hall T. *Mobilisation with Movement: The art and the science*. Sydney: Elsevier; 2016.

Vossen JE, Kramer JE, Bruke DG, Vossen DP. Comparison of dynamic push-up training and plyometric push-up training on upper-body power and strength. *J Strength Cond Res*. 2000;14(3):248-253.

Warner JJP, Micheli LJ, Arslanian LE, Kennedy J, Kennedy R. Patterns of flexibility, laxity, and strength in normal shoulders and shoulders with instability and impingement. *Am J Sports Med*. 1990;18:366.

Wilk KE, Andrews JR, Arrigo CA, Keirns MA, Erber DJ. The strength characteristics of internal and external rotator muscles in professional baseball pitchers. *Am J Sports Med*. 1993;21:61-66.

Wilk KE, Meister K, Andrews JR. Current concepts in the rehabilitation of the overhead athlete. *Am J Sports Med*. 2002;30(1):136-151.

Wilk KE, Macrina LC, Arrigo C. Passive range of motion characteristics in the overhead baseball pitcher and their implications for rehabilitation. *Clin Orthop Relat Res*. 2012;470(6):1586-1594.

Wilk KE, Macrina LC, Fleisig GS, et al. Correlation of GH internal rotation deficit and total rotational motion to shoulder injuries in professional baseball pitchers. *Am J Sports Med*. 2011a;39:329-335.

Wilk KE, Macrina LC, Fleisig GS, et al. Correlation of shoulder range of motion and shoulder injuries in professional baseball pitchers: an 8 year prospective study. Presented at the *American Orthopaedic Society for Sports Medicine* annual conference, July 2013.

Wilk KE, Yenchak AJ, Arrigo CA, Andrews JR. The advanced throwers ten exercise program: a new exercise series for enhanced dynamic shoulder control in the overhead throwing athlete. *Phys Sportsmed*. 2011b; 39(4):90-97.

Wuelker N, Plitz W, Roetman B. Biomechanical data concerning the shoulder impingement syndrome. *Clin Orthop*. 1994;303:242-249.

Zachezewski JE, Reischl S. Flexibility for the runner. Specific program considerations. *Top Acute Care Trauma Rehabil*. 1986;1:9-27.

■ 第 6 章 ■

Altchek DW, Warren RF, Wickiewicz TL, Ortiz G. Arthroscopic labral debridement. A three year follow-up study. *Am J Sports Med*. 1992;20:702-706.

Andrews JR, Carson WG, McLeod WD. The arthroscopic treatment of glenoid labrum tears in the throwing athlete. *Am J Sports Med*. 1985;13:337-341.

Arndt J, Clavert P, Mielcarek P, et al. Immediate passive motion versus immobilization after endoscopic supraspinatus tendon repair. A prospective randomized study. *Orthop Truamatol Surg Res*. 2012;98 (suppl): S131-138.

Black KP, Lim TH, McGrady LM, Raasch W. In vitro evalua-

tion of shoulder external rotation after a Bankart reconstruction. *Am J Sports Med*. 1997;25:449-453.

Brislin KJ, Field LD, Savoie FH III. Complications after arthroscopic rotator cuff repair. *Arthroscopy*. 2007;23: 124-128.

Burkhart SS. A stepwise approach to arthroscopic rotator cuff repair based on biomechanical principles. *Arthroscopy*. 2000;16:82-90.

Burkhart SS, Danaceau SM, Pearce CE Jr. Arthroscopic rotator cuff repair: analysis of results by tear size and by repair technique: margin convergence versus direct tendon-to-bone repair. *Arthroscopy*. 2001;17:905-912.

Burkhart SS, Morgan CD. The peel-back mechanism: its role in producing and extending posterior type II SLAP lesions and its effect on SLAP repair rehabilitation. *Arthroscopy*. 1998;14:637-640.

Cuff DJ, Pupello DR. Prospective randomized study of arthroscopic rotator cuff repair using an early versus delayed postoperative physical therapy protocol. *J Shoulder Elbow Surgery*. 2012;21:1450-1455.

Davies MR, Dugas JR, Fleisig GS, Shepard MF, Andrews JR. The strength of the repaired Type II SLAP lesions in a cadaveric model. Proceedings of the American Sports Medicine Fellowship Society Symposium, Birmingham, AL, June 2004.

Donatelli RA, Ekstrom RA. Surface electromyographic analysis of exercises for the trapezius and serratus anterior muscles. *J Orthop Sports Phys Ther*. 2003;33(5):247-258.

Edwards SL, Lee JA, Bell JE, et al. Nonoperative treatment of superior labrum anterior posterior tears: improvements in pain, function, and quality of life. *Am J Sports Med*. 2010;38(7):1456-1461.

Ellenbecker TS. Etiology and evaluation of rotator cuff pathologic conditions and rehabilitation. In: Donatelli RA. *Physical Therapy of the Shoulder*. 4th ed. St. Louis: Churchill Livingstone; 2004.

Ellenbecker TS, Elmore EE, Bailie DS. Descriptive report of shoulder ROM and rotational strength 6 and 12 weeks following rotator cuff repair using a mini-open deltoid splitting technique. *J Orthop Sports Phys Ther*. 2006; 36(5):326-335.

Ellenbecker TS, Mattalino AJ. Glenohumeral joint range of motion and rotator cuff strength following arthroscopic anterior stabilization with thermal capsulorrphy. *J Orthop Sports Phys Ther*. 1999 Mar;29(3):160-167.

Ellenbecker TS, Manske RC, Kelley MJ. *Current Concepts of Orthopaedic Physical Therapy*. 3rd edition, LaCrosse, WI: Orthopaedic Physical Therapy Association APTA; 2011.

Ellsworth AA, Mullaney M, Tyler TF, et al. Electromyography of selected shoulder musculature during un-weighted and weighted pendulum exercises. *N Am J Sports Phys Ther*. 2006;1(2):73-79.

Fealy S, Kingham P, Altchek DW. Mini-open rotator cuff repair using a 2 row fixation technique. Outcomes analysis in patients with small, moderate, and large rotator cuff tears. *Arthroscopy*. 2002;18:665-670.

Field LD, Savoie FH. Arthroscopic suture repairs of superior labral lesions of the shoulder. *Am J Sports Med*. 1993; 21:783-790.

Flatow EL, Soslowski LJ, Ticker JB, et al. Excursion of the rotator cuff under the acromion: patterns of subacromial contact. *Am J Sports Med*. 1994;22(6):779-788.

Friedman LGM, Griesser MJ, Miniaci AA, Jones MH. Recurrent instability after revision anterior shoulder stabilization surgery. *Arthroscopy*. 2014;30(3):372-381.

Galatz LM, Ball CM, Teefey SA, Middleton WD, Yamaguchi K. The outcome and repair integrity of completely arthroscopically repaired large and massive rotator cuff tears. *J Bone Joint Surgery Am*. 2004;86:219-224.

Gartsman GH, Hammerman SM. Superior labrum, anterior and posterior lesions. When and how to treat them. *Clin Sports Med*. 2000;19:115-124.

Gill TJ, Micheli, LJ, Gebhard F, et al. Bankart repair for anterior instability of the shoulder. *J Bone Joint Surg*. 1997; 79A:850-857.

Hatakeyama Y, Itoi E, Urayama M, et al. Effect of superior capsule and coracohumeral ligament release on strain in the repaired rotator cuff tendon. *Am J Sports Med*. 2001;29:633-640.

Keener JD, Galatz LM, Stobbs-Cucchi G, Patton R, Yamaguchi K. Rehabilitation following arthroscopic rotator cuff repair. A prospective randomized trial of immobilization compared with early motion. *J Bone Joint Surgery Am*. 2014;96:11-19.

Kibler WB, et al. Electromyographic analysis of specific exercises for scapular control in early phases of shoulder rehabilitation. *Am J Sports Med*. 2008;36(9):1789-1798.

Kim YS, Chung SW, Kim JY, Ok JH, Park I, Oh JH. Is early passive motion exercise necessary after arthroscopic rotator cuff repair? *Am J Sports Med*. 2012;40:815-821.

Kuhn JE, Dunn WR, Sanders R, et al. Effectiveness of physical therapy in treating atraumatic full-thickness rotator cuff tears: a multi-center prospective cohort study. *J Shoulder Elbow Surg*. 2013;22:1371-1379.

Kukkonen J, Joukainen A, Lehtinen J, et al. Treatment of non-traumatic rotator cuff tears: a randomized controlled trial with one year clinical results. *J Bone Joint Surg*. 2014;96-B(1):75-81.

Lee SB, An KN. Dynamic GH stability provided by three heads of the deltoid muscle. *Clin Orthop Relat Res*. 2002;400:40-47.

Lee BG, Cho NS, Rhee YG. Effect of two rehabilitation protocols on range of motion and healing rates after arthroscopic rotator cuff repair: Aggressive versus limited early passive exercisers. *Arthroscopy*. 2012;28:34-42.

Lenters TL, Franta AK, Wolf FM, Leopold SS, Matsen FA. Arthroscopic compared with open repairs for recurrent anterior shoulder instability. *J Bone Joint Surg*. 2007; 89:244-254.

Maffet MW, Gartsman GM, Moseley B. Superior labrum-biceps tendon complex lesions of the shoulder. *Am J Sports Med*. 1995;23:93-98.

Malanga GA, Jenp YN, Growney ES, et al. EMG analysis of shoulder positioning in testing and strengthening the supraspinatus. *Med Sci Sports Exerc*. 1996;28(6):661-664.

Malliou PC, Giannakopoulos K, Beneka AG, et al. Effective ways of restoring muscular imbalances of the rotator cuff muscle group: a comparative study of various training methods. *Br J Sports Med*. 2004;38(6):766-772.

McCann PD, Wooten ME, Kadaba MP, et al. A kinematic and electromyographic study of shoulder rehabilitation exercises. *Clin Orthop Relat Res*. 1993;288:178-189.

Mochizuki T, Sugaya H, Uomizu M, et al. Humeral insertion of the supraspinatus and infraspinatus. New anatomical findings regarding the footprint of the rotator cuff surgical technique. *J Bone Joint Surg*. 2009;91:1-7.

Morgan CD, Burkhart SS, Palmeri M, Gillespie M. Type II SLAP lesions: three subtypes and their relationships to superior instability and rotator cuff tears. *Arthroscopy*. 1998;14:553-565.

Muraki T, Aoki M, Uchiyama E, et al. The effect of arm position on stretching of the supraspinatus, infraspinatus, and posterior portion of deltoid muscles: a cadaveric study. *Clin Biomech*. 2006;21(5):474-480.

Muraki T, Aoki M, Uchiyama E, Miyasaka T, Murakami G,

Miyamoto S. Strain on the repaired supraspinatus tendon during manual traction and translational glide mobilization on the GH joint: a cadaveric biomechanics study. *Man Ther*. 2007;12(3):231-239.

Nam EK, Snyder SJ. The diagnosis and treatment of superior labrum, anterior and posterior (SLAP) lesions. *Am J Sports Med*. 2003;31(5):798-810.

Namdari S, Green A. Range of motion limitation after rotator cuff repair. *J Shoulder Elbow Surgery*. 2010;19:290-296.

Ozturk BY, Maak TG, Fabricant P, et al. Return to sports after arthroscopic anterior stabilization in patients aged younger than 25 years. *Arthroscopy*. 2013;29(12):1922-1931.

Pagnani MJ, Deng XH, Warren RF, Torzilli PA, Altchek DW. Effect of lesions of the superior portion of the glenoid labrum on GH translation. *J Bone Joint Surg Am*. 1995a;77:1003-1010.

Pagnani MJ, Speer KP, Altchek DW, Warren RF, Dines DW. Arthroscopic fixation of superior labral lesions using a biodegradable implant: a preliminary report. *Arthroscopy*. 1995b;11:194-198.

Park MC, ElAttrache NS, Tibone JE, Ahmad CS, Jun BJ, Lee TQ. Part I: footprint contact characteristics for a transosseous-equivalent rotator cuff repair technique compared with a double-row repair technique. *J Shoulder Elbow Surg*. 2007;16:461-468.

Penna J, Deramo D, Nelson CO, et al. Determination of anterior labral repair stress during passive arm motion in a cadaveric model. *Arthroscopy*. 2008;24(8):930-935.

Powell SE, Nord KD, Ryu RN. The diagnosis, classification, and treatment of SLAP lesions. *Oper Tech Sports Med*. 2012;20(1):45-56.

Reinold MM, Wilk KE, Fleisig GS, et al. Electromyographic analysis of the rotator cuff and deltoid musculature during common shoulder external rotation exercises. *J Orthop Sports Phys Ther*. 2004;34(7):385-394.

Reinold MM, Wilk KE, Hooks TR, Dugas JR, Andrews JR. Thermal-assisted capsular shrinkage of the GH joint in overhead athletes: a 15- to 47-month follow-up. *J Orthop Sports Phys Ther*. 2003;33(8):455-467.

Reinold MM, Wilk KE, Reed J, Crenshaw K, Andrews JR. Interval sport programs: guidelines for baseball, tennis and golf. *J Orthop Sports Phys Ther*. 2002;32(6):293-298.

Riboh JC, Garrigues GE. Early passive motion versus immobilization after arthroscopic rotator cuff repair. *Arthroscopy*. 2014;30:997-1005

Rodosky MW, Harner CD, Fu FH. The role of the long head of the biceps muscle and superior glenoid labrum in anterior stability of the shoulder. *Am J Sports Med*. 1994;22:121-130.

Saha AK. The classic. Mechanism of shoulder movements and a plea for the recognition of "zero position" of glenohumeral joint. *Clin Orthop Relat Res*. 1983;(173): 3-10.

Shepard MF, Dugas JR, Zeng N, Andrews JR. Differences in the ultimate strength of the biceps anchor and the generation of Type II superior labral ante-rior posterior lesions in a cadaveric model. *Am J Sports Med*. 2004;32:1197-1201.

Snyder SJ, Banas MP, Karzel RP. An analysis of 140 consecutive injuries to the superior glenoid labrum. *J Shoulder Elbow Surg*. 1995;7:243-248.

Snyder SJ, Karzel RP, DelPizzo W, Ferkel RD, Friedman MJ. SLAP lesions of the shoulder. *Arthroscopy*. 1990;6:274-279.

Snyder SJ, Kollias LK. Labral tears. In: Timmerman JR, ed. *Diagnostic and Operative Arthroscopy*. Philadelphia: Saunders; 1997.

Speer KP, Hannafin JA, Altchek DW, et al. An evaluation of the shoulder relocation test. *Am J Sports Med*. 1994; 22(2):177-183.

Stetson WB, Templin K. The crank test, O'Brien test, and routine magnetic resonance imaging scans in the diagnosis of labral tears. *Am J Sports Med*. 2002;30:806-809.

Tashjien RZ, Hollins AM, Kim HM, et al. Factors affecting healing rates after arthroscopic double row rotator cuff repair. *Am J Sports Med*. 2010;38:2435-2442.

Thigpen CA, Padua DA, Morgan N, Kreps C, Karas SG. Scapular kinematics during surpraspinatus rehabilitation exercise: a comparison of full can versus empty can techniques. *Am J Sports Med*. 2006;34(4):644-652.

Timmerman LA, Andrews JR, Wilk KE. Mini open repair of the rotator cuff. In: Andrews JR, Wilk KE. *The Athlete's Shoulder*. Philadelphia: Churchill Livingstone; 1994.

Vangsness CT Jr, Jurgenson SS, Watson T, et al. The origin of the long head of the biceps from the scapula and glenoid labrum: an anatomical study of 100 shoulders. *J Bone Joint Surg*. 1994;76B:951-954.

Walch G, Buileau P, Noel E, Donnell ST. Impingement of the deep surface of the supraspinatus tendon on the posterior glenoid rim: an arthroscopic study. *J Shoulder Elbow Surg*. 1992;1:238-245.

Wang CH, McClure P, Pratt NE, et al. Stretching and strengthening exercises: their effect on three-dimensional scapular kinematics. *Arch Phys Med Rehabil*. 1999; 80:923-929.

Wilk KE. Rehabilitation after shoulder stabilization surgery. In: Warren RF, Craig EV, Altchek DW, eds. *The Unstable Shoulder*. Philadelphia: Lippincott-Raven; 1999:367-402.

Wilk KE, Andrews JR, Arrigo CA, et al. *Preventive and Rehabilitative Exercises for the Shoulder and Elbow*. 6th ed. Birmingham, AL: American Sports Medicine Institute; 2001a.

Wilk KE, Arrigo CA. Current concepts in the rehabilitation of the athletic shoulder. *J Orthop Sports Phys Ther*. 1993; 18:365-378.

Wilk KE, Arrigo CA, Andrews JR. Current concepts: the stabilizing structures of the GH joint. *J Orthop Sports Phys Ther*. 1997;25:364-379.

Wilk KE, Harrelson GL, Arrigo CA. Shoulder rehabilitation. In: Harrelson GL, Andrews JR, Wilk KE, eds. *Physical Rehabilitation of the Injured Athlete*. 3rd ed. Philadelphia: Saunders; 2004:513-589.

Wilk KE, Reinold MM, Andrews JR. Postoperative treatment principles in the throwing athlete. *Sports Med Arthrosc Rev*. 2001b;9:69-95.

Wilk KE, Reinold MM, Dugas JR, Andrews JR. Rehabilitation following thermal-assisted capsular shrinkage of the GH joint: current concepts. *J Orthop Sports Phys Ther*. 2002;32:268-292.

Williams MM, Snyder SJ, Buford D Jr. The Buford complex–the "cord-like" middle GH ligament and absent anterosuperior labrum complex: a normal anatomic capsulolabral variant. *Arthroscopy*. 1994;10:241-247.

■ 第 7 章 ■

Bigliani LU, Codd TP, Connor PM, Levine WN, Littlefield MA, Hershon SJ. Shoulder motion and laxity in the professional baseball player. *Am J Sports Med*. 1997;25: 609-613.

Brown LP, Niehues SL, Harrah A, Yavorsky P, Hirshman HP. Upper extremity range of motion and isokinetic strength of the internal and external shoulder rotators in major league baseball players. *Am J Sports Med*. 1988; 16:577-585.

Burkhart SS, Morgan CD, Kibler WB. The disabled throwing shoulder: spectrum of pathology. Part II: evaluation and treatment of SLAP lesions in throwers. *Arthroscopy*. 2003;19:531-539.

Chant CB, Litchfield R, Griffin S, Thain LM. Humeral head retroversion in competitive baseball players and its relationship to glenohumeral rotation range of motion. *J Orthop Sports Phys Ther*. 2007;37:514-520.

Conte S, Requa RK, Garrick JG. Disability days in major league baseball. *Am J Sports Med*. 2009;29:431-436.

Crockett HC, Gross LB, Wilk KE, et al. Osseous adaptation and range of motion at the glenohumeral joint in professional baseball pitchers. *Am J Sports Med*. 2002;30:20-26.

Johnson L. Patterns of shoulder flexibility among college baseball players. *J Athl Train*. 1996;27:44-49.

Myers TH, Zemanovic JR, Andrews JR. The resisted supination external rotation test: a new test for the diagnosis of superior labral anterior lesions. *Am J Sports Med*. 2005; 33:1315-1320.

Paine RM. The role of the scapula in the shoulder. In: Andrews JR. Wilk K, eds. *The Athlete's Shoulder*. New York: Churchill Livingstone; 1994:495-512.

Pieper HG. Humeral torsion in the throwing arm of handball players. *Am J Sports Med*. 1998;226:247-253.

Reagan KM, Meister K, Horodyski MB, Werner DW, Carruthers C, Wilk K. Humeral retroversion and its relationship to the shoulder of college baseball players. *Am J Sports Med*. 2002;30:354-360.

Wilk KE, Andrews JR, Arrigo CA. The abduction and adduction strength characteristics of professional baseball pitchers. *Am J Sports Med*. 1995;23:778.

Wilk KE, Andrews JR, Arrigo CA. The strength characteristics of internal and external rotator muscles in professional baseball pitchers. *Am J Sports Med*. 1993;21:61-66.

Wilk KE, Arrigo CA. Current concepts in the rehabilitation of the athletic shoulder. *J Orthop Phys Ther Clin N Am*. 1992;25:364-379.

Wilk KE, Meister K, Andrews JR. Current concepts in the rehabilitation of the overhead throwing athlete. *Am J Sports Med*. 2002;30(1):136-151.

Wilk KE, Obama P, Simpson II CD, Cain EL, Dugas J, Andrews JR. Shoulder injuries in the overhead athlete. *J Orthop Sports Phys Ther*. 2009;39(2):38-54.

■ 第 8 章 ■

Ellenbecker TS, Kovacs M. Bilateral comparison of shoulder horizontal adduction range of motion in elite tennis players. *J Orthop Sports Phys Ther*. 2013;43(1):A51-A52.

Ellenbecker TS, Wilk KE, Reinold MM, Murphy TF, Paine RM. Use of interval return programs for shoulder rehabilitation. In: Ellenbecker TS. *Shoulder Rehabilitation: Non-Operative Treatment*. New York: Theime Medical; 2006.

Murphy TC. Shoulder injuries in swimming. In: Andrews JR, Wilk KE, eds. *The Athlete's Shoulder*. New York:

Churchill Livingstone; 1994.

Reinold MM, Wilk KE, Reed J, Crenshaw K, Andrews JR. Interval sport programs: guidelines for baseball, tennis, and golf. *J Orthop Sports Phys Ther*. 2002;32(6):293-298.

Tovin BJ. Prevention and treatment of swimmer's shoulder. *N Am J Sports Phys Ther*. 2006;1(4):166-175.

索 引

【あ行】

亜脱臼–整復テスト　72
圧迫テスト　79
アプレースクラッチテスト　60
アメリカンフットボールにおける投球動作　32
安定性　91
　　── 検査　66

一次性インピンジメント　82
インクリネーションアングル　7
インターナルインピンジメント　38, 81, 83, 131
インターバルスポーツプログラム　135, 138
インターバル投球プログラム　149, 150, 155, 156,
　　158, 159, 161
　　── 開始の判断基準　147
インターバルプログラム　121
　　── 競技復帰　143
　　── ゴルフ　164
　　── 水泳　159, 160
　　── ソフトボール　156, 161
　　── テニス　153
　　── 野球　156
インピンジメント　15, 24, 28, 82
　　── テスト　67, 68
インピンジメント症候群　7
インラインローディング　87, 88

ヴァイトブレヒト孔　13
ウインドミル投法　159
　　── 投球動作　31
ウインドミル投手のためのインターバル投球プログラ
　　ム　161
ウエイトトレーニング　156
ウォームアップ　157
烏口肩峰アーチ　14
烏口肩峰下接触域　59
烏口鎖骨関節　5
烏口上腕靱帯　12
烏口突起インピンジメントテスト　68
腕投げ　24
運動連鎖　19, 21, 22

泳動作時の筋活動　47
泳動作のメカニクス　46
腋窩嚢　13
エルボーリフト　46
遠心性プレストレッチ　121
円錐靱帯　5, 6
エンドプル　46
エンプティカンエクササイズ　110, 129
エンプティカンテスト　58, 62, 73

凹面圧縮　11
オーバースロー　30, 32
オーバーヘッドアスリート　1
オーバーヘッド動作，バレーボール　42
オーバーユース損傷　42
オープンスタンス　24
　　── テニス　40

【か行】

ガーバーリフトオフ　63, 64
カーブ　29
回外
　　── Thrower's Ten エクササイズ　169
　　── 上級 Thrower's Ten エクササイズ　178
外傷性一方向性不安定性　85
外傷性腱損傷　81, 83
外旋回外上方関節唇テスト　78, 79
外旋関節可動域　99
　　── 減少　98
回旋筋腱板　8, 20, 114
　　── エクササイズ　108
　　── 促通　116
　　── 損傷　81
　　── テスト　73
回旋筋腱板筋–腱複合体　83
回旋筋腱板と三角筋のフォースカップル　9
外旋筋力　65
外旋/内旋比　117
外旋疲労耐性トレーニング　115
外転 0°での外旋

203

―― Thrower's Ten エクササイズ　165

　　　―― 上級 Thrower's Ten エクササイズ　173

外転 0°での内旋

　　　―― Thrower's Ten エクササイズ　165

　　　―― 上級 Thrower's Ten エクササイズ　173

外転 90°での外旋

　　　―― Thrower's Ten エクササイズ　165

外転 90°での内旋

　　　―― Thrower's Ten エクササイズ　166

回内

　　　―― Thrower's Ten エクササイズ　169

　　　―― 上級 Thrower's Ten エクササイズ　178

外反伸展過負荷　28

外反ストレステスト　66

解剖学的肩甲上腕関節内旋減少　100

解剖学的構造, 肩関節複合体　1

解剖, 筋　8

解剖構造　11

下角型肩甲骨機能不全　56

下関節上腕靱帯　13

角速度　64

過剰な水平外転　26

加速期　27

　　　―― ゴルフ　43, 45

　　　―― テニス　35

　　　―― バレーボール　42

肩後方タイトネス　60

肩外旋可動域減少　98

片手バックハンド　40

肩内旋関節可動域の改善方法　101

滑液包　16

可動性　91

関節

　　　―― 遊び　94

　　　―― 検査　66

　　　―― 締まりの肢位　94

　　　―― 緩みの肢位　94

関節運動学　93

関節円板　4, 5

関節可動域　3, 93

　　　―― 改善　93

　　　―― 評価　59

関節構造　3

関節上腕靱帯　12

　　　―― 正面像　12

関節唇　11

　　　―― 病変　86

関節神経学　17

関節唇修復術　130

　　　―― 手術治療　131

　　　―― 保存療法　130

　　　―― リハビリテーション　130

関節唇テスト　74

　　　―― 診断精度　80

関節内陰圧　14

関節内インピンジメント　38, 81, 83, 131

関節内で遠心性負荷が繰り返し加わる　83

関節包　14

　　　―― 熱収縮術　138

　　　―― 縫縮術　141

関節包性最終域感　95

関節モビリゼーション　93, 95, 127

関節リポジショニングエクササイズ　137

感度　68

機器による筋力検査　64

キネティクス　30

キネマティクス　30

機能解剖, 肩関節複合体　3

機能的回旋運動　118

機能的投球パフォーマンスインデックス　67

機能的評価　66

機能的比率　66

機能テスト　149

キャッチング　80

球種　29

　　　―― バイオメカニクス　29

90°外転ローイング, Thrower's Ten エクササイズ　168

90°外転ローイングから外旋, Thrower's Ten エクササイズ　168

90°までの外転, Thrower's Ten エクササイズ　166

競技復帰　143

　　　―― インターバルプログラム　143

　　　―― 基準　145

　　　―― 時期　143

　　　―― 臨床的判断　145

胸鎖関節　3, 4, 5

鏡視下 Bankart 修復術　139

　　　―― 術後プロトコル　140

鏡視下関節包縫縮術　138

鏡視下腱板修復術　124

　　　―― 術後のリハビリテーションプロトコル　124, 125

鏡視下デブリドマン　130

協調性　116

棘下筋徒手筋力検査　63

棘上筋徒手筋力検査　62

筋アンバランス　65

筋萎縮　54

筋腱適応　97

筋電図　62

筋の解剖 8
筋バランス 65
筋力検査, 機器による 64
筋力評価 62

クアドラントテスト 66
クォーターバック 32
グラウンドストローク, テニス 40
クランクテスト 76
クリッキング 80
クリック音 79, 80
クレセント形腱板断裂 123
クロウホップ 157
クローズドスタンス 24
―― テニス 40
クロスアームストレッチ 37, 102
クロスオーバープッシュアップテスト 66
クロスハンド手技 58
クロスボディ操作 59

軽微な前方不安定性 72
血液供給 16
血管線維芽細胞増殖 83
血管の解剖 16
腱炎 82, 83
肩関節
―― 可動性の範囲 94
―― バイオメカニクスの原則 19
―― メカニクス 19
―― 臨床検査 53
肩関節損傷
―― 検査 51
―― 病態 51, 81
―― 要因 32
肩関節脱臼 139
肩関節不安定性 85
肩関節複合体
―― 解剖学的構造 1
―― 滑液包と靱帯 16
―― 機能解剖 3
―― バイオメカニクス的機能 1
肩甲下滑液包 16
肩甲下筋テスト 74
肩甲下筋徒手筋力検査 63
肩甲関節窩 7
肩甲胸郭関節 3, 8
肩甲骨アシストテスト 57
―― 検者間信頼性 57
肩甲骨安定化 10, 104, 129
肩甲骨エクササイズ 114
肩甲骨機能不全 55

―― タイプ 56
―― 分類 55
肩甲骨筋 114
肩甲骨後方偏位 54
肩甲骨周囲筋 10
肩甲骨スライドテスト 55
肩甲骨動態の視診 56
肩甲骨の評価 54
肩甲骨病変の形態異常 55
肩甲骨面 19
―― 挙上 148
―― Thrower's Ten エクササイズ 166
肩甲骨面挙上, 肩外旋位 "フルカンエクササイズ"
―― 上級 Thrower's Ten エクササイズ 174
肩甲骨リトラクションテスト 58
肩甲上腕関節 6
―― 安定化術 138
―― 過水平外転 85
―― 関節可動域評価 59
―― 後方不安定性 86
―― 前方不安定性 85
―― トルク 27
―― 内旋減少 61, 98, 100, 148
―― 不安定症 139
―― 不安定性の方向 85
肩甲上腕リズム 19, 20, 55
腱固定 132
肩鎖関節 3, 5
―― 運動 6
腱症 83
減速期 28
―― バレーボール 42
腱断裂 82
腱板修復術 123
―― 術後リハビリテーションプロトコル 124
腱板全層断裂 123
―― 形態 123
腱板疎部 9
腱板損傷 7
肩峰 7
―― 骨形態 8
肩峰下インピンジメント 67, 81, 82
肩峰下滑液包 16
肩峰下腔 82
肩峰構造 82
肩峰–骨頭間距離 15

後期フォロースルー, ゴルフ 43, 45
後方関節包の硬化 59
骨運動学 93
骨棘 82

206 索引

コッキング期　25
　── テニス　35
　── バレーボール　42
コッキング段階，テニスサーブ　37
コッドマンエクササイズ　128
コッドマンの振り子運動　127
骨盤回旋　24
ゴニオメーター　59
固有受容性神経筋促通コントラクトリラックス法　102
ローディング，ゴルフ　43
ゴルフ
　── インターバルプログラム　164
　── スポーツ復帰プログラム　164
　── スポーツプログラムへの復帰インターバル　163
ゴルフスイング　44
　── メカニクス　43
コンタクトスポーツ　139
コントラクトリラックス法　102
コンプレッシブカフ　9
コンプレッションローテンションテスト　76, 77

【さ行】
サーカムダクションテスト　76, 77
サーブ，バレーボール　42
最終域感　94
　── 関節包性　95
　── 生理学的　95
　── 病的　95
最大肩関節外旋　38
最大随意等尺性収縮　106, 109
再脱臼　141
再断裂率　127
座位での肩甲骨内転からの外旋
　── 上級 Thrower's Ten エクササイズ　176
座位での神経筋コントロール
　── 上級 Thrower's Ten エクササイズ　177
座位での僧帽筋下部
　── 上級 Thrower's Ten エクササイズ　177
サイドスロー　30
サルカス徴候　71
三角筋　9
三角筋–回旋筋腱板フォースカップル　19

弛緩性　86
姿勢評価　54
持続的ストレッチ　103
持続的保持を伴う外転 0°での外旋
　── 上級 Thrower's Ten エクササイズ　173
持続的保持を伴う外転 0°での内旋
　── 上級 Thrower's Ten エクササイズ　173
持続的保持を伴う外転 90°

　── 上級 Thrower's Ten エクササイズ　174
自動介助運動　127, 134
締まりの肢位，関節の　94
シャンパンテスト　74
ジャンプサーブ，バレーボール　42
自由形　46
　── ストローク動作における水中の位相　47
　── ストローク動作におけるリカバリー期　48
修正基本肢位　116
柔軟性　26
　── プログラム　156
「自由の女神」振動運動　114
主観的検査　53
主観的評価　53
手術治療　123
　── 関節唇修復術　131
出血　82
術後可動域運動　127
術後早期他動運動　127
術後リハビリテーションプロトコル，SLAP 損傷　132
準備期，テニスサーブ　34
小円筋，徒手筋力検査　63
上関節上腕靱帯　12
上級 Thrower's Ten エクササイズ　116, 120, 137, 171
　── 回外　178
　── 外転 0°での外旋　173
　── 外転 0°での内旋　173
　── 回内　178
　── 肩甲骨面挙上，肩外旋位 "フルカンエクササイズ"　174
　── 座位での肩甲骨内転からの外旋　176
　── 座位での神経筋コントロール　177
　── 座位での僧帽筋下部　177
　── 持続的保持を伴う外転 0°での外旋　173
　── 側臥位での外旋　174
　── ティルトボード上でプッシュアップ　177
　── 手関節屈曲　178
　── 手関節伸展　178
　── バイセプスカール　177
　── 肘屈曲　177
　── 肘伸展（上腕三頭筋）　178
　── 腹臥位での水平外転　175
　── 腹臥位ローイング　175
　── 腹臥位ローイングから外旋　176
小胸筋　11
上肩鎖靱帯　5
上肢安定性検査　66
上方型肩甲骨機能不全　56
上方関節唇損傷　130
　── 術後リハビリテーションプログラム　132

上方関節唇テスト　79
上腕骨後捻　7
上腕骨頭偏位テスト　70，71
上腕二頭筋長頭腱　10
伸筋誘発テスト　66
神経筋コントロール　116
神経の解剖　16
診断精度，関節唇テスト　80
伸張負荷　81，83
振動を用いた外旋運動　114

水泳　46
　── ストローク動作と損傷リスク　48
　── 復帰インターバルプログラム　159，160
　── 復帰のためのプログラム　162
水泳肩　48
水平外転，過剰な　26
水平内転インピンジメントテスト　68
水平内転可動域　60
水平内転操作　59
スーチャーアンカーを用いたタイプ II SLAP 修復術
　　131
スーチャーブリッジ法　124
スクエアスタンス，テニス　40
スタビリティボール　116
ステップアップエクササイズ　108
　── 等尺性　106
ストライド期　23
　── ソフトボール　31
ストライド長　24
ストレッチ　37，157
　── 持続的　103
　── 静的　103
　── 動的　103
スパーリングテスト　66
スパイク，バレーボール　42
スピードテスト　79
スペシャルテスト　149
スポーツバイオメカニクス　1
スポーツプログラムへの復帰インターバル　153
スライダー　29
スリーパーストレッチ　37，102

整形外科的スペシャルテスト　67
整形外科的徒手検査　53，67
成人投手と若年投手の比較　30
静的安定化機構　99
静的ストレッチ　103
　── モビリゼーションを伴う　103
整復テスト　73，84
生理学的最終域感　95

摂動　113
前鋸筋　10
前鋸筋と僧帽筋下部のフォースカップル　104
前鋸筋パンチエクササイズ　106，107
前後上方関節唇損傷　74
線維症　82
前方傾斜　55
前方・後方偏位（引き出し）テスト　71
前方スライドテスト　79
前方不安定性　117
　── 軽微な　72
前方リリーステスト　73

総回旋関節可動域　96
　── 測定　60
総関節可動域　59，93，97，98，99，148
　── 減少　100
　── 左右差　100
早期加速期における腕と体幹の肢位　23
早期フォロースルー，ゴルフ　43，45
僧帽筋　10
僧帽筋下部
　── Thrower's Ten エクササイズ　168
僧帽筋と前鋸筋のフォースカップル　20
側臥位での外旋
　── Thrower's Ten エクササイズ　166
　── 上級 Thrower's Ten エクササイズ　174
ソフトボール
　── ストライド期　31
　── デリバリー期　31
　── 投球動作　31
　── 復帰インターバルプログラム　156
　── フォロースルー期　31
　── ワインドアップ期　31
ソフトボール投手　159

【た行】
ダイナモメーター　116
タイプ II SLAP 損傷修復術後のリハビリテーション
　　135
タイプ II SLAP 損傷に対する鏡視下修復術後プロトコ
　　ル　136
タイプ IV SLAP 損傷修復術後のリハビリテーション
　　138
多重ベクトルのエクササイズ　120
脱臼　3
脱臼不安感テスト　72
他動関節可動域　98
他動的ストレッチ　101
他動による滑り　95
多方向性　86

多方向性不安定性　70, 86
多方向性不安定性サルカステスト　71
弾性抵抗　112
　　――トレーニング　121

チェンジアップ　29
チクソ性　97
中関節上腕靱帯　13
肘頭の挟み込み　28
治癒期間　148
長時間ストレッチ, 低負荷での　103
長軸回旋　40
直視下 Bankart 修復術　139
直線面の滑り　95
治療面　95

追加的上級エクササイズ　116

テイクバック, ゴルフ　43
抵抗運動　128
低負荷での長時間ストレッチ　103
ティルトボード上でプッシュアップ
　　――上級 Thrower's Ten エクササイズ　177
手関節屈曲
　　―― Thrower's Ten エクササイズ　169
　　――上級 Thrower's Ten エクササイズ　178
手関節伸展
　　―― Thrower's Ten エクササイズ　169
　　――上級 Thrower's Ten エクササイズ　178
テニス
　　――ストロークと損傷リスク　42
　　――インターバルプログラム　153
　　――サーブ, コッキング段階　37
　　――サーブ, 準備期　34
　　――サーブ動作　33
　　――サーブ動作時におけるフォロースルー期　39
　　――サーブのメカニクス　33
　　――スイングのメカニクス　33
　　――スポーツプログラムへの復帰インターバル　154
　　――ピンポイントテクニック　34
　　――フットアップテクニック　34
　　――フットバックテクニック　34
　　――ローディングテクニック　34
デブリドマン　131
デリバリー期, ソフトボール　31

投球　22, 157
投球動作
　　――損傷リスクの関係性　32
　　――メカニクス　22, 157
投球パフォーマンスインデックス　67

動作を伴うモビリゼーション　95
等尺性運動　109
等尺性筋力増強運動　134, 135
等尺性収縮　106
等尺性ステップアウトエクササイズ　106, 109
等速性機器　64
等速性筋力検査　64, 65
等速性ダイナモメーター　116
等速性抵抗　109
等速性テスト　149
等速性トレーニング　117, 119
等張性運動　109
等張性エクササイズ　109, 110, 137
等張性筋力増強運動　134
動的安定化機構　91
動的安定性　116
動的関節唇剪断テスト　78, 79
動的ストレッチ　103
動的等尺性運動　109
投動作　22
特異度　68, 70
徒手筋力検査　62
　　――棘下筋　63
　　――棘上筋　62
　　――肩甲下筋　62
　　――小円筋　63
徒手検査, 整形外科的　53, 67
徒手的な肩甲骨内転テクニック　104

【な行】
内旋関節可動域　99, 103
　　――改善方法　101
　　――減少　59
　　――制限　96
内旋筋力　65
内旋ストレッチ　102
内側縁型肩甲骨機能不全　56
ナポレオンテスト　74

ニアーインピンジメントテスト　68
二次性インピンジメント　82

熱関節包縫縮術　132

【は行】
バイオメカニクス的機能, 肩関節複合体の　1
バイセプスカール上級
　　―― Thrower's Ten エクササイズ　177
バイセプスロードテスト　79
パス動作　32
バックスイング

―― ゴルフ　43
―― テニス　35
バックハンド　40, 158
バッティングへの復帰時期　158
パットテスト　63
バランスポイント肢位　128
バレーボール　42
判定基準をベースにしたリハビリテーションの段階と
　　オーバーヘッドアスリートの目標　146
ハンドエントリー　46
ハンドヘルドダイナモメーター　63, 149
反復性肩関節前方不安定性　89

ピールバックメカニズム　76, 87, 132, 135
ピールバックローディング　88
肘関節損傷の要因　32
肘屈曲
　　―― Thrower's Ten エクササイズ　168
　　―― 上級 Thrower's Ten エクササイズ　177
肘伸展（上腕三頭筋）
　　―― 上級 Thrower's Ten エクササイズ　178
肘伸展，上腕三頭筋プッシュダウン
　　―― Thrower's Ten エクササイズ　169
病的最終域感　95
病理学的肩甲上腕関節内旋減少　100
病歴　53
ピリオダイゼーション　49
ピンチングメカニズム　87
ピンポイントテクニック，テニス　34
不安定性　86
　　―― テスト　70
プーリー運動　127
フォアハンド　40
フォースカップル　19
　　―― 三角筋と回旋筋腱板の　9, 19
　　―― 前鋸筋と僧帽筋下部の　104
　　―― 僧帽筋と前鋸筋の　20
フォロースルー期　29
　　―― ゴルフ　45
　　―― ソフトボール　31
　　―― テニス　40
　　―― バレーボール　42
フォワードスイング，ゴルフ　43, 45
腹臥位での水平外転
　　―― Thrower's Ten エクササイズ　167
　　―― 上級 Thrower's Ten エクササイズ　175
腹臥位ローイング
　　―― Thrower's Ten エクササイズ　167
　　―― 上級 Thrower's Ten エクササイズ　175
腹臥位ローイングから外旋
　　―― Thrower's Ten エクササイズ　167

―― 上級 Thrower's Ten エクササイズ　176
複合面の滑り　95
複数面の滑り　95
浮腫　82
フットアップテクニック，テニス　34, 36
フットバックテクニック，テニス　34, 36
プライオメトリック　109, 118, 121
プライオメトリックエクササイズ　135, 138
　　―― 外旋キャッチ　119
　　―― ドロップ　119
　　―― リバースキャッチ　120
プラス肢位　107
フラップ損傷　89
フリースタイル　46
フリップサインテスト　58
フルカンエクササイズ　129, 134
　　―― Thrower's Ten エクササイズ　166
フルカンテスト　62, 73
ブレーキングボール　29
フローターサーブ　42
ブロック，バレーボール　42

ベアーハグテスト　74, 75
米国整形外科学会のガイドライン　66
米国テニス協会　42
閉鎖性運動連鎖　66, 107, 108
　　―― 上肢テスト　67
ベイトン過可動性インデックス　73
ベリープレステスト　74
片側性の強さ比率　65

傍関節唇嚢胞形成　54
ホーキンスインピンジメントテスト　68
ホームエクササイズ　102
ボールコンタクト，テニスのサーブ動作時における　38
ボールリリース　27
捕手のためのインターバル投球プログラム　160
保存療法，関節唇修復術　130
ポッピング　80
ポップ音　80

【ま行】
ミッドプル　46
ミッドリカバリー　46
三森テスト　79

無血管領域　17

モビリゼーション　93, 95, 127
モビリゼーションを伴う静的ストレッチ　103
問診　53

【や行】

野球の復帰インターバルプログラム　156

尤度比　68, 70
緩みの肢位，関節の　94

ヨーカムインピンジメントテスト　68
翼状肩甲　54
四つ這い位でのリズミックスタビリゼーション　107,
　　108

【ら行】

ラケット速度　39
ラテラルレイズ　134

リカバリー期，水泳　46
リズミックスタビリゼーション　104, 113, 114,
　　134, 135, 138, 150
　　── 四つ這い位での　107, 108
リトルリーグ肘症候群　28
リハビリテーション　91
　　── Bankart 修復術後　139
　　── SLAP 損傷　130
　　── 関節唇修復術　130
　　── タイプ II SLAP 損傷修復術後　135
　　── タイプ IV SLAP 損傷修復術後　138
　　── 進め方　93
リハビリテーションプログラム　147
リハビリテーションプロトコル　123
　　── 腱板修復術術後　124
リポジショニングエクササイズ　137
菱形筋　10
菱形靱帯　5
両側肩関節弛緩性　85
両手バックハンド　40
臨床検査　148

レバーアーム　33

ローイング　134
ローディングテクニック，テニス　34
ローテーターカフ　→　回旋筋腱板をみよ
ロードアンドシフトテスト　71
ローンモウアエクササイズ　104, 105
肋鎖靱帯　4
ロバリーエクササイズ　104, 105

【わ行】

ワインドアップ期　23
　　── ソフトボール　31
　　── バレーボール　42

【欧文】

acromial architecture　82
active assistive range of motion　134
active compression test　79
AMBRI　85
American Academy of Orthopaedic Surgeons
　　（AAOS）のガイドライン　66
anatomical GIRD（A-GIRD）　100
anterior release test　73
antetilting　55
apley scratch test　60
apprehension test　72
axillary pouch　13

Bankart 修復術　138
　　── 術後リハビリテーション　139
Bankart 損傷　74, 85, 89
Bear Hugger test　74, 75
Beighton 過可動性インデックス　73
Belly Press test　74, 75
bilateral glenohumeral joint laxity　85
biseps load test　79
born loose　85
Buford complex　131

catching　80
champagne test　74
circumduction test　76
clicking　80
close-packed　94
clunk test　76
compression rotation test　76
compressive cuff　9
concavity-compression　11
cross-arm adduction インピンジメントテスト　68
cross-hand 手技　58
crossover push-up test　66

double-row 法　124
dynamic labral shear test　79

empty can test　58
end feel　94
extensor provocation test　66
external rotation deficiency（ERD）　98
external rotation supination superior labral test　79

flap tear　89
flip sign　58
force couple　19
full can test　62

Gerber liftoff 63, 64
Gerber のリフトオフ肢位 74
glenohumeral internal rotation deficit (GIRD) 61, 98, 148

Hawkins インピンジメントテスト 68
Hill-Sachs 損傷 141
hyperangulation 26

inclination angle 7
in-line loading 87
instability 86

joint mobilization 93
joint play 94

Kibler のタイプ I 56
Kibler のタイプ II 56
Kibler のタイプ III 56
kinetic chain 21

lawn mower エクササイズ 104, 105
laxity 86
load and shift test 71
long axis rotation 40
loose-packed 94
low-load long-duration stretching (LLLD) 103

manual muscle test (MMT) 62
maximum voluntary isometric contraction (MVIC) 106
MDI sulcus test 70
microinstability 72
modified base position 116
multidirectional 86
multidirectional instability (MDI) 70, 86

Napoleon test 74, 75
Neer インピンジメントテスト 68
Neer の分類 82

O'brien の圧迫テスト 78

passive range of motion (PROM) 98
pathologic GIRD (P-GIRD) 100
Patte test 63
peel-back mechanism 76, 87, 132, 135
pinching mechanism 87
popping 80
proprioceptive neuromuscular facilitation (PNF) 102, 137

quadrant test 66

range of motion (ROM) 93
relocation test 73
robbery エクササイズ 104, 105
rotator interval 9

scaption 148
scapular assistance test (SAT) 57
scapular plane 19
scapular retration test (SRT) 58
scapular slide test 55
Single-row 法 124
SLAP test 79
SLAP 修復術 132
SLAP 損傷 74, 86
—— 鏡視下デブリドマン術後プロトコル 133
—— 受傷機転 87
—— 術後リハビリテーションプロトコル 132
—— デブリドマン術後のリハビリテーション 134
—— 分類 88
—— 有病率 88
—— リハビリテーション 130
Spped's test 79
Spurling test 66
subacromial space 82
subluxation-relocation test 72
suture bridge 法 124
swimmer's shoulder 48

tendinitis 83
tendinosis 83
tenodesis 132
tensile overload 81
thermal capsular shrinkage 138
thermal capsulerraphy (TACS) 132
thixotropy 97
Thrower's Ten エクササイズ 114, 165
—— 90°外転ローイング 168
—— 90°外転ローイングから外旋 168
—— 90°までの外転 166
—— 回外 169
—— 外転 0°での外旋 165
—— 外転 0°での内旋 165
—— 外転 90°での外旋 165
—— 外転 90°での内旋 166
—— 回内 169
—— 肩甲骨面挙上 166
—— 上級 116, 137
—— 僧帽筋下部 168
—— 側臥位での外旋 166

—— 手関節屈曲　169
—— 手関節伸展　169
—— 肘屈曲　168
—— 肘伸展，上腕三頭筋プッシュダウン　169
—— 腹臥位での水平外転　167
—— 腹臥位での水平外転　167
—— 腹臥位ローイング　167
—— 腹臥位ローイングから外旋　167
—— フルカンエクササイズ　166
top of backswing（TOB）　31
torn loose　85
total range of motion（TROM）　93
total rotation ROM（TROM）　60, 96
transosseous equivalent 法　124
traumatic unidirectional instability　85

treatment plane　95
TUBS　85

U 字形腱板断裂　123
Underkoffler のソフトボール投げ　67
unilateral strength ratios　65
upper extremity Ranger device　129

valgus extension overload　28
valgus stress test　66

Weitbrecht 孔　13
wringing out　48

Yocum インピンジメントテスト　68

スポーツ障害「肩」の治療

評価からリハビリテーション，競技復帰まで【Web 動画つき】 （検印省略）

2018 年 5 月 16 日　第 1 版　第 1 刷

著　者	Todd S. Ellenbecker
	Kevin E. Wilk
監訳者	加 賀 谷　善 教
	鶴 池　柾 叡
発行者	長 島　宏 之
発行所	有限会社　ナップ

〒111-0056　東京都台東区小島 1-7-13　NK ビル
TEL 03-5820-7522／FAX 03-5820-7523
ホームページ http://www.nap-ltd.co.jp/
印　刷　シナノ印刷株式会社

© 2018　Printed in Japan　　　　　　　　　　ISBN978-4-905168-55-3

JCOPY 〈(社) 出版者著作権管理機構 委託出版物〉

本書の無断複写は著作権法上での例外を除き禁じられています．複写される場合は，そのつど事前に，
（社) 出版者著作権管理機構（電話 03-3513-6969, FAX 03-3513-6979, e-mail: info@jcopy.or.jp）の許
諾を得てください．